D1827662

1 MONTH OF
FREE
READING

at

www.ForgottenBooks.com

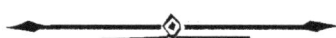

By purchasing this book you are eligible for one month membership to ForgottenBooks.com, giving you unlimited access to our entire collection of over 1,000,000 titles via our web site and mobile apps.

To claim your free month visit:

www.forgottenbooks.com/free998331

ISBN 978-0-260-98784-6
PIBN 10998331

Forgotten Books is a registered trademark of FB &c Ltd.
Copyright © 2018 FB &c Ltd.
FB &c Ltd, Dalton House, 60 Windsor Avenue, London, SW19 2RR.
Company number 08720141. Registered in England and Wales.

For support please visit www.forgottenbooks.com

Die

Türkei und deren Bewohner

in ihren

naturhistorischen, physiologischen und pathologischen

Verhältnissen

vom

Standpunkte Constantinopel's

geschildert von

Dr. LORENZ RIGLER,

k. k. österreichischem Professor.

derzeit Lehrer der med. Klinik an der Schule zu Constantinopel.

In zwei Bänden.

Erster Band.

Wien, 1852.

Verlag von Carl Gerold.

61432

Druck von Carl Gerold & Sohn.

Den

Herren Professoren

der

Wiener medicinischen Schule

Drn. Dlauhy, von Dumreicher, Engel, Hebra, Helm, Oppolzer, Rokitansky, Schuh, Škoda

in tiefster Verehrung

der Verfasser.

Kommt eine Krankheit in einem Lande vor, so bestimmt die geographische Lage und die hiervon abhängigen klimatischen Einflüsse, die Menschen-Rase so wie die Sitten derselben nur ihre Häufigkeit oder Seltenheit, ihren rascheren oder trägeren, milderen oder gefährlicheren Verlauf, jedoch der innere pathologische Vorgang des Krankseins bleibt sich unter jedem Himmel gleich.

VORWORT.

Ueber die Türkei und insbesonders über Constantinopel wurde vielfach geschrieben, jedoch beziehen sich alle bis derzeit hierüber erschienenen Schriften nur auf allgemeine Betrachtungen, politische Bemerkungen, die Beschreibung der Hauptstadt, der
herrschenden Sitten und Gebräuche oder naturhistorische Beobachtungen. Diese Aufgaben lösten die
Autoren mit verschiedenem Glücke. Bei Jenen, welchen ihr Unternehmen missglückte, liegt der Grund
theils in den vorgefassten Meinungen, welche sie mit-
brachten, die ihre Urtheilskraft zu sehr eingenommen
hatten, um einen richtigen Blick in die Verhältnisse
des Landes werfen zu können, theils in der gänzli-
chen Unkenntniss der Landessprachen, ohne welche
man mehr oder weniger den Eingebungen Anderer
zu folgen genöthigt ist. Uebrigens bedarf es zur genauen Würdigung des physischen, psychischen und
moralischen Standpunktes eines Volkes mehr Zeit, als
die meisten Verfasser solcher Schriften dazu ver-
wenden. Um Stoff zu solchen Arbeiten selbst zu
sammeln und ihn naturgetreu wiederzugeben, bedarf
es Jahre, und nicht einer Ferienreise. Unter den miss-
lungensten Leistungen dieser Art bezeichnen wir ganz
besonders Quitzmann's „Briefe über den Orient" (Stuttgart 1848); sie sind mit so viel Unrich-

tigkeiten durchwebt, dass der Verfasser dieselben
hätte von der Heimath schreiben können, ohne sich
die Mühe zu machen, selbst in den Orient zu gehen;
diese Briefe gereichen der sonst bekannten deutschen
Genauigkeit nicht zur Ehre.

In der Ueberzeugung nun, dass dem Wissbegierigen in den Schriften eines Gyllius, du Cange,
Canduri, Pococke, Tavernier, D'Ohsson, An-
dreossy, Michaud, Dr. Reumont, Urquhart's,
Hammer's, White's, Murray's, Fallmerayer's
die getreueste und die beste Einsicht in die Verhältnisse der Türkei und ihrer Hauptstadt, wie sie jeden
Gebildeten interessiren müssen, dargeboten wird, legen wir dem Publicum die Beleuchtung des türkischen Reiches von Gesichtspunkten vor, wie sie bisher noch nicht bearbeitet wurden; denn Brayer's
Werk „*Neuf années à Constantinople*" ist so ohne
Festhaltung eines bestimmten Zweckes abgefasst, so
oberflächlich und unwissenschaftlich, dass man dem
Verfasser nur das innigste Bedauern zollen muss. Wir
hielten bei unserer Arbeit Pruner's Werk, „Krankheiten des Orientes, Erlangen 1847," fest, und
hatten hierbei den doppelten Zweck, es einerseits kri-
tisch zu beleuchten, anderseits aber unsere Beobachtungen mit den seinen in Vergleich zu setzen, um
so hierdurch dem Leser eine Darstellung der naturhistorischen, anthropologischen und pathologischen
Verhältnisse von Constantinopel bis nach Aegypten*)

*) Das Gebiet von Algier bearbeiteten die Franzosen; wir nahmen auch
darauf Rücksicht, so dass nur Tunis und Tripolis noch zur
Bearbeitung übrig bleiben.

zu geben. Wir benützten allseitig die Berichte, welche uns von unterrichteten, in der europäischen Türkei und Kleinasien lebenden Aerzten zugekommen waren, so zwar, dass unsere Abhandlung P r u n e r ergänzen soll, da ihm nicht die Gelegenheit gegeben war, in Constantinopel selbst Beobachtungen anzustellen. Wenn wir P r u n e r's Werk Zeile für Zeile verfolgten und so manche Bemerkung einfliessen liessen, so mag uns diess unser tüchtiger Landsmann nicht übel nehmen; wir erkennen den hohen Werth seiner Arbeit, die vielfachen Schwierigkeiten, mit welchen er zu kämpfen hatte, die grosse Mühe, welche er auf die Zusammenstellung von so vielfachen Beobachtungen verwendete, glaubten uns jedoch im Interesse der Sache hierzu verpflichtet. Nur wer im Oriente selbst gelebt und die dort herrschende geistige Trägheit in der Mehrzahl seiner Standesgenossen erfahren, vermag die Grösse der Aufopferungen zu bemessen, mit welcher eine Arbeit wie die P r u n e r's und die unsrige verbunden ist; wir äusserten uns auf jedem Blatte unserer Abhandlung offen und frei, wie es unsern Sinnen sich darbot, und haben die innere Beruhigung, nur das zu berichten, was wir für wahr und naturgetreu hielten. Wenn es uns auch nicht möglich war, die ganze Türkei zu bereisen, so erlauben wir uns doch von der Hauptstadt und ihren Umgebungen um so eher einen Schluss auf das ganze türkische Gebiet, da die vielfältigen Truppenbewegungen uns nicht nur Kranke aus den entferntesten Punkten des ottomanischen Reiches zuführten, sondern auch die ärztlichen Rapporte vervielfältigten, deren Werth wir sehr wohl nach dem wissenschaftlichen Standpunkte des Berichterstatters würdigten. Constantinopel kann ob des fortwährenden Zusammenflusses von Menschen aus allen Provinzen der Türkei mit grösserem Rechte noch als der sicherste Standpunkt zum vorliegenden Zwecke benützt werden, als die Hauptstädte Europa's für ihre respectiven Länder, da keine türkische Provinzialstadt sich zu jener Bedeutsamkeit erhob, wie es mit einzelnen europäischen der Fall ist.

Für pathologische Beobachtungen war uns das grösste Feld eröffnet, denn während unseres achtjährigen Aufenthaltes wirkten wir in den Militärspitälern und seit 1849 als Lehrer der medizinischen Klinik. Die Organisirung ersterer war der ursprüngliche Zweck unserer Sendung. Wir betraten die türkische Hauptstadt im October 1842 mit unserem Freunde und Collegen Dr. Eder. Durch äussere Verhältnisse begünstigt, ging das Werk rasch vorwärts, jedoch leider mit dem Verluste unseres theuren Schicksalsgenossen, welcher den 20. Jänner 1844 einer Meningitis unterlag. Die Pforte liess von Wien Ersatz kommen. Die Doctoren Reinwald und Warthbichler wirkten jeder durch 2 Jahre mit vieler Aufopferung und Selbstverläugnung in den ihnen zur unmittelbaren Leitung zugewiesenen Heilanstalten; als ersterer sich wegen Gesundheitsrücksichten zurückziehen musste und Dr. Warthbichler dem Rufe an die medizinische Schule folgte, blieb der Verfasser in der Eigenschaft als Inspector sämmtlicher Spitäler in der Spitalsadministration, um das

durch die vereinte Thätigkeit seiner Collegen Geschehene zu überwachen und nach dem Bedürfnisse
der Umstände die noch projectirten Einrichtungen in
Ausführung zu bringen. Da durch Dr. Bernard's
Wirken eine den gegenwärtigen Standpunkt der Türkei überragende medizinische Schule in Constantinopel gegründet wurde, welche durch die Bemühungen des Doctor Spitzer*) bedeutend gewann, so
ist leicht einzusehen, dass das medizinische Element
im osmanischen Reiche ein vorherrschend deutsches
sei. Es ist unläugbar, dass die medizinischen Verhältnisse der Türkei in den letzten Jahren grosse
Fortschritte machten, jedoch auch eben so gewiss ist
es, dass der Standpunkt derselben noch hinter den
Wünschen der deutschen Aerzte zurückgeblieben ist.
Das Hinderniss, welches sich der vollkommenen Re-
organisation der Verwaltung und der höhern Ausbildung der verschiedenen Zweige des Wissens und
der Kunst entgegensetzt, liegt jedoch weder in dem
guten Willen des Herrschers, noch in den finanziellen
Mitteln des Landes. Nebst vielen Ursachen, welche wir
uns nicht berufen fühlen, hier näher auseinanderzusetzen, liegt ein sehr gewichtiger Grund des dermaligen Standpunktes der Medizin in dem Volke selbst,
welches in seinen Vorurtheilen und der mannigfachen
Befangenheit für viele medizinische Einrichtungen
noch nicht empfänglich geworden ist, so zwar, dass

---

*) Der sich nach seiner Ernennung zum ersten Palaisarzt des Gross-
herrn (24. Mai 1850) von der Schule zurückzog, worauf die Leitung
der ärztlichen Angelegenheiten einem *médicinal conseil*, bestehend
aus sämmtlichen 10 Professoren der med. Schule unter dem Vorsitze
eines hochgestellten politischen Beamten anvertraut wurde.

oft die zweckmässigsten und der öffentlichen Gesundheitspflege günstigsten Vorschläge unübersteigliche
Hindernisse finden; indessen wird die Zeit nicht er-
mangeln, ihren vortheilhaften Einfluss in dieser Hinsicht geltend zu machen.

Es liegt nicht in unserm Zwecke, Seiten zu berühren, welche uns von dem wissenschaftlichen Ziele,
das wir uns gesetzt haben, mehr oder weniger entfernen würden, übrigens auch Ursache von Missdeu-
tungen und Unannehmlichkeiten werden könnten,
welchen wir gerne vorbeugen möchten; jedoch wem
es zunächst am Herzen liegt, die politische Stellung
und die geistige Richtung des Volkes in seiner Beziehung zur Aussenwelt kennen zu lernen, den verweisen wir auf Fallmerayer's klassische „Frag-
mente aus dem Orient" (pag. 305—308). Seine
Worte sind so wahr, so naturgetreu, die Auffassung
ist eine so richtige, die Verhältnisse des Orientes
sind so trefflich geschildert, dass man ihm nur Volney
an die Seite stellen kann, welcher in seinem Werke
(*Voyage en Egypte et en Syrie*) einen Scharfsinn entwickelt, mit welchem die Leistungen Lamartine's
und Chateaubriand's (*Voyage en Orient*) keinen
Vergleich aushalten können.

In dem allgemeinen Theile unserer Schrift besprachen wir die physische Geographie und Klimatologie Constantinopels als Centralpunkt unserer
Beobachtungen; die Mittheilungen sind höchst ge-
wissenhaft, die Zusammenstellung der Witterungs-
tabellen durch 2 Jahre, October 1846—48, wäre uns
ohne Beihülfe des an der türkischen medz. Schule

wirkenden, in Europa vortheilhaft gekannten Natur-
forschers Herrn Noë unmöglich gewesen, welcher
sich, uneigennützig wie immer, mit grösster Bereit-
willigkeit und Aufopferung dieser mühevollen Arbeit
unterzog. Es wurde bisher für die türkische Hauptstadt nichts Aehnliches unternommen; die Schwierigkeit und der Kostenaufwand, welcher mit der Anschaffung nur von einigermassen guten Instrumenten
verbunden ist, mögen hievon die Ursache gewesen
sein, zu welchen man übrigens noch das geringe Interesse fügen mag, welches Eingeborene und selbst
die meisten Fremden für derlei wissenschaftliche Unternehmungen haben, wohl begreiflich, da bei diesen
viel Zeit verloren und kein Geld gewonnen wird.

Die Flora ist die vollständigste, welche bis jetzt
für Constantinopel und seine Umgebung veröffentlicht wurde; hiermit wird jedoch das Verdienst Grisebach's um diesen Gegenstand nicht geschmälert,
nur lebt Herr Noë seit 7 Jahren in der Türkei und
hatte vielfältige Gelegenheit, durch Ausflüge und weitere Reisen die Flora zu vervollständigen, wie Jedermann, der sich mit Botanik beschäftigt, ohnehin
wissen wird.

Die Fauna enthält nur die höhern Thierklassen,
da Herr Noë durch eine wissenschaftliche Sendung
nach Kurdistan in der completen Darstellung der
Thierwelt gehindert wurde *).

Dem anthropologischen Theile schenkten wir

---

*) Die Flora und Fauna Egypten's kann, ob der von Dr. Pruner
höchst unvollkommen gegebenen Darstellung, mit jener wie sie von
Noë über Constantinopel geliefert wurde nicht verglichen werden.

viele Aufmerksamkeit und gaben demselben jene Ausdehnung, welche das Interesse des Gegenstandes erheischt. Wir lassen der Betrachtung der Einwohner Bemerkungen über ihre Lebensweise, ihre Sitten und Gebräuche, in wie fern sie ganz speciell in die Medizin einschlagen, folgen; der Leser findet in dieser Hinsicht Abschnitte, welche die Beschneidung der Türken, die orientalischen Bäder, die Beheizung im Oriente, den Gebrauch betäubender Mittel so wie ihre Nahrung ausführlich beleuchten. Wir fassten hiebei den Muselmann ganz besonders ins Auge, denn theils haben diese Artikel nur auf ihn allein Bezug, theils gingen viele seiner Sitten auf die übrigen Bewohner des Orientes über; indessen vernachlässigten wir die letztern zukommenden Besonderheiten nicht, wie die Beschneidung der Israeliten oder die Nahrung der Griechen, Armenier und Europäer. Am Schlusse der Betrachtungen des Charakters der verschiedenen Bewohner gaben wir einige Sätze über das Benehmen des Orientalen im Sterben, und benützten diese Gelegenheit, ein Urtheil über L a u - v e r g n e's Werk: „*Sur l'agonie et la mort dans les différentes classes de la société*" zu fällen. Weitere Abschnitte besprechen die Besonderheit des Klima's von Constantinopel sowohl als der türkischen Provinzen, und den Einfluss desselben auf Bildung der Krankheiten; ferners die Leiden, welchen Fremde bei ihrer Ankunft besonders ausgesetzt sind, und in welcher Art und Weise die Acclimatisirung derselben im Oriente am leichtesten zu Stande kommt, eine Frage, welche bekanntlich im Jahre 1848 die französische Literatur vielfach beschäftigte, als durch Beschluss der republikanischen Regierung eine bedeutende Menge von Familien nach Afrika deportirt werden sollten; diesen Betrachtungen schliessen sich Bemerkungen über den Einfluss der Racen, der Religion (in besonderer Beziehung auf den Islam) so wie der Beschäftigungsweise auf die Genesis von Krankheiten an.

Um im Allgemeinen den Standpunkt der Medizin in Constantinopel (sowohl in wissenschaftlicher als politischer Hinsicht) zu bezeichnen, widmeten wir demselben einen besondern Abschnitt und führten am Schlusse desselben eine Reihe von Volksmitteln in der Absicht auf, um den Leser einen Blick in die Denkungsweise der Bewohner werfen zu lassen.

Mit der Darstellung der Heilanstalten Constantinopels und des Quarantänedienstes der Türkei schliesst der erste Theil unserer Schrift.

Den zweiten, d. i. nosologischen Theil derselben beginnen wir mit Bemerkungen über die Thierkrankheiten und sind in dieser Hinsicht dem im Dienste der Pforte gestandenen preussischen Veterinär, Herrn Godlewsky, welchem während seines neunjährigen Aufenthalts nebst einer beschäftigten Praxis im Militär auch noch eine sehr ausgedehnte im Civile zu Gebote stand, für vielfältige Mittheilungen sehr verpflichtet.

Bei Betrachtung der Krankheiten der Menschen hielten wir die Ordnung, welche Pruner in seinem Werke beobachtete, bei, ohne dass wir derselben unsern Beifall schenken könnten, jedoch wird auf diese

Weise dem Leser der Ueberblick der pathologischen
Verhältnisse Constantinopels in einer Linie bis Aegypten leichter, ein Zweck, den wir stets vor Augen
hielten, und welchen wir durch Benützung genauer
und Vertrauen verdienender Berichte aus dem Innern
der Türkei nach Möglichkeit zu erreichen suchten.
Wir gingen die einzelnen Krankheiten durch, ergänz-
ten behufs der Gründung einer medizinischen Geographie Pruner's Mittheilungen über die Häufigkeit und Seltenheit derselben in den verschiedenen
Punkten der oben erwähnten Linie, und schenkten
dann bei ihrer nähern Erörterung den Modificationen,
welche die verschiedenen Krankheitsprozesse in der
Türkei, mit nördlichern und südlichern Gegenden in
Vergleich gehalten, eingehen, unsere volle Aufmerksamkeit, um unsern Beitrag zu einer geographischen
Nosologie der besprochenen Länder nach Möglichkeit zu liefern. Bei einzelnen Krankheiten, welche
in Europa weniger beobachtet werden, wie *Erythema
papulatum*, *Lepra tuberculosa* und *mutilans*, *Elephantiasis Arabum* liessen wir uns etwas weiter
aus; eben so gaben wir einen umständlichen Bericht
über den neuesten Lauf der Cholera im Oriente im
Allgemeinen, so wie über die Epidemie derselben in
Constantinopel. Den Knochenbrüchen, welche von
Pruner nicht besprochen wurden, widmeten wir ein
besonderes Kapitel. Die Pest übergingen wir, weil
sich uns keine darauf bezügliche Beobachtung darbot. Wie Jedermann weiss, sind die Schwierigkeiten
für Autopsien derzeit im türkischen Gebiete noch
nicht vollkommen beseitigt; nichts desto weniger

hatten wir vielfache Gelegenheit Sectionen zu machen und solchen beizuwohnen, denn in dem von Dr. Warthbichler geleiteten k. k. östr. Nationalhospitale wird kein Verstorbener ohne gemachte Autopsie beerdigt; auch das französische Spital so wie Fälle unter der europäischen Bevölkerung bereicherten in dieser Hinsicht unsere Erfahrungen.

Wir überliefern hiermit der Oeffentlichkeit eine Abhandlung, für die wir durch 8 Jahre sammelten, für welche das Material aus Civil und Militär genommen wurde, in die wir Nichts aufnahmen, was uns nicht vielseitige Prüfung und mehrjährige Erfahrung als naturgetreu bewiesen hätte. Wir glauben uns durch die Drucklegung einer Pflicht gegen die theure Heimath zu entledigen.

Wir traten sowohl gegen Pruner als gegen andere Schriftsteller als Kritiker auf, auch für uns wird sich gewiss Jemand finden — möchte es jedoch ein Arzt sein, der den Orient studirt hat, da so mancher Satz, den wir aufstellten, für die Fernstehenden sonderbar und unglaublich scheint, nicht so für den, welcher die medizinischen Verhältnisse des Orients kennt und der weiss, wie schwierig es sei, derlei Arbeiten in der Türkei zu Stande zu bringen.

Die k. k. östr. Jahrbücher und die Zeitschrift der k. k. Gesellschaft der Aerzte zu Wien veröffentlichten zeitweise Aufsätze von uns, die aus dieser Schrift entnommen und den betreffenden Redactionen von uns eingesendet wurden. Was die im Texte vorkommenden türkischen Worte anbelangt, so wurden dieselben absichtlich nicht nach der türkischen Schreib-

A.

Physische Geographie.

Das Gebiet, welches wir hier in naturhistorischer Hinsicht in den verschiedenen Abtheilungen näher kennen lernen werden, ist so klein, und seine physischen und geographischen Verhältnisse sind im Vergleiche zum türkischen Länderkoloss so unbedeutend, dass wir uns bei dem Leser über den gewählten Ausdruck: physische Geographie entschuldigen zu müssen glauben; doch da wir uns vorgenommen haben, ein ähnliches Bild von Constantinopel und seiner Umgebung zu geben, als uns Pruner in seinem Buche: „Die Krankheiten des Orients,“ von Cairo geliefert hat, so mag denn der obige Titel, der nur für grössere Länder passend ist, auch für unser Gebiet stehen bleiben.

Dennoch ist unser Gebiet nicht so unbedeutend, als man aus dem Gesagten schliessen dürfte, es übertrifft an Ausdehnung viele der deutschen Fürstenthümer, und, was wohl der ganzen Sache den Ausschlag geben muss, wir müssen es in zwei Welttheilen aufsuchen!

Was den europäischen Theil betrifft, so ziehen wir in unser Gebiet den Theil, der uns als der natürlichste erscheint; wir überschreiten weder die von Norden nach Süden strömende Maritza, noch dringen wir in den Kern des Balkans oder das Hämusgebirge ein; wir hielten es für nothwendig, jene schöne Ebene, die da anfängt, sobald man aus den Pässen des kleinen Balkans heraustritt, in unser Gebiet zu ziehen, da sie nächst den Olympgebirgen für den Botaniker sowohl als Zoologen von höchster Wichtigkeit ist. Wir haben oberhalb Adrianopel unsere westliche Grenze, im Norden und Nordosten das schwarze Meer, im Osten den Bosphorus in seiner ganzen Länge und gegen Süden das Marmormeer. Der asiatische Theil ist nicht kleiner; wir ziehen in unser Gebiet die vier Städte, Scutari, Nicomedia, Nicaea und Brussa

1*

mit ihren Dominien, und wir haben in demselben wichtige
Berge, herrliche Wälder, schöne Fluren und Thäler, pitto-
reske Seen, wie z. B. den von Nicaea (*Lacus Ascanicus*),
der seinen natürlichen Abfluss, wenn auch nur sehr gering,
in den Golf von Mudania (*Sinus Cyanus*) bei Ghemlik hat;
die Entwässerung dieses Sees, die schon seit langer Zeit
projektirt ist, gehört zu den frommen Wünschen und wird
es wohl lange bleiben.

Im Westen von Brussa liegt der See Apolloniatis, der,
wenn auch nicht von der Grösse des vorgenannten, doch
immer sehr bedeutend ist; er wird durch die Bergwässer
des Olymps genährt, und ergiesst sich bei dem Dorfe Eregli
in das Marmormeer, nachdem er noch den Nilufar, der ebenfalls in den Schluchten des Olymps entspringt, und in vielen
Krümmungen das grosse fruchtbare und herrliche Thal von
Brussa durchfliesst, in sich aufgenommen hat.

Der dritte bedeutende See ist der von Jenischehir, in
der Nähe des Dorfes gleiches Namens; er liegt an der Strasse,
die von Nicaea nach Brussa führt, und erhält sein Wasser
von den Olympgebirgen; er versetzt die ganze Umgebung
in einen Sumpf, da er keinen Abfluss hat. Eine gleiche
Bewandniss hat es mit dem in seiner Nähe liegenden Kusch-
konmas-See, der jedoch klein und unbedeutend ist.

Wir befinden uns in der Nähe jener zwei Kanäle, die
bereits schon von Plinius projektirt waren, nämlich die
Verbindung des schwarzen Meeres mit dem von Marmora.
Das erste Projekt war eine gerade Linie und mündete bei
der Stadt Nicomedia. Das zweite Projekt war eine Verbindung mit dem heutigen Keresfluss, der ebenfalls bei Nicomedia in den Golf von Astacenus mündet, auch unter den
Türken wurde dieser Plan wieder aufgenommen, aber nicht
zur Ausführung gebracht.

Kehren wir wieder auf die europäische Seite zurück, so
haben wir in der Nähe von Constantinopel den See von
Tzetmeschée zu erwähnen, der sechs Stunden von Constantinopel entfernt, an der Strasse nach Adrianopel liegt. Er
scheint uns eine grosse strategische Wichtigkeit zu haben,
und den Schlüssel von Constantinopel zu bilden; es findet

sich aber hier bloss ein Passbureau, und wer sich nicht hinlänglich ausweiset, kann die dort befindliche Brücke nicht passiren. Die ganze Gegend ist sumpfig, da der See mit dem Marmormeer in Verbindung steht; desswegen ist auch sein Wasser nicht trinkbar, zum grössten Nachtheile Constantinopels, da im entgegengesetzten Falle dieser See binlänglich wäre, die ganze Stadt mit Trinkwasser zu versehen; an Projekten hierzu hat es nicht gefehlt.

Der grösste Fluss in unserem Gebiete ist die Maritza, die, wie schon erwähnt, im Balkangebirge entspringt, und mehrere nicht unbedeutende Nebenflüsse, ·die ebenfalls aus jenem Gebirge kommen, in sich aufnimmt. Sie ergiesst sich bei Enos ins Marmormeer; an ihrer Schiffbarmachung wird unausgesetzt thätig gearbeitet. Denn es ist ein kaiserliches Wort, welches der Sultan bei seiner Anwesenheit in Adrianopel den Einwohnern gegeben hat; ob aber dasselbe je in Erfüllung gehen wird, ist noch problematisch. Denn, wie bekannt, sind grosse, im Winter sehr reissende, im Sommer aber trocken liegende Bergflüsse für die Schifffahrt sehr unbequem, und legen ihr nicht zu beseitigende Hindernisse in den Weg.

Constantinopel, durch seine eigenthümliche Lage. ausgezeichnet (Byzanz, das zweite neue Rom, Islambol, Fülle des Islams, Stambul, Diamant der Welt, Weltmutter, Metropolis des Erdbodens, Mittelpunkt der oströmischen Welt, die Herrin zweier Welttheile und zweier Meere, die geborene Beherrscherin Asiens und Europa's genannt), ruht an den Grenzen letzterer auf sieben Hügeln; es ist von zwei Seiten vom Meere umflossen, bildet ohne die Vorstädte die Form eines Dreiecks, hat $1\frac{3}{4}$ deutsche Meilen im Umfange, und sieht gegen Mittag auf die Propontis (Marmora-Meer), und den Abfluss derselben (den Hellespont), gegen Osten auf den reizenden Bosphor und den als stürmisch berüchtigten *Pontus Euxinus* (schwarze Meer). Es ist durch 28 Thore zugänglich; von 18 Vorstädten umgeben, wovon 16 auf der europäischen Seite, 2 (d. i. Scutari, einst Chrysopolis, und Kadiköi, das alte Chalcedon) auf der asiatischen Küste liegen. Seine Mauern wurden, seit die Stadt in die Hände der

Türken gefallen (29. Mai 1453) durch den Eroberer Mohamed II neu erbaut, die durch Erdbeben beschädigten 1635 unter Sultan Murad IV. und 1721 unter Achmed III. ausgebessert. — Der Hafen soll an Geräumigkeit und Sicherheit nur in dem von Rio de Janeiro einen Rivalen haben; die fast beständig herrschenden Winde, und die durch die Lage bedingten, mehr oder weniger heftigen Strömungen des Meeres sichern ihn vor Versandung und Stagnation der Wässer, so wie vor dem schädlichen Einflusse, der aus der Fäulniss von in das Meer geworfenen Cadavern oder anderen organischen Stoffen entstehen könnte.

Die Nord- und Ostwinde begünstigen die Getreide- und Holzzufuhr aus der Krimm und von den östlichen Küsten des schwarzen Meeres; die Süd- und Westwinde bringen die Handelsflotten des weissen und mittelländischen Meeres, den Reichthum des Archipels und Egyptens, die Kunsterzeugnisse der afrikanischen und europäischen Seeküsten, während Karavanen, mit den Gütern des Ost und West befrachtet, aus Thrazien und Kleinasien daher ziehen, und sich auf den Märkten dieser grossen Stapelstadt des Handels dreier Erdtheile begegnen.

Constantinopel ist mit sieben grossen Wasserbehältern in Verbindung: dem Marmor-Meere, dem Bosphor, dem schwarzen Meere, dem See von Azof (*Palus Möotis*), dem Hellespont, dem ägeischen und dem europäischen Mittelmeere *).

An der nördlichen Mündung des Bosphors liegen die Kyaneen, Felsengruppen, welche der Sage nach den Argonauten durch ihre gegenseitige Annäherung den Eingang verwehrten. Dem südlichen Ende des Bosphors gegenüber — in der Propontis — liegen die Prinzen-Inseln, zur Zeit

---

*) Die Einbildungskraft des Orientalen hat die sieben für den Islam wichtigen Meere nach Farben unterschieden; er nennt den Archipel und das mittelländische Meer das weisse, den Pontus das schwarze, die Caspische das grüne, den arabischen Meerbusen das rothe, den persischen das blaue, die Sines sch See das gelbe, und die atlantische das dunkle oder finstere Meer.   (Hammer.)

des byzantinischen Kaiserthums ein Verbannungsort für gefallene Grössen, derzeit ein lieblicher Sommeraufenthaltsort, von besonderem Nutzen für die durch das zurückgezogene, öde Winterleben leidend gewordenen Frauen, um so mehr, da der Gebrauch der Seebäder dort mit vieler Ruhe und Bequemlichkeit statt finden kann.

Unter den zahlreichen Felsen und Klippen, welche sich in den nächsten Umgebungen Constantinopels befinden, ist der am Eingange des Hafens zwischen der Hauptstadt und dem asiatischen Ufer gelegene sogenannte Leanderthurm, den die Türken den Mädchenthurm heissen, der bemerkenswertheste. Der erstere Name wurde ihm aus Irrthum beigelegt, da die Scene der alten Sage von „Hero und Leander" am Hellesponte liegt. Die türkische Sage verlegt nach dem Mädchenthurme die Scene der Befreiung einer dort von ihrem Vater eingesperrten griechischen Prinzessin, welcher der arabische Sid (Feldherr des Chalifen Hescham, im Kriege mit den Byzantinern begriffen) seine Liebe durch Blumensprache und Taubenpost erklärte, und sich endlich unter Verkleidung mit einem Blumenkorbe zu ihr stahl; eine darin verborgene Natter schoss auf die Brust der Prinzessin, aus welcher der Sid das Gift aussog, und hierdurch der Geliebten das Leben und für sich ihre Hand erhielt. An diesem Felsen ist ein Leuchtthurm angebracht; ihm zur Seite steht ein kleines Gebäude, welches in so ferne Erwähnung verdient, als sich die Doctoren Bulard und Lago dahin freiwillig zurückzogen, und der Pflege der dort liegenden Pestkranken widmeten. Die von Bulard in Egypten über die Contagiosität der Pest, Reinigung inficirter Stoffe, Impfung mit Pestbeuleneiter gemachten Versuche, die er in seinem Werke veröffentlichte, wurden dort fortgesetzt und controlirt; die Räume stehen jetzt leer. Der Ort ist im Sommer, um Meerbäder zu nehmen, häufig besucht.

Ausser dem erwähnten Leuchtthurme befinden sich zwei an der Mündung des Bosphors ins schwarze Meer, so wie zwei an der europäischen und asiatischen Küste des Marmormeeres.

Constantinopel für sich ist sehr wasserarm, da sich in

der nächsten Umgebung nur 14 Bäche vorfinden, daher schon frühzeitig das Bedürfniss fühlbar wurde, den nöthigen Bedarf an Süsswasser aus weiterer Entfernung der Hauptstadt zuzuführen. Man benützte hierzu die Quellen und Bäche, welche auf den waldigen Anhöhen, den Ausläufern des Balkan, in der Nähe der Dörfer Belgrad, Pyrgos, Aivat Brod, Dschebedschi Köi, Petinosori und Baghtschi Köi entspringen. Diese Anhöhen erheben sich 350 bis 750 Fuss über die Meeresfläche, während der höchste Punkt in Constantinopel und Pera nicht 410 Fuss übersteigt, und daher 40 Fuss unter der mittleren Höhe der Quellen liegt. Diese werden streng überwacht; innerhalb dieses Distriktes darf kein Holz geschlagen und kein Brunnen gegraben werden; die Felder dürfen nur aus Quellen genährt werden, die tiefer liegen als die Kanäle, welche die Bende mit den Behältern der Stadt verbinden, auch ist es streng untersagt, in den genannten Wässern das Vieh baden zu lassen. — Es wird das Wasser in mittelst eines Walles zugedämmten Thälern (Bende vom persischen Wort Bend: Band, Klause, eine Einschliessung des Wassers) gesammelt, und durch Aquadukte nach Constantinopel geleitet.

Die mit reichen Buchenwäldern umgebenen, in Thonlagern gegrabenen Wasserbehälter liegen 3—5 Stunden weit von der Stadt, sind aus massigen Quadern in einer Dicke von 20 und mehr Fuss gebaut, und so geräumig, dass der Wasserinhalt ein See genannt werden kann; dieser Abfluss wird durch ein Schleussenthor regulirt. Unstreitig sind die ersten Werke dieser Art von den Griechen errichtet; unter der Regierung der Sultane Achmed III., Mahmud I., Mustapha III. wurden sie vermehrt, und Sultan Mahmud II. hinterliess auch in dieser Hinsicht ein bleibendes Denkmal seines thatenreichen Wirkens.

Die Wasserleitungen, theils unter der Erde, theils auf Bogengängen über derselben laufend, sind durch Vorrichtungen unterbrochen, welchen der Name der Wasserwagen gegeben ist; es sind obeliskenähnliche gemauerte Pfeiler, in diesen unterliegt das Wasser einem doppelten Falle, und ist der Einwirkung der Luft frei ausgesetzt. Sie haben nicht so sehr den Zweck der Vermehrung der Wasserkraft, als den der Lüftung und Entfernung schädlicher Bestandtheile.

Es bestehen zwei Wasserleitungen: die eine von Constantin dem Grossen errichtete und von Valeris verbesserte, welche südwestlich von Constantinopel aus zwei Behältern mit zwei Armen ihren Ursprung nimmt; die andere wurde von Kaiser Hadrian erbaut und von Justinian verbessert. Ihr Ursprung liegt nordwestlich von der Hauptstadt; auch sie entsteht aus zwei Hauptarmen, wovon der eine aus einem Behälter, der andere aus vier Behältern, die sich in einem grossen Wasserbecken (Hawuz) bei Domusdéré vereinigen, sein Wasser empfängt. Vier kleinere Wasserleitungen aus der Umgebung vereinigen sich mit ihr; beide Aquädukte vertheilen sich in der Stadt. Für das Frankenquartier besteht eine eigene Wasserleitung, aus zwei Behältern in Bagdecheköi entspringend; sie wurde von Sultan Mahmud I. 1753 errichtet. Der zweite Behälter verdankt seine Entstehung dem Sultan Mahmud II. 1839.

White beschreibt in seiner Schrift (drei Jahre in Constantinopel, 2. Band, pag. 21) diese Wasserleitungen in den kleinsten Details, so dass wir nicht näher einzugehen brauchen; auch v. Hammer in seinem Constantinopel gibt das Wissenswerthe hiervon mit vieler Genauigkeit an; nur vergassen beide zu erwähnen, dass auch an dem asiatischen Ufer des Bosphors eine Wasserleitung mit derselben Einrichtung wie die an der europäischen Seite bestehe; sie wurde von Sultan Selim errichtet, und versieht die Landhäuser, die Kasernen, Spitäler und Ortschaften von Scutari, Kadiköi etc.

Da hiermit der grösste Theil des verbrauchten Trinkwassers weiches ist, so löset sich die tägliche Erfahrung, dass neue Ankömmlinge an heftigen Diarrhöen leiden, woran jedoch auch das Hammelfleisch, was hier fast durchschnittlich gegessen wird, seinen Antheil hat.

Trotz dieser Riesenwerke leidet die Population, besonders jene der Frankenvorstadt, zur Sommerszeit an Wassermangel, so dass der Arme sich oft durch die billigen Wassermelonen den Durst zu stillen genöthigt ist. Nirgends mag jedoch der Wasserverbrauch auch ein grösserer sein, als in Constantinopel, da nebst den bei 350 an der Zahl bestehenden öffentlichen Bädern jedes nur etwas bessere türkische und armenische Haus ein Bad besitzt, welches täglich benützt wird. — Zu der unter den Muselmännern vor dem Gebete üblichen Waschung des Gesichtes, der Hände und Füsse findet sich eine grosse Anzahl von Fontainen in der Hauptstadt vertheilt, welche sich durch Stiftungen täglich vermehren. Auch finden sich Brunnenhäuser, d. i. mit Gittern umgebene Läden, wo durch an Kettchen hängende, mit frischem Wasser gefüllte Metallgefässe den Vorübergehenden Labung gereicht wird.

Das Regenwasser wird von den Bewohnern Constantinopels in Cisternen aufbewahrt. Aus byzantinischer Zeit bestehen noch Prachtwerke dieser Art, deren Räumlichkeit für den unglaublich scheint, der sie nicht selbst gesehen, wie die *Cisterna basilica*; sie hat 224 Schritte im Umfange, 336 Marmorsäulen, eine von der anderen 12 Fuss entfernt, 28 in der Breite tragen das Ziegelgewölbe. Sie erfüllt noch ihren Zweck, wird jedoch nicht nur von Regenwasser, sondern auch von der Wasserleitung genährt. Nicht minder interessant ist die *Cisterna Philoxeni*, welche von 672 Säulen gestützt wird; sie ist derzeit leer, enthielt aber nach der gemachten Berechnung 1,037,939 Kubikschuh Wasser. Zehn andere Cisternen stehen den genannten in der Bauart zwar nach, sind jedoch für sich betrachtet immer schöne Denkmäler.

Längs der asiatischen Seite des Bosphors finden sich einige Quellen, welche bei Wassernoth auf dem europäischen Ufer ausgebeutet werden. Man machte der Regierung schon mehrmals Vorschläge zur Errichtung von artesischen Brunnen, jedoch fasste sie noch keinen Entschluss darüber.

Das Brunnenwasser ist selten trinkbar, da es zu viel Salze enthält, um zu weiterem Gebrauche als zur Reinigung der Gefässe zu dienen, seine mittlere Temperatur ist 10.5 ° R.

Das Wasser der Aquäducte hat, da es dem Einflusse der äusseren Temperatur ausgesetzt ist, höchst verschiedene

Wärmegrade; bei einer Lufttemperatur von $+ 15\,^{0}$ R. zeigte
es den 15. September 1847 . . . $+ 11\,^{0}$ R.

das Cisternenwasser . . $+ 10.8\,^{0}$ R.

das Brunnenwasser . . $+ 12\,^{0}$ R.

Unstreitig war einst der Holzmangel in Constantinopel
ein geringerer, als jetzt, wo die Waldungen längs des Bosphors zur Erbauung der Landhäuser und zur Bestreitung
des Holzmaterials für die Gebäude der Hauptstadt vernichtet
würden. Derzeit wird das Brenn- und Bauholz von der
asiatischen Küste des schwarzen Meeres, ferners von dem
mit Nadelholz bedeckten mysischen Olympe (bei Brussa),
von dem mit dichten Buchen- und Eichenwäldern versehenen, ihm gegenüber liegenden Arganthonis, so wie dem vier
Stunden entfernt gelegenen Aidos, und dem nordöstlich in
gleicher Distanz befindlichen waldichten Alemdagh (Welt-
berg) genommen. Jeder dieser Berge bietet in der zugänglichen Höhe eine bezaubernde, schwer zu schildernde Aussicht; unvergleichlich ist jene, welche sich dem Auge von
dem, nördlich von Scutari gelegenen Berge Dschamlitscha
darstellt. Der lange, grüne, schlangengewundene Bosphor,
umgeben von reizenden Landhäusern, durchkreuzt von einer
Legion Fahrzeugen, von seiner Mündung am schwarzen
Meere bis zu seinem Ende am Marmarameere sichtbar, dieses mit den grünenden Eilanden, die Hauptstadt mit dem
unübersehbaren Gewimmel von Menschen, Häusern, Gärten,
Cypressenwäldern, die glänzenden Minarets (Moscheen-
Thürme) bilden ein Panorama, das — lieblich und gross-
artig zugleich — den Kältesten zur Bewunderung hinreisst·

Der vortheilhafte Eindruck, den Constantinopel von der
Ferne macht, verliert viel beim Eintritte in die Stadt durch
die engen, unsaubern, schlecht gepflasterten Strassen, durch
den Anblick der niederen unsymmetrisch, meist aus Holz
gezimmerten Häuser, so wie der schlechten Beleuchtung zur
Nachtzeit.

Durch den kräftigen Impuls, den der jetzige Grossherr
der Industrie und Wissenschaft gegeben, erhoben sich in
letzterer Zeit allseitig Fabriken, Schulen, Bibliotheken und
Kabinette.

Constantinopel ist auf den Ausläufern des Balkans erbaut, die nur auf der Süd- und Westseite sich verflachen, und von postdiluvianischen Gebilden bedeckt sind; denn wir finden hier unter der Dammerde Kalktuffe, den jüngsten Meeressandstein (der frisch gebrochen, sich mit einem stählernen Messer schneiden lässt, erst an der Luft verhärtet er, und dient besonders in Tafeln zu Fussböden) und Sand. Diese Ausläufer selbst, die wie eine Mauer in Nord und Nordosten den Wellen des schwarzen Meeres trotzen, gehören sämmtlich der tertiären Formation an, sie bestehen sämmtlich aus sehr verwittertem Thonschiefer (der bedeutende Quarzadern und auch Krystalle von Kupfer und Blei enthält), Sand, Thon und Lehm, Süsswasserkalk, Sandstein und Muschelkalk. Nicht selten ziehen sich mächtige Adern von Holzopal zwischen ihnen durch.

Diese Ausläufer sind in unzählige Klüften und Thäler von einander getrennt. Was letztere betrifft, so sind sie in der Regel mehr oder weniger angebaut, weil der daselbst befindliche Bergfluss zugleich als Bewässerungskanal dient. Die Höhen selbst aber liegen grösstentheils unbebaut da, und dienen den Schafen zur Weide; sie sind fast ausschliesslich mit *Potarium spinosum* bewachsen, welches im Sommer durch die Hitze vertrocknet, daher das Ganze ein sehr trauriges Ansehen erhält; später erscheinen zwei Eryngien und im August und September, wo sich wieder Regen zeigen, blüht die *Erica verticillata*, die einen nicht unbeträchtlichen Erwerbszweig der ärmeren Klasse abwirft; dieser kleine Strauch wird getrocknet und zum Kalfatern der Schiffe verwendet (im ungarischen Litorale dient dazu das *Helichrysum angustifolium Lam.*); das kaiserliche Arsenal bedarf deren jährlich eine nicht unbedeutende Menge; auch werden Besen daraus verfertigt.

Auf die asiatische Seite zurückgekehrt, betrachten wir die Stadt Brussa, die am Fusse des bitthynischen Olymps liegt, der eine absolute Höhe von 8000 Pariser Fuss hat, obgleich weniger berühmt als sein Namensbruder in Thracien, besitzen wir dennoch eine genauere naturhistorische Kenntniss von ihm. Hier entspringen auch jene Thermen, die Tausenden Gesundheit geben, die sich ihrer bedienen; wir wollen dieselben in Kürze etwas näher betrachten. Sämmtliche Thermen befinden sich am Fusse des Berges Kalabak-Daghi *(Mons Kalabakus)*, auf der Ostseite des Olymps, sie liegen alle in einer Linie in einer Entfernung von einer halben Stunde in der Richtung von Ost und Südost und in einer Höhe von ohngefähr 2 bis 400 Fuss über dem Meeresspiegel.

1) Das Bad Eski - Kaplidja (das alte warme Bad) ist das älteste verfallene, und wird nur von ganz armen Leuten besucht.

2) Das Bad Tschèhirghé im Dorfe gleiches Namens; es besitzen seine Quellen eine Temperatur von 36 ° R. bei seinem Ausbruche, in den Bädern hat es eine Temperatur von 34.6 ° und 35 ° R. Es ist vollkommen klar und ungefärbt, ohne Geruch und Geschmack, nur an der Quelle selbst hat es einen etwas stechenden Geschmack und ist angenehm zum Trinken. Bei 12 ° R. ist sein specifisches Gewicht 1.0—1.0123.

Was seine chemischen Bestandtheile betrifft, so befinden sich in 10,000 Grammen:

schwefelsaures Natron . . .	0,020,
schwefelsaure Thonerde . .	0,206,
schwefelsaure Kalkerde	0,001,
schwefelsaure Bittererde . .	1,022,
doppelt kohlensaurer Kalk .	12,890,
doppelt kohlensaures Natron .	0,521,
salzsaures Natron	0,016,
freie Kohlensäure	0,821,
Eisenoxyd eine Spur.	

Diesen Bestandtheilen und seiner Temperatur nach kann man es mit den Thermen von Teplitz zusammenstellen.

3) Das Bad von Kara-Mustafa. Sein Name stammt von dem Grossvezier Kara-Mustafa her, der es erbaute; es ist das am tiefsten gelegene und hat grossen Ruf; es ist wie das vorige vollkommen klar und ungefärbt, hat einen etwas faden Geschmack, besonders, wenn man es sehr warm

trinkt. Bei 18 ° R. hat es eine Temperatur von 36 ° R. Seine Dichtigkeit beträgt 1.0049.

Chemische Bestandtheile in 10,000 Grammen:

salzsaures Natron	0,166,
doppeltkohlensaurer Kalk . .	2,621,
schwefelsaurer Kalk	1,833,
schwefelsaure Magnesia . .	0,481,
freie Kohlensäure	0,132,

Spuren von Lithion und Silicium.

Wir stellen es im Range mit den Thermen von Gastein gleich.

4) Das Bad B u y u k - K u k u r t l u (das grosse Schwefelbad). Es ist das Wasser bei seinem Ausströmen aus der Quelle klar und ungefärbt, aber sobald es sich abkühlt, wird es trüber und nimmt eine dunkelgelbe Farbe an; es besitzt einen starken Schwefelgeruch, sein Geschmack ist pikant und schwefelig. Seine Dichtigkeit beträgt 1.0111 und seine Temperatur bei 16 ° R. 65 ° R. Es ist das berühmteste Bad von Brussa und wird von Tausenden besucht, seine chemischen Bestandtheile in 10,000 Grammen sind folgende:

schwefelsaures Natron . . .	0,453,
doppelt kohlensaurer Kalk .	1,880,
schwefelsaurer Kalk . . .	2,375,
schwefelsaure Magnesia . .	2,350,
Hydrothionsäure	3,321,
freie Kohlensäure	1,520.

Ganz in seiner Nähe befindet sich das Bad K u t s c h u k - K u k u r t l u (oder das kleine Schwefelbad), welches im Sommer 1844 beim Aufräumen eines Felsens zufällig entdeckt wurde. Wie derselbe entfernt wurde, stürzte auf einmal eine mächtige heisse Schwefelquelle hervor; die ganz dieselben Eigenschaften als die vorige zeigte. Merkwürdig dabei ist es, dass an der grossen Quelle keine Abnahme bemerkbar wurde.

5) Die Bäder der Quelle von B a d e m l i - B a g h t s c h e. In einer Entfernung von ungefähr 200 Schritt von de Schwefelquelle befindet sich das neue Bad oder

Y e n i - K a p l i d j a,

unstreitig, was seine Bauart betrifft, das grösste und schönste. Das Wasser der Quelle ist durchsichtig, besitzt aber eine strohgelbe Farbe, sein Geschmack ist hepatisch und gesalzen, und seine Temperatur bei 14 ° R: 66¾° R., sein specifisches Gewicht beträgt 1.0121.

Die chemischen Bestandtheile sind folgende:

schwefelsaures Natron	2,395,
schwefelsaure Magnesia . .	1,494,
schwefelsaure Thonerde . .	0,918,
salzsaures Natron.	9,945,
doppeltkohlensaure Kalkerde .	3,352,
doppeltkohlensaures Natron .	0,721,
freie Hydrothionsäure . . .	0,552,
freie Kohlensäure.	1,521,
Silicium	0,003.

Obgleich diese Therme wegen ihrer Hydrothionsäure sich sehr der von Kukurtlu nähert; so ist denn doch in Hinsicht ihrer Basen ein sehr grosser Unterschied vorhanden; man macht von derselben bei den entsprechenden Krankheiten mit dem grössten Erfolge einfache Anwendung.

Dies wären diejenigen Quellen, die chemisch und physikalisch von Noë untersucht worden sind. Damit ist aber die Reihe der Thermen noch nicht geschlossen; so befindet sich z. B. in der Nähe der Quelle Kara - Mustafa in einem Gemüsegarten die Therme Bekiar-Hamam, und zwischen Kukurtlu und Yeny-Kaplidja die besonders von den christlichen Bewohnern Brussa's und seiner Umgebung sehr verehrte Therme Gueuzaiasma, die heilige Augenquelle, die, der Meinung des Volkes nach, bei Augenkrankheiten mit dem besten Erfolge besucht wird. Was die Quelle selbst betrifft, so ist sie arm und gehört zu den Schwefelquellen.

Auch Ghemlik, ein Städtchen von circa 8000 Seelen, die sich besonders von Seidenbau, Oel- und Weinzucht nähren, besitzt eine Therme von 29 ° R. Man landet hier, wenn man von Constantinopel aus Brussa besuchen will.

Haben wir dem Leser von der grossen Mannichfaltigkeit der Thermen eine kleine Uebersicht gegeben, über welche der um die türkische medizinische Schule hoch ver-

diente österreichische Arzt Dr. Bernard seiner Zeit eine
Monographie schrieb, so wollen wir nun auch noch in einigen Worten des kalten Wassers erwähnen, woran Brussa
eben so reich ist. Es ist aber falsch, wenn behauptet wird,
dass die Quellen des kalten Wassers auch in der Nähe der
Thermen liegen; es wird dasselbe in vielen Wasserleitungen
aus der Alpenregion des Olymps in die Stadt geführt. Jedes Haus besitzt nicht nur trinkbares Wasser, sondern auch
starksalziges, das zum Reinigen dient. Trotz der heissen
Sommer und des Verschwindens der Wälder in den Vorgebirgen hat man bis jetzt noch keine Verminderung im
Quellenreichthume wahrgenommen.

Wir verschonen den Leser wie billig mit Hypothesen
über den Grund der erhöhten Temperatur der Brussa-Thermen, da wir nichts Neues geben können, und verweisen auf
die vielen Schriften der Thermalbildung nach geologischen
und chemischen Grundsätzen. Sicher ist es, dass Brussa
diesen in seiner Temperatur und chemischen Bestandtheilen
so verschiedenen Wasserreichthum einzig und allein dem
Olymp zu verdanken hat, dessen Kern ganz aus Granit gebildet ist, seine Umlagerungen aber hauptsächlich aus folgenden Felsarten: der Schlossberg, der gerade in der Mitte
der Stadt liegt, besteht ganz aus Grauwacke, die aber so
wenig Thoncement enthält, dass sie fast sandig erscheint,
daher schwer oder gar nicht in Stücken oder Platten gebrochen werden kann. Steigt man etwas höher, ohngefähr
bis zu einer absoluten Höhe von 2500 Fuss, so erblicken
wir hier schon Urgneis, der an vielen Stellen zu Tage
kommt, aber gewöhnlich vom körnigen Kalkstein (Marmor)
bedeckt ist. Dieses Plateau, wo gewöhnlich die Olympbesucher rasten, ist vorzüglich mit *Castanea vesca*, *Plata us
orientalis*, *Fagus sylvatica*, *Carpinus Betulus* als Bäume; und
von *Taxus baccata*, *Rhododendron Ponticum*, *Azalea pontica*
und *Jasminum fruticans* als Unterholz bewachsen. In einer
Höhe von 5000 Fuss, die wir als die zweite Region annehmen, erblicken wir ein Meer von Granitblöcken in den
mannigfaltigsten Formen, zwischen denen aber wieder Marmor und Gneis als Bekleidung erscheint. Die Spitze selbst

oder die dritte Region besteht ganz aus dichtem körnigen Kalk, der zerschlagen einen starken Schwefelwasserstoffgeruch entwickelt. Diese Spitze ist kahl und nur mit Pflanzen bewachsen, die sich durch Kleinheit und Eigenthümlichkeit auszeichnen.

Verlassen wir jetzt diesen höchst interessanten Koloss, und wenden wir uns zu seiner östlichen und südöstlichen Abdachung, so finden wir dichte Wälder, in welchen der Wasserreichthum uns in Erstaunen setzt. Was die Ebene von Brussa betrifft: so ist sie nicht nur hauptsächlich mit Maulbeersträuchern angebaut, auch Gemüse- und Obstsorten gedeihen dort sehr gut; Seide und Obst sind die Produkte, welche dieses Thal liefert; der Wein wird nur auf den nächsten Anhöhen gebaut, da die Ebene zu feucht ist. Derselbe hat sich in wenigen Jahren durch deutsche Manipulation einen europäischen Ruf erworben; ein 6jähriger Wein von Brussa kann mit einem 20jährigen Rheinwein verglichen werden.

Es ist nicht zu läugnen, dass derjenige Theil unseres Gebietes, welcher sich auf der asiatischen Seite befindet, nicht nur mehr bevölkert, sondern auch besser cultivirt ist; letzteres würde noch mehr der Fall sein, wenn die Nähe der Hauptstadt nicht zu lockend wäre, sich auf eine leichtere Art und Weise zu bereichern. So sehen wir eine Menge Dörfer, in welchen seit einer Reihe von Jahren die Felder und Weingärten fast gar nicht mehr angebaut werden; besonders ist dieses in den von Griechen bewohnten der Fall; diese Dörfer sind fast leer von Männern, die sich in Constantinopel befinden und mit Esswaaren handeln; Sonnabends gehen sie um ihre Angehörigen zu besuchen; es entsteht hierdurch nicht nur ein ökonomischer, sondern auch ein anderer Nachtheil: die meisten dieser Einwohner sind verheirathet und verpflanzen von der Hauptstadt in ihre Dörfer die syphilitischen Formen.

Zerstreut längs der Küste so wie auch im Inneren finden wir hier auch eine Menge glockenförmiger Berge, die auf vulkanische Gebilde hindeuten, doch von der tertiären Formation mit Versteinerungen bedeckt sind. So finden wir Trachyt theils pistaziengrün, theils von Grünspanfarbe häufig am Alemdagh, am Aidos, bei Anadoli-Fenari, bei Youm-Bournu etc., Calcedon mit Grünerde gefärbt am Aidos, Youm-Bournu.

Porphyr grau mit weissen eingesprengten Körnchen, die öfters aus Quarz bestehen, am Aidos, bei Poiros an der Küste. Ein sehr schöner violetter Porphyr findet sich am Alemdagh, bei Youm-Bournu etc.

Thonporphyr findet sich häufig auf den Höhen der Ruinen des Genueser-Schlosses; ebenso auch Thonschiefer und Grauwacke, in welchen Schichten und Adern von Quarz vorkommen. Calcedon zeigt sich längs dem Ufer des Canals, um Alemdagh. Besonders interessant aber ist längs der Küste eine vortreffliche Porzellanerde, als z. B. bei Youm-Bournu am Alemdagh, am Fusse des Berges des Genueser-Schlosses etc. Dieser Fund hat die Aufmerksamkeit der Regierung in Anspruch genommen, und seit zwei Jahren befindet sich hier eine Porzellanfabrik, die durch Deutsche betrieben wird, und in jeder Hinsicht vortreffliche Arbeit liefert.

Endlich erwähnen wir hier noch eines Mineralbades in der Nähe von Constantinopel, welches einst sehr berühmt, nach der Besetzung der Stadt von den Türken in Vergessenheit fiel, im Jahre 1849 aber seinen alten Ruf wieder gewann, indem die an einem verjährten Rheumatismus leidende Mutter des Sultan Abdul-Medschid durch den Gebrauch desselben vollkommen hergestellt wurde.

Das in Sprache stehende Mineralbad liegt nahe an der Küste von Kleinasien, ein Dampfer bringt den Reisenden in 3 Stunden an die südliche Küste des Golfes von Ismid, von da schlägt er den Weg gegen Süden ein, und gelangt durch eine schöne reich vegetirende Ebene in ein enges Thal, vom Meere $\frac{1}{2}$ Stunde entfernt; die Mineralwässer sprudeln aus der Erde am Fusse eines Hügels, welcher dieses Thal (Jalowa genannt) gegen Süd-Westen abgränzt, sie sind dort unter den Namen Kuri-Hamam, Jalowa-Hamam und Dagh-Hamam bekannt. Nicht ferne von den Quellen entdeckt man alte griechische und römische Gebäude, viele derselben sind

Ruinen, ihre Ausdehnung deutet jedoch auf die Berühmtheit hin, deren sich diese Mineralwässer im Alterthume erfreuten; aus dem Baustyle ersieht man, dass die erwähnten Gebäude verschiedenen Epochen angehören; die Sage erzählt, dass die Mutter des Kaiser C o n s t a n t i n des Grossen, Namens H e l e n e, in diesen Bädern sich von einem chronischen Uebel heilte, daher dem Orte Jalowa damals auch der Name Helenopolis beigelegt wurde; auch H a m m e r erwähnt dieses in seiner Topographie der türkischen Hauptstadt. —

Jalowa, das heut zu Tag ein kleiner Marktflecken ist, war seiner Zeit ein wichtiger Punkt, indem die der Bäder bedürftigen Bewohner der volkreichen Städte Nicomedien, Nicea so wie jene der zahlreichen Ortschaften Bythinien's dort Hülfe suchten. — Nach dem Verfalle des römischen Reiches fielen die Gebäude in Ruinen und wurden fast vergessen, der Mangel an Unterkunft und Schutz hinderte den Besuch von Kranken, erst im Jahre 1846 wurde der Ort ein Speculations-Gegenstand von Seite eines Armeniers, welcher für die Unterkunft von Fremden so wie zum Baden einige Gebäude aufführen liess, die Wasserleitungen sind noch so gut erhalten vorgefunden worden, dass sie keiner weiteren Reparatur bedurften; seit jener Epoche drängten sich jährlich immer mehr sieche Personen dahin und vielfältige Heilungen, welche dort in Fällen von chronischen Rheumatismen und Hautkrankheiten zu Stande kamen, bewiesen, wie gegründet der hohe Ruf war, den die Bäder einst hatten. —

Die Quellen sind 9 an der Zahl, sie unterscheiden sich Bezugs ihrer Temperatur und Zusammensetzung nur wenig; das der Quelle entsprudelnde Wasser hat eine reiche Menge von Gas, es setzt in seinem Laufe durch die Wasserleitungen kein Sediment ab, daher diese auch noch so rein sind, wie kurz nach ihrer Vollendung; die Quellen von Jalowa gehören den warmen Schwefel-Wässern an, sie haben einen sehr leichten Schwefelgeruch, welcher sich am Ursprunge derselben wahrnehmen lässt, jedoch ist die Quantität des Schwefel-Wasserstoffgases eine so geringe, dass die Chemie dieselbe nicht zu erfassen im Stande ist. —

2 *

Die Temperatur der Wässer ist von 53—55 R., sie
ändert sich mit den äusseren atmosphärischen Zufällen nicht.

Dr. Smith (ein würdiger Schüler Liebig's im Dienste
der Pforte) untersuchte das Gas, welches aus dem Wasser
entweicht, er fand in 100 Theilen : 97 Theile Azot und 3
Theile Oxygen. —

 Dieses Gas hat keine Kohlensäure in sich, wodurch
sich die Wässer von Jalowa von jenen Brussa's unterscheiden; die Zusammensetzung ist in wissenschaftlicher Hinsicht
höchst interessant, weil nur wenige Mineralwässer vorzugs-
weise Gase mit so grossem Azotgehalte in sich erzeugen.

Das Wasser ist klar, und erkaltet hat es ein spez. Gewicht von 1,00115.

In 2 Pfund Wasser fand Smith 22 Grane feste Substanz, diese war zusammengesetzt aus:

$12\frac{1}{2}$ gr. Schwefelsaurem Natron,

$6\frac{4}{10}$ gr.   dto.   Kalk,

$1/\frac{1}{10}$ gr. Kochsalz,

1 — Salzsaurem Kalk,

$\frac{4}{100}$ gr. Schwefelsaurer Magnesia,

Spur von Alaun,

$\frac{1}{2}$ gr. Silicium.

Schwefelsaure Magnesia und Alaun konnten nur durch
die Reaction auf grössere Mengen entdeckt werden; das
Wasser enthält weder kohlensauren Kalk noch Eisen-Ver-
bindungen. —

Smith vergleicht die Bäder von Jalowa mit jenen von
Bath in England, auch diese sind in chronischen Rheumatismen und Hautkrankheiten sehr gesucht.

Smith verliess den Dienst der Pforte, und somit konnte
er sein Versprechen, uns die Analysen über die Wässer in
und um Constantinopel mitzutheilen, nicht einhalten.

B.

Klimatologie.

Vorbemerkungen.

Das Klima Constantinopels ist im Allgemeinen sehr unbeständig; wir werden die Ursachen anzugeben uns bemühen, wenn wir ins Einzelne eingehen; nur soviel bemerken wir hier im Voraus, um einigermassen unsere Behauptung zu rechtfertigen, dass das Klima der Lage von Constantinopel nicht entspricht. Wir haben im Sommer allerdings Heiterkeit des Himmels und Trockenheit der Luft, aber zum Gesetz kann diese Wahrnehmung nicht erhoben werden, da nach den gemachten Beobachtungen im Ganzen kein Monat ohne Regen ist, auch dadurch gleich eine niedrige Temperatur erzeugt wird; der Spätsommer von Constantinopel ist schön, doch in seiner Dauer, wie wir sehen werden, sehr verschieden; der Winter, wenngleich kurz doch streng, und für die Bewohner, die gegen seine Wirkungen keinen hinlänglichen Schutz haben, von sehr nachtheiligen Folgen; der Frühling kurz, fast gar nicht vorhanden, sehr veränderlich und dadurch ebenfalls für den thierischen Organismus von grossem Einfluss. Die Resultate, die wir hier geben, gehen aus genauen Beobachtungen hervor, die Noë durch 2 Jahre (Nov. 1846 — Nov. 1848) ununterbrochen 3mal täglich gemacht hat. Wenngleich derselbe nicht mit den neuesten physikalischen Instrumenten versehen war, so hoffen wir dennoch dem Leser ein nicht minder vollständiges Bild in diesem Abschnitte zu liefern, als uns Pruner in dieser Hinsicht von Aegypten überhaupt, oder von Cairo in *specie (Topographie médicale Munich* 1847) gegeben hat.

Licht und Wärme.

Der Dom St. Sophia in Constantinopel liegt, ganz genau gemessen, unter 41° 00' 20" nördlicher Breite, und

26° 35′ 40″ östlicher Länge von Paris; aus dieser Stellung ist allerdings ein bemerkbares Kürzersein der Morgen- und Abenddämmerung nicht zu erwarten; doch der aus nördlichen Breiten hierher kommt, und darauf Rücksicht nimmt, muss dennoch einen sehr in die Augen fallenden Unterschied bemerken. Der längste Tag in Constantinopel hat 16 Stunden, der kürzeste 9¾ Stunden.

Da wir nach den zweijährigen Beobachtungen keinen Monat haben, in dem es nicht geregnet hätte; so war auch nie die Luft sehr trocken. Wie sich das Verhältniss der verschiedenen Monate zu einander herausstellt, ist aus den Hygro-Thermometer-Beobachtungen genau zu ersehen, die Noë im Jahre 1848 täglich 3mal gemacht hat. Wir geben dieselben ganz so, wie sie in dieser Zeit nach dem hunderttheiligen Thermometer aufgezeichnet wurden, und fügen die Witterungsbeobachtungen hinzu.

Januar 1848.

Dat.	trockener Thermometer.	feuchter Thermometer.	Wind.	Witterung.
1 10 Uhr Morg.	† 3.8	† 3.5	NO	Regen drohend.
2 Uhr	3.8	3.6	NO	Regen.
10 Uhr Abends,	3.6	3.4		desgl.
2	6.2	5.2	W	Regen.
	9.	8.2	NW	Regen.
	6.	5.3	N	Starker Regen.
3	4.8	4.2	N	Regen.
	7.	6.	N	,,
	5.8	5.	,N	,,
4	3.6	3.	NW	Bedeckt.
	5.	4.	NW	,,
	4.2	3.4	NW	,,
5	2.4	2.	N	Heiter.
	5.	4.2	N	Bedeckt.
	3.6	3.	N	,,
6	3.6	3.	N	
	5.8	5.	N	Bedeckt.
	2.8	2.	N	Heiter.

Dat.	trockener Thermometer.	feuchter Thermometer.	Wind.	Witterung.
7	† 1.6	† 1.	N	Heiter.
	8.8	7.4	N	Bedeckt.
	8.2	6.4	SW	Regen.
8	6.4	5.2	SO	Bedeckt.
	10.5	8.6	SO	Zahlreiche cumuli.
	8.8	7.2	N	Windig, bewölkt, Regen drohend.
9	7.5	6.5	N	Regen.
	6.	5.2	N	Regen.
	2.4	2.	N	Regen.
10	2.8	2.	NO	Bedeckt.
	5.	4.2	N	Regen.
	2.4	1.8	NW	„
11	3.2	2.8	NNW	„
	4.	3.5	NW	Regen.
	3.6	3.2	NNW	„
12	3.2	2.8	N	Regen.
	5.	4.2	O	Regen.
	4.8	4.	NO	Cumulistrati.
13	4.8	4.	O	Schwarze cumuli.
	6.6	5.8	SO	Regen.
	7.	6.	S	Bedeckt.
14	5.	4.5	N	Regen.
	3.8	3.4	N	„
	4.8	4.	N	Cirri.
15	4.	3.2	NO	Regen.
	6.	5.2	O	Cirri.
	7.6	7.	SSO	Regen.
16	1.6	1.2	NO	Nacht, Sturm, Regen und Schnee.
	— 1.	— 1.	NO	Schnee.
	— 2.	— 1.8	NO.	Schnee.
17	— 1.4	— 1.	NO	Schnee.
	— 0,8	— 0.7	NO	„
	— 1.	— 1.	NO	„
18	† 2.4	† 2.	N	Bedeckt.
	4.8	4.	NW	Veränderlich mit Sonne.
	2.6	2.	N	Regen.
19	— 0.2	0.	NO	Schnee.
	† 2.8	† 2.4	N	Schnee und Regen.
	2.8	2.6	N	Bedeckt.

Dat.	trockener Thermo- meter.	feuchter Thermo- meter.	Wind.	Witterung.
20	4.8	4.2	W	Bedeckt.
	6.4	5.8	SW	,,
	4.8	4.	SW	,,
21	9.2	7.8	S	Bedeckt.
	11.	9.4	S	,,
	10.4	8.8	S	,, mit Regen.
22	9.6	8.	S	Veränderlich mit Regen.
	13.2	12.	S	,, mit Sonnenschein.
	10.2	9.2	S	Heiter.
23	10.	8.8	S	Bedeckt.
	10.4	8.6	S	,,
	8.6	7.4	S	Regen.
24	5.	4.2	SW	,,
	1.	1.	NO	Regen mit Schnee.
	— 2.5	— 2.4	NO	Sturm. Schnee.
25	— 3.4	— 3.2	NO	Schnee.
	— 2.6	— 2.4	N	,,
	— 2.	— 1.8	N	,,
26	— 2.6	— 2.4	N	,,
	— 2.	— 1.8	N	,,
	— 1.5	— 1.5	NNO	,,
27	— 1.8	— 1.6	N	,,
	— 1.5	— 1.2	N	,,
	— 3.8	— 3.6	N	,,
28	— 2.4	— 2.3	N	,,
	— 3.8	— 3.6	N	,,
	— 2.5	— 2.4	N	,,
29	† 0.2	† 0.3	NNW	Bedeckt.
	† 1.6	† 1.4	N	,,
	† 0.8	† 0.6	N	,,
30	0.	† 0.3	N	,,
	† 1.4	† 1.8	N	,,
	— 0.8	— 0.6	N	Schnee.
31	— 0.8	— 0.8	N	Heiter.
	† 4.	† 3.5	NW	,,
	† 1.8	† 1.4	NW	,,

Februar 1848.

Dat.	trockener Thermometer.	feuchter Thermometer.	Wind.	Witterung.
1	† 0.8	† 0.6	O	Vollkommen heiter.
	5.3	4.6	O	,, ,, Sonnenschein.
	3.2	2.6	O	,, ,,
2	4.6	3.5	S	Bedeckt.
	7.5	6.2	S	Regen.
	6.2	5.2	S	,,
3	3.8	2.6	S	,,
	† 0.8	† 1.	N	Schnee mit Regen.
	† 1.	† 1.2	N	desgl.
4	† 0.8	† 0.6	N	Bedeckt.
	1.8	1.6	N	Cumuli und cirri zahlreich.
	† 0.5	† 0.4	N	Heiter.
5	2.4	2.	N	,,
	3.	3.	N	,,
	0.	† 0.2	N	Heiter.
6	— 0.2	— 0.4	N	Heiter.
	† 6.	† 4.8	N	Vollkommen heiter.
	† 1.6	† 1. 4	N	,,
7	† 1.6	† 1.2	N	,,
	7.5	6.2	SW	Zahlreiche cumuli.
	4.2	3.4	SW	,,
8	5.	4.	NW	Heiter.
	6.5	5.2	N	,,
	3.8	2.6	N	,,
9	3.2	2.6	O	Bedeckt.
	6.2	5.	ONO	Regen.
	4.8	4.	W	Bedeckt.
10	3.6	3.	W	,,
	9.2	7.8	W	,,
	9.	7.6	SW	Regen.
11	8.8	7.4	S	Begen.
	9.5	8.4	SSW	,,
	7.	6.	SW	,,
12	5.2	4.4	WSW	Bedeckt.
	7.	6.	S	,,
	4.	3.2	N	Heiter.
13	2.	1.5	NW	Bedeckt.
	4.	3.5	N	Feiner Regen.
	— 1.5	— 1.4	NNO	Schnee.

Dat.	trockener Thermometer.	feuchter Thermometer.	Wind.	Witterung.
14	— 0.8	0.6	NO	Schnee.
	— 3.	— 2.4	NNO	Bedeckt.
	†. 1.	† 1.2	N	Heiter.
15	4.2	3.8	N	Bedeckt.
	6.	5.	N	Bedeckt.
16	3.8	3.2	N	Bedeckt.
	5.	4.	N	Bedeckt.
	7.8	6.2	N	Bedeckt.
	6.	5.	N	Cumulistrati.
17	5.8	5.	N	Bedeckt.
	7.4	6.2	W	,,
	5.8	5.	N	Heiter wenige cumuli.
18	5.5	4.5	N	Bedeckt.
	9.6	8.5	ONO	,,
	9.	8.	O	Vollkommen heiter.
19	5.6	4.2	SO	Bedeckt.
	12.4	10.6	S	,,
	9.5	8.	S	,,
20	7.	6.	SSW	,,
	8.4	7.2	W	,,
	6.	5.	S	,,
21	6.5	5.4	SSO	Bedeckt.
	10.5	8.8	SO	Cumuli und cirri.
	6.2	5.2	SO	,, ═
22	6.8	5.8	O	Nacht SO bedeckt.
	12.5	10.8	SO	Bedeckt.
	10.	8.4	SO	Regen. ¼
23	10.8	9.5	S	,,
	11.4	9.2	SO	,,
	10.5	9.	SO	,,
24	5.4	4.8	N	Stark bedeckt.
	7.8	6.8	N	,,
	8.	7.	NW	Regen.
25	5.6	4.5	NO	Vollkommen heiter.
	9.4	7.8	SW	,,
	7.8	6.4	SW	,,
26	6.6	5.5	SW	,,
	13.8	11.8	SW	Zahlreiche weisse cumulistrati.
	9.8	8.	W	Vollkommen heiter.
27	10.6	9.4	S	Bedeckt. cirri.
	12.2	11.2	N	Um 11 Uhr Gewitter mit Donner u. Blitz.
	8.6	7.4	N	Regen.

Dat.	trockener Thermo-meter.	feuchter Thermo-meter.	Wind.	Witterung.
28	7.2	6.	W	Wenige cirri.
	13.5	12.	S	Wenige cumulistrati.
	10.	8.6	S	Heiter.
29	11.	9.6	SW	,,
	16.2	13.8	SW	,,
	11.	9.8	S	Bedeckt.

März 1848.

Dat.	trockener Thermo-meter.	feuchter Thermo-meter.	Wind.	Witterung.
1	12.	10.5	S	Bedeckt.
	16.4	14.	S	Nimbus in N cirri und cumuli.
	16.	14.5	S	Regen.
2	12.4	10.6	W	Nass, starker Regen, heiter.
	16.	13.6	SW	Wenige Cumulistrati.
	11.2	9.4	S	Heiter.
3	12.	10.	S	Zahlreiche cirri.
	17.	14.8	SSW	Zahlreiche cirri.
	17.	15.	W	Heiter.
4	13.	11.2	S	,,
	22.4	19.5	SO	,,
	12.	10.2	SO	,,
5	13.	11.	SW	Heiter.
	21.8	18.6	SW	,,
	10.2	8.8	W	Bedeckt.
6	10.	8.8	NNW	,,
	9.5	8.6	WNW	Um 11 Uhr Gewitter mit Sturm.
	8.6	7.4	NW	Bedeckt. cirri.
7	8.8	7.6	NNW	,,
	11.	9.2	N	,,
	9.4	8.	N	,,
8	10.2	8.6	N	,,
	6.4	5.	NNO	,,
	5.	4.	NNO	,,
9	4.	3.6	NO	Regen.
	3.5	2.4	NO	Regen mit Schnee.
	3.2	2.4	NO	Stark bewölkt.

Dat.	trockener Thermo- meter.	feuchter Thermo- meter.	Wind.	Witterung.
10	2.8	2.	NO	Zahlreiche schwarze cumuli.
	5.6	5.	N	desgl.
	2.8	2.2	N	Heiter.
11	2.4	2.	N	Heiter.
	9.	7.4	N	Wenige schwarze cumulistrati.
	3.	2.5	N	Heiter.
12	2.8	2.4	O	Cumuli.
	12.	10.	SO	desgl.
	6.8	5.4	SO	Heiter.
13	8.8	7.	SO	Vollk. heiter.
	15.8	13.	SO	Stark umzogen.
	11.8	10.5	S	desgl.
14	9.8	8.	SO	Nebel. Heiter.
	16.6	14.	S	Heiter.
	10.8	8.8	N	Heiter cirri.
15	7.4	6.	N	Starker Nebel, bedeckt.
	11.8	9.8	N	In NW schwarze cumuli und cirri.
	9.8	7.8	N	Vollk. heiter.
16	10.4	8.	N	Dicht umzogen.
	12.2	10.2	N	desgl.
	7.5	6.	N	Regen.
17	7.4	6.	NW	Dicht umzogen.
	7.8	6.2	NNO	Veränderlich mit Regen.
	7.	5.4	N	Heiter in N — schwarze cumulistrati.
18	7.2	5.4	N	Stark umzogen.
	10.8	9.2	N	,,
	5.8	4.2	NW	Heiter.
19	4.8	3.2	N	Vollk. heiter.
	11.8	9.2	N	desgl.
	6.8	5.	N	desgl.
20	9.	7.2	N	Wenige cumulistrati.
	15.8	13.	N	Vollk. heiter.
	12.2	10.4	S	Heiter.
21	12.4	10.6	S	,,
	15.6	13.8	S	Bedeckt.
	15.	12.6	S	,,
22	9.	8.	NW	Regen.
	7.5	6.	N	,,
	8.4	6.6	N	,,

Dat.	trockener Thermometer.	feuchter Thermometer.	Wind.	Witterung.
23	6.	5.2	NW	Zahlreiche cumuli.
	14.8	13.	W	,,
	7.4	6.	W	Heiter.
24	8.	7.2	N	Stark bedeckt.
	9.	8.	NW	Feiner Regen.
	7.4	5.8	N	Dicht umzogen.
25	6.8	5.8	N	Regen.
	7.4	6.	N	Dicht umzogen, feiner Regen.
	7.	5.8	N	,,
26	7.2	6.	N	
	6.5	5.2	NNO	,,
	3.4	2.8	NO	Stark bedeckt.
27	3.	2.2	NNO	Schneeflocken. Bedeckt.
	5.	4.2	ONO	,,
	1.4	1.2	NO	Dicht umzogen.
28	1.3	1.	NO	,, Schnee.
	— 1.2	— 1.	NO	Schnee.
	— 1.4	— 1.	NO	Heiter.
29	† 1.8	1.2	NNO	Veränderlich mit Schnee und Sonne.
	3.4	2.8	NNO	Desgl.
	1.8	1.	NW	Veränderlich mit Schnee.
30	5.2	4.	N	Cumuli und cirri.
	9.	7.2	N	Desgl.
	1.6	1.	N	Heiter
31	9.4	8 2	NNW	Stark umzogen.
	10.	9.	NW	Zahlreiche cumuli.
	5.6	4.8	NW	Desgl.

April 1848.

1	9.4	8.	NW	Stark bedeckt.
	10.5	9.2	N	Feiner Regen.
	6.	5.4	N	,,
2	6.6	5.5	NO	Weissgraue cumuli.
	8.8	7.	NO	Heiter, wenige cumulistrati.
	3.4	2.	NO	Vollk. Heiter.
3	7.5	6.2	O	,,
	12.8	10	O	,,
	4.4	3.8	O	,,

Dat.	trockener Thermo-meter.	feuchter Thermo-meter.	Wind.	Witterung.
4	6.5	4.8	O	Vollk. Heiter.
	15.4	13.	SO	„
	8.	6.4	SO	„
5	9.4	8.2	SO	Heiter, cirri.
	15.	12.8	SO	„ „
	12.5	10.	S	Heiter, wenige cumuli.
6	11.5	9.8	SW	„ „
	20.6	17.	S	Zahlreiche graue cumuli.
	14.4	12.	S	Umzogen.
7	16.2	13.	SO	Heiter.
	19.8	16.4	SSO	„
	15.6	12.5	SO	„
8	13.	10.8	SO	„
	22.8	18.	SSW	„
	15.8	13.	SW	„
9	19.4	16.	S	Zahlreiche cumuli.
	23.5	18.	S	„
	17.8	15.8	S	Heiter.
10	14.5	12.2	S	Nebel, zahlreiche cumuli.
	22.8	18.8	S	Veränderlich mit Regen. .
	17.	14.5	S	Stark umzogen.
11	15.	12.	S	Weisse cumuli und cirri, früher Nebel.
	23.	19.	S	Cirri, Heiter,
	17.6	14.	S	Heiter. Wenige cumuli.
12	14.5	12.4	SW	Heiter. Früh Nebel.
	11.	9.	NW	Gewitter mit Regen und Donner.
	8.2	7.6	NNW	Regen, dicht umzogen.
13	10.4	9.2	SW	Umzogen.
	16.5	13.5	S	Heiter.
	11.	9.	S	„
14	9.5	8.	NW	Dicht umzogen.
	14.	12.	NW	Regen.
	11.	9.8	S	Zahlreiche cumuli.
15	11.	9.4	S	Bedeckt.
	18.	14.	SO	Weisse cumulistrati.
	14.4	12.	O	Veränderlich mit Regen.
16	11.8	10.	N	Nacht, Regen, cumuli schwarz.
	11.8	10.	N	Regen.
	11.5	10.	WW	„
17	11.8	9.8	N	„
	13.2	11.	W	Cirri und schwarze cumulistrati.
	10.2	8.4	SW	Bedeckt.

Dat.	trockener Thermometer.	feuchter Thermometer.	Wind.	Witterung.
18	11.4	9.	NW	Bedeckt.
	14.8	12.	N̄	„
	10.5	8.5	NO	„ Regen.
19	9.8	8.	N̄O	„ „
	14.4	12.	N̄O	Bedeckt.
	9.8	8.	N	Heiter.
20	12.	10.	S̄	Dicht umzogen.
	17.2	14.	S̄W̄	Zahlreiche weisse cumuli.
	13.8	12.	SW	Vollkommen heiter.
21	13.	10 2	SSO	Vollkommen heiter.
	20.	16.4	S̄Ō	„ „
	14.	12.2	SO	„ „
22	19.5	14.5	S	Bedeckt.
	23.8	18.6	S	Wenige cumulistrati.
	18.2	15.4	S	Vollkommen heiter.
23	17.8	14.4	S̄	Zahlreiche cirri und cumulistrati.
	19.5	16.	S̄W̄	„
	18.6	15.2	SSW	Vollkommen heiter.
24	12.4	10.	SW	„ „
	19.4	16.	S̄W̄	„ „
	17.4	14.	SW	„ „
25	16.	13.	S	Starker Nebel. Bedeckt.
	23.5	19.	S	„ „
	18.2	15.	W̄	Bedeckt.
26	17.6	14.8	S̄W̄	Bedeckt.
	23.8	20.	S̄	„
	17.2	14.	S̄	Heiter.
27	16.8	13.5	S̄W̄	Heiter, Nacht starker S̄. Wind.
	20.8	17.	W̄	Cirri sonst heiter.
	16.	13.	N̄W̄	Vollkommen heiter.
28	15.6	13.	W̄	In W. Nimbus bedeckt.
	19.	15.2	SW	Veränderlich mit Regen und Sonne.
	14.5	11.4	N	Vollkommen heiter.
29	11.5	9.6	N̄	Wenige cumulistrati.
	19.2	16.	N̄	Bedeckt.
	13.4	11.	N̄Ō	Vollkommen heiter.
30	15.5	13.	N̄	Dicht umzogen.
	17.8	14.5	N̄	„
	12.2	11.	N̄Ō	Vollkommen heiter.

Mai 1848.

Dat.	trockener Thermometer.	feuchter Thermometer.	Wind.	Witterung.
1	14.	12.	N	Bedeckt.
	15.4	12.8	NNO	Wenige cumulistrati.
	10.8	8.2	NO	Heiter.
2	14.2	12.	NNO	Starker Nebel.
	20.8	17.	NW	Heiter.
	13.	11.5	NNW	,,
3	12.	10.4	NNW	,,
	21.8	18.	NW	,,
	13.4	11.2	W	Bedeckt.
4	18.4	15.	S	Weisse cumulistrati.
	18.8	18.8	S	Vollkommen heiter.
	18.	15.2	S	,,
5	17.8	14.	N	Weisse cumulistrati.
	20.2	17.	NNO	Heiter, cirri.
	12.6	10.2	NO	Dicht umzogen.
6	17.2	14.	N	,,
	16.8	14.	N	,,
	12.4	10.	N	,,
7	14.	12.	N	,,
	14.	12.	N	,, Regen.
	10.8	9.5	NNO	Sturm. Nimbus im NO. cirri.
8	10.	8.	NO	Dicht umzogen, Regen.
	9.7	7.2	NO	,,
	8.	7.	NO	,, cirri.
9	9.2	7.4	NO	Regen und starker Wind.
	10.5	8.	NO	,,
	10.4	8.8	N	Heiter. Strati in N.
10	12.	10.	NW	Zahlreiche weisse cumuli.
	16.6	13.8	NW	Desgl.
	9.5	8.5	NW	Vollkommen heiter.
11	12.4	10.	N	,,
	16.8	14.	N	,,
	14.2	12.	N	,,

Dat.	trockener Thermo-meter.	feuchter Thermo-meter.	Wind.	Witterung.
12	13.	11.4	N	Zahlreiche schwarze cumuli.
	16.	13.	N	„
	10.4	9.	N	Heiter.
13	13.4	11.6	N	Zahlr. schwarze cumulistrati u. Regen.
	15.8	12.	NW	Desgl. in N. Nimbus.
	14.4	12.4	W	Stark bedeckt.
14	14.5	12.6	S	Regen.
	17.5	15.	O	Weisse cumuli.
	14.4	12.2	N	Heiter.
15	12.8	10.	NW	Weisse cumuli.
	16.6	14.6	W	„
	13.8	11.	S	Heiter.
16	18.8	15.	N	„
	21.4	17.4	NNO	„
	14.	11.6	NO	„
17	14.8	12.	N	Weisse wenige cumuli.
	20.6	17.5	N	Vollkommen heiter.
	14.5	13.	NW	Dicht umzogen.
18	20.	16.	N	Heiter.
	22.	18.	N	„
	15.2	12.2	O	„
19	25.	20.	SW	Bedeckt.
	27.4	21.	SW	„
	20.	16.	SSW	Heiter.
20	24.	20.	S	Dicht umzogen, Regen.
	24.5	20.4	S	„
	18.3	15.	SO	Bedeckt, schwarze cumuli.
21	22.	17.6	N	Heiter.
	24.5	19.	N	„
	18.	14.	N	„
22	22.5	18.	NW	„
	27.8	21.	SW	„
	18.	14.8	SSW	„
23	23.	19.2	S	Bedeckt.
	25.6	21.	S	„ cumuli.
	18.4	14.8	S	„
24	23.	18.	S	Heiter.
	24.6	19.	S	Umzogen mit Regen.
	20.	16.	S	„

3*

Dat.	trockener Thermometer.	feuchter Thermometer.	Wind.	Witterung.
25	18.8	16.5	SW	Gewitterregen mit Hagel.
	19.	16.	WSW	Bedeckt. Regen.
	19.	15.5	W	Heiter.
26	17.2	14.	S	Bedeckt.
	18.8	15.5	S	Regen.
	17.2	14.5	N	Heiter.
27	18.8	15.	N	,,
	21.4	18.	N	,,
	17.2	14.4	N	,,
28	21.5	17.8	S	,,
	23.7	19.	SW	,,
	18.	15.2	N	,,
29	21.8	18.	N	,,
	23.4	18.8	N	,,
	14.8	12.	N	,,
30	21.	17.	N	,,
	25.	20.8	N	,,
	17.	14.4	N	,,
31	26.4	20.2	SO	,,
	25.6	20.	S	Regen, dicht umzogen.
	20.	17.	S	,,

Juni 1848.

1	24.8	20.	S	Heiter.
	27.	22.	S	,,
	20.4	17.	S	,,
2	20.	17.	SW	,, cirri.
	28.8	24.	SW	,, ,,
	19.	16.	W	,, ,,
3	22.	18.	SW	,, ,,
	28.	23.	SW	,, ,,
	20.	17.	S	Heiter.
4	27.	22.	O	,, wenige weisse cumuli.
	29.2	24.	W	Vollkommen heiter.
	24.5	21.	W	,, ,,

Dat.	trockener Thermo- meter.	feuchter Thermo- meter.	Wind.	Witterung.
5	26.5	21.	NW	Heiter.
	30.8	24.	NW	„
	21.	17.2	N	„
6	24.5	21.	N	„ wenige cumuli.
	25.8	21.	N	„
	20.5	16.	N	Vollkommen heiter.
7	24.5	19.	N	„
	27.8	22.	N	
	20.4	16.	N	
8	25.8	20.	W	
	30.	24.	SW	„
	20.4	17.	S	„
9	27.8	22.	S	Heiter.
	28.6	23.	S	„
	23.5	19.2	S	„
10	23.5	19.	NW	„ cirri.
	27.	21.8	NW	„ „
	23.4	19.	W	Vollkommen heiter.
11	21.8	17.	SO	Dicht umzogen.
	28.8	22.	O	Cirri.
	20.4	16.8	NO	Bedeckt, cirri.
12	24.5	19.8	NO	Zahlreiche weisse cumulistrati.
	25.6	21.	W	Desgl.
	21.	16.	NW	Heiter.
13	25.	20.	N	„
	25.6	20.6	NNO	„
	24.	19.6	O	Cirri und cumuli.
14	24.5	20.	N	Desgl.
	27.	22.	NW	Heiter.
	21.6	16.4	N	„
15	24.8	20.	S	„
	26.8	21.8	W	Vollkommen heiter.
	24.5	19.6	NW	„
16	27.2	22.	N	
	29.2	24.	NO	
	22.2	17.5	NO	

Dat.	trockener Thermometer.	feuchter Thermometer.	Wind.	Witterung.
17	25.5	20.	NW	Vollkommen heiter.
	30.8	24.	W	,,
	26.6	22.2	NO	
18	26.	21.8	W	
	30.4	26.6	NW	
	27.2	22.	N	
19	27.	21.8	N	
	31.5	26.	N	,,
	28.4	23.5	N	,,
20	26.4	20.8	NNO	Vollkommen heiter.
	32.	26.	NNO	,,
	26.6	20.5	NNO	
21	27.8	21.8	N	
	30.2	24.3	N	,,
	28.6	23.	NW	,,
22	25.4	20.	W	Schwarze cumuli.
	27.6	22.8	S	Umzogen.
	25.5	21.2	S	Dicht umzogen, Nimbus in S.
23	26.	21.	S	Starker Wind mit Donner und Blitz.
	28.8	23.4	SSW	Bedeckt.
	24.	19.5	SW	,,
24	26.4	21.8	W	Cumuli und cirri.
	30.2	25.	NW	Heiter.
25	25.8	21.6	NW	,,
	27.4	23.4	W	Bedeckt.
	31.8	26.2	S	Nimbus im Norden.
	25.6	21.	S	Starkes Gewitter, Nacht Regen.
26	22.	18.2	N	Strati.
	25.8	20.	N	Cirri.
	22.	18.	N	Vollkommen heiter.
27	25.6	19.5	W	Dicht umzogen, Regen drohend.
	30.	24.8	W	,, Regen.
	23.2	19.4	W	Bedeckt.
28	26.2	21.6	N	Vollkommen heiter.
	28.6	23.6	NO	,,
	26.5	21.4	N	
29	27.4	23.8	N	
	31.	26.2	N	
	26.8	21.5	N	
30	32.4	24.	N	
	35.4	26.6	NO	,,
	31.	23.	N	

Juli 1848.

Dat.	trockener Thermometer.	feuchter Thermometer.	Wind.	Witterung.
1	31.	24.	N̄	Vollkommen heiter.
	36.	29.	N̄	,,
	30.8	24.	N	,,
2	28.2	24.8	N̄	,,
	34.6	29.	N̄	,,
	28.6	24.6	N̄	,,
3	29.6	25.	S̄	,,
	32.4	27.	S̄W̄	,,
	22.4	19.	S̄W̄	Im Süden Nimbus, bedeckt.
4	21.8	17.	S̄W̄	Nacht st. Gewitter mit Regen, bedeckt.
	21.8	17.5	W̄S̄W̄	Bedeckt.
	20.4	16.5	W̄	Heiter.
5	21.	17.	Ō	Nacht Gewitter, Regen, cumulistrati.
	24.5	19.	S̄W̄	Zahlr. weisse cumuli und cirri.
	21.6	18.	SSW	Desgl.
6	20.5	16.2	S	Desgl. Nimbus im N.
	24.	20.	O	Stark bedeckt.
	20.	17.	N̄	In N. und W. schwarze cumuli.
7	23.5	18.8	N̄	Bedeckt, cumulistrati.
	24.	20.	N̄Ō	Cirri und cumuli.
	20.	17.	N	Vollkommen heiter.
8	23.6	19.	W̄	Cumulistrati weiss.
	28.8	23.	S̄Ō	Weisse cumulistrati.
	22.2	19.	N̄	Vollkommen heiter.
9	23.4	19.2	N̄	,,
	27.	20.	N̄	,,
	24.	19.4	N̄N̄Ō	,,
10	24.6	19.8	NO	,,
	26.2	21.	N̄	,,
	22.5	17.2	NW	,,
11	24.8	19.8	N̄	,,
	30.6	25.	N̄N̄Ō	,,
	24.2	19.8	O	,,
12	26.4	21.5	N̄	,,
	31.5	25.	N̄	,,
	24.2	20.	NW	,,

Dat.	trockener Thermo- meter.	feuchter Thermo- meter.	Wind.	Witterung.
13	27.	22.	W	Vollkommen heiter.
	28.5	24.	N	,,
	25.4	20.2	NNO	,,
14	29.	24.6	N	,,
	29.4	24.6	N	,,
	27.	22.	W	,,
15	27.	21.6	S	,,
	28.	24.	S	,,
	26.	21.4	W	,,
16	27.4	22.	S	,,
	30.	23.	S	,,
	26.4	21.	SW	,,
17	24.8	20.	W	Bedeckt, Gewitter, Regen.
	27.6	22.5	S	Zahlreiche graue cumuli.
	25.4	20.6	SO	Vollkommen heiter.
18	21.4	17.	N	Zahlreiche weisse cumulistrati.
	26.	21.	NW	Vollkommen heiter.
	22.	17.	N	,,
19	25.4	20.4	N	,,
	27.	22.	N	Heiter.
	23.4	18.	N	Vollkommen heiter.
20	26.	21.	NO	Zahlreiche weisse cumuli.
	26.2	21.	N	Graue cumuli und cirri.
	21.2	17.	NO	Früh Regen — dann heiter.
21	25.8	20.	N	Regen.
	26.2	21.2	NNO	Weisse cumuli und cirri.
	21.8	18.4	NO	Schwarze cumuli.
22	25.	20.	NO	Desgl.
	27.2	22.	NO	Cirri und cumuli einzeln.
	25.4	19.8	N	Vollk. heiter.
23	26.	21.	N	,,
	28.5	23.	NNO	,,
	23.2	18.4	NO	,,
24	27.	22.	NO	,,
	31.	24.8	N	,,
	25.	19.	NO	,,

Dat.	trockener Thermo- meter.	feuchter Thermo- meter.	Wind.	Witterung.
25	28.	23.	NNO	Vollk. heiter.
	31.6	25.	ONO	„
	25.	18.5	N	„
26	27.	22.	N	„
	29.5	24.	ONO	„
	23.5	18.	NO	„
27	28.	22.8	NNO	„
	28.	22.2	NO	„
	23.4	18.2	N	„ .
28	28.	22.6	NNO	„
	29.	23.2	NNO	Bedeckt.
	26.5	20.8	NNO	„
29	28.8	23.	NW	„
	29.6	23.5	NW	„
	24.6	18.5	WNW	„
30	27.5	22.8	N	Dicht umzogen.
	30.4	24.2	NNO	Cirri.
	23.4	19.	N	Vollk. heiter.
31	29.	24.	N	„
	30.	24.2	N	„
	24.	20.	NNO	„

August 1848.

Dat.	trockener Thermo- meter.	feuchter Thermo- meter.	Wind.	Witterung.
1	29.	24.	N	Heiter.
	30.	24.5	N	„
	24.4	19.	NNO	„
2	29.4	23.	NNO	„
	32.	25.	NNO	„
	26.5	22.	N	„
3	29.4	23.	N	„
	32.	25.	N	„
	26.5	22.	N	„
4	31.	24.2	NNW	Nebel, heiter.
	31.5	25.	NNW	„
	26.4	22.	N	„
5	28.4	23.	W	Früh Nebel.
	32.6	26.	SW	Vollk. heiter.
	25.5	19.8	W	„

Dat.	trockener Thermo-meter.	feuchter Thermo-meter.	Wind.	Witterung.
6	30.	24.	WSW	Vollkommen heiter.
	29.	23.5	N	„
	26.	20.8	NNO	„
7	26.	20.5	NO	Cumuli und cumulistrati zahlreich.
	27.5	22.5	NO	„ „
	24.4	19.	N	Heiter.
8	28.3	23.	O	Cirri, heiter.
	28.5	23.	O	desgl.
	25.4	20.	N	Vollkommen heiter.
9	26.	21.2	N	„
	30.	24.	N	„
	24.5	20.	N	„
10	27.	21.2	NNO	Im N weisse cumuli.
	30.	24.	NO	Heiter.
	26.	20.4	O	Vollk. heiter.
11	29.4	24.	N	„
	30.2	24.4	N	„
	25.4	19.6	N	„
12	29.2	23.4	N	„
	30.5	24.4	N	„
	25.4	19.6	N	„
13	29.4	23.4	NNW	Bedeckt.
	29.	23.	N	„
	25.4	20.2	NNO	Vollk. heiter.
14	27.	22.	NNO	„
	27.4	22.4	NNO	„
	23.6	19.	NNO	„
15	23.4	19.	NO	„
	29.4	24.	NO	„
	22.5	18.	N	„
16	27.4	22.5	N	„
	30.	24.2	NNO	„
	23.4	18.2	O	„
17	28.4	23.	ONO	„
	29.4	24.	SO	„
	23.6	18.5	N	„
18	27.5	23.	O	Heiter.
	25.4	20.2	ONO	Zahlreiche cumuli.
	23.	18.5	NO	Vollk. heiter.

Dat.	trockener Thermometer.	feuchter Thermometer.	Wind.	Witterung.
19	27.4	22.4	NO	Zahlreiche schwarze cumuli.
	29.8	23.8	N	Vollk. heiter.
	23.5	18.4	N	„
20	27.4	22.6	N	„
	28.8	24.	NO	„
	22.4	17.6	O	„
21	28.5	23.	O	Bedeckt.
	29.	23.5	ONO	„
	23.	17.4	O	Vollk. heiter.
22	28.4	23.	N	„
	28.	21.8	N	„
	22.8	18.	O	„
23	25.6	21.	O	„
	26.2	21.4	ONO	„
	23.4	18.8	N	„
24	25.2	20.5	N	„
	29.4	24.	N	„
	23.8	17.4	ONO	„
25	23.4	18.6	OSO	Dicht umzogen.
	30.	24.8	N	Vollk. heiter.
	24.2	18.8	N	„
26	28.	22.	N	„
	30.6	24.8	N	„
	24.5	19.	N	Cirri heiter.
27	23.6	18.2	NO	Regen.
	23.2	18.5	ONO	Bedeckt.
	22.4	17.	NNW	Starker Regen.
28	24.4	18.6	OSO	Zahlreiche cumulistrati.
	24.	18.6	SO	„
	22.	17.	N	Vollk. heiter.
29	25.	20.	N	„
	26.4	21.	N	„
	21.4	17.	SW	„
30	25.	20.	SW	„
	22.8	17.8	O	„
	26.	21.	O	„
31	23.6	18.8	N	„
	27.	22.	N	„
	21.5	16.6	O	„

September 1848.

Dat.	trockener Thermometer.	feuchter Thermometer.	Wind.	Witterung.
1	23.5	18.6	O	Heiter.
	27.	22.	N	,,
	22.6	18.	N	,,
2	24.4	19.	N	Nebel, heiter.
	27.	21.2	N	Heiter.
	21.5	17.	N	,,
3	23.	19.	NNO	Nebel, bedeckt.
	23.	19.	NNO	,,
	20.4	16.2	N	Heiter.
4	23.4	19.2	N	,,
	24.4	19.8	N	,,
	20.6	16.	N	,,
5	21.4	17.	N	Zahlreiche weisse cumuli.
	25.	20.5	N	Vollk. heiter.
	20.8	16.	NW	,,
6	21.	17.	N	,,
	25.	20.5	N	,,
	21.5	17.	N	,,
7	20.6	16.2	N	,,
	24.5	20.	N	,,
	21.5	17.2	N	,,
8	23.	19.	ONO	Bedeckt.
	24.	20.	NNW	,,
	20.6	15.8	N	Heiter.
9	22.2	18.2	N	Bedeckt.
	23.5	19.2	N	,,
	19.4	15.8	N	,,
10	24.2	20.	N	,,
	24.4	20.	N	,,
	18.4	14.8	N	Heiter.
11	24.2	20.	N	Zahlreiche weisse cumuli.
	25.	20.4	NNO	Heiter.
	24.2	19.	NNO	,,
12	24.2	20.	N	Nebel, heiter.
	27.	21.5	N	,,
	22.5	16.4	N	,,
13	26.4	22.	N	Cirri, heiter.
	27.5	22.8	N	Heiter.
	20.2	16.	NNO	Zahlr. weisse cumuli.

Dat.	trockener Thermometer.	feuchter Thermometer.	Wind.	Witterung.
14	25.8	21.	N	Nimbus in SO. und N. Bedeckt.
	24.	20.	N	Gewitter, Regen SO
	21.6	17.	N	Regen.
15	20.5	17.8	N	Nacht starkes Gewitter, bedeckt.
	19.6	15.	NNO	Regen.
	19.	14.8	NNO	Regen, starkes Gewitter.
16	19.	15.5	SW	Regen.
	18.	14.4	W	,,
	17.	14.	SSW	Blitz, Regen.
17	16.	13.	N	Zahlreiche graue cumuli.
	18.	14.5	N	,,
	15.	11.8	NNO	,,
18	17.	14.	W	Veränderlich mit Regen und Sonne.
	17.6	14.4	WSW	Zahlr. schwarze cumuli.
	15.2	12.	N	Vollk. heiter.
19	15.2	12.	SW	Dicht umzogen, Regen drohend.
	18.	14.8	SW	Bedeckt. Regen.
	16.2	13.	SW	,,
20	16.6	13.8	WSW	Nacht st. Regen. Cumuli.
	20.4	16.	N	Cirri und cumuli.
	16.	13.	S	Bedeckt. Nacht starker Regen.
21	16.	13.	N	Im N. Nimbus. Cumuli.
	21.	17.8	S	Regen.
	13.4	11.	WSW	,,
22	15.	12.	SW	,,
	16.6	14.	NW	Wenige cumuli.
	13.2	11.	N	Vollk. heiter.
23	14.	11.4	N	,,
	19.4	15.	N	,,
	14.	10.2	N	,,
24	15.	12.	N	,,
	19.	16.	N	,,
	14.5	11.6	N	,,
25	18.	14.8	N	Heiter.
	19.2	16.3	NW	Cirri und cumuli.
	16.4	12.4	NO	Vollk. heiter.
26	17.2	14.	W	Nebel, cirri.
	18.2	15.2	W	Cirri und cumuli.
	17.	14.	N	Vollk. heiter.
27	19.2	15.8	NO	Starker Nebel.
	22.8	18.4	NO	Vollk. heiter.
	17.4	14.	NO	,,

Dat.	trockener Thermometer.	feuchter Thermometer.	Wind.	Witterung.
28	23.	17.8	S	Nebel.
	24.2	19.8	S	,,
	20.2	17.4	S	,,
29	17.	14.	S.	Heiter.
	23.	18.4	ONO	Starker Nebel.
	19.2	15.8	N	Heiter.
30	16.2	12.8	SSW	,,
	24.	20.2	SW	Nebel.
	19.	15.8	SW	Bedeckt.

Oktober 1848.

Dat.	trockener Thermometer.	feuchter Thermometer.	Wind.	Witterung.
1	20.	16.6	O	Bedeckt.
	23.2	19.5	ONO	,,
	17.4	14.5	N	Vollk. heiter.
2	19.6	16.3	N	Bedeckt.
	22.	18.2	S	,,.
	20.5	17.	S	,,
3	23.4	19.8	S	,,
	25.8	21.	S	,,
	19.6	16.	N	,,
4	20.2	17.	NW	,,
	19.	16.	W	,,
	20.4	17.2	WNW	,,
5	20.4	17.2	N	Heiter.
	23.4	20.8	NO	,,
	18.5	15.8	NNO	,,
6	19.2	16.	O	Cumuli und cirri.
	23.4	19.8	ONO	,,
	18.2	15.	ONO	,,
7	19.2	15.8	O	Zahlr. cumuli.
	24.4	20.5	O	,,
	17.2	13.2	O	Heiter.
	19.	15.	ONO	Früh Nebel. Heiter.
8	24.5	20.8	NO	Vollk. heiter.
	17.6	14.5	NO	,,
9	21.2	17.5	O	,,
	25.6	21.	O	,,
	19.2	14.8	O	In SSW. Nimbus. Heiter.
10	20.	16.8	OSO	Nacht Gewitter. Regen.
	22.	18.5	S	Zahlreiche cumulistrati.
	19.	15.2	S	,, cirri.

Dat.	trockener Thermo- meter.	feuchter Thermo- meter.	Wind.	Witterung.
11	20.8	17.8	SW	Weisse cirri und cumuli.
	23.	18.2	O	Schwarze „ „
	20.	16.8	SO	Schwarze cumuli. Nacht S.
12	16.	13.	N	Regen.
	17.	14.	ONO	„
	16.5	14.	N	Heiter.
13	20.	16.5	W	„
	22.4	18.5	NW	„
	19.	16.	N	„
14	22.	17.2	ONO	Starker Nebel, cumulistrati.
	21.4	16.6	SW	Bedeckt. Regen.
	17.	14.	SO	„
15	18.8	14.6	NO	Nacht Regen, zahlr. cumulistrati.
	20.	16.4	NO	„
	18.	14.8	NO	Vollk. heiter.
16	17.	14.	O	„
	21.8	17.6	O	„
	16.2	13.	O	„
17	19.	16.	SSW	Starker Nebel.
	23.4	19.2	SW	Cumulistrati.
	20.	17.5	SW	Bedeckt.
18	23.	19.	NO	Nebel. Cirri.
	25.2	21.8	SSW	Heiter. Cirri.
	19.	15.8	O	„
19	23.6	19.	ONO	Nebel, heiter.
	25.8	21.	N	Cirri „
	20.	16.6	NO	Starker Nebel.
20	20.8	17.	NO	Nebel, heiter.
	27.2	22.4	NO	Vollk. heiter.
	20.2	17.	NO	„
21	19.6	16.2	NO	„
	25.2	20.8	NO	„
	18.8	15.4	NO	„
22	22.	18.2	O	Schwarze cumuli in N. Nimbus.
	21.6	17.6	NO	ollk. heiter.
	20.4	17.	NO	„
23	21.6	18.	NO	Nebel. bedeckt.
	22.4	18.4	NO	Heiter.
	19.2	16.2	NO	„

Dat.	trockener Thermo- meter.	feuchte Thermo- meter.	Wind.	Witterung.
24	19.2	16.2	N	Schwarze cumuli.
	18.	15.	N	Bedeckt.
	15.	12.2	N	Vollk. heiter.
25	18.	15.	ONO	Dicht umzogen.
	18.4	15.4	ONO	„
	17.4	15.2	ONO	„
26	18.	15.4	O	Zahlr. schwarze cumuli.
	19.	15.8	OSO	Bedeckt.
	17.4	15.	O	„
27	16.	13.4	ONO	Regen, bedeckt.
	16.6	13.6	NO	„
	15.2	13.	NO	„
28	17.8	14.8	ONO	Cumulistrati schwarz.
	17.4	14.2	NO	Heiter.
	15.6	13.	ONO	„
29	17.4	14.4	ONO	„
	17.8	14.6	ONO	„
	14.5	12.	ONO	„
30	17.2	14.6	O	Cumuli zahlreich.
	18.	14.8	O	„
	16.2	13.	O	„
31	17.	14.	O	Bedeckt.
	18.	15.	NO	„
	15.4	12.4	N	„

November 1848.

1	17.2	15.	N	Nebel. heiter.
	19.	16.6	N	Heiter.
	17.2	15.	N	„
2	18.2	15.8	S	„
	19.4	16.	SO	„
	17.4	14.	SO	„
3	20.	16.8	NW	„
	21.	18.	S	„
	18.	15.2	S	„

Dat.	trockener Thermo- meter.	feuchter Thermo- meter.	Wind.	Witterung.
4	14.2	11.	N̄	Gewitter mit stark. Regen.
	13.8	10.8	N̄	Regen.
	13.8	10.5	S̄	„
5	14.4	11.4	S̄	Bedeckt.
	16.2	12.	S̄W̄	„
	14.5	11.	S̄W̄	„
6	20.	17.2	S̄W̄	Heiter.
	14.	11.	N̄	Regen.
	10.4	8.	N̄	Bedeckt.
7	11.	9.	N̄	Cumuli und cirri weiss.
	11.2	9.4	N̄	Vollkommen heiter.
	9.2	8.	N	
8	11.4	10.	N̄O	Vollk. htr. Eis u. Reif auf d. Strasse.
	12.	10.5	N̄O	Früh Nebel, heiter.
	11.	9.2	Ō	Heiter.
9	11.2	9.5	Ō	Nebel, heiter.
	14.5	12.	OSO	„
	12.5	11.	SO	Bedeckt.
10	15.	12.2	S	„
	16.8	14.5	S	„
	15.2	12.6	S	„
11	15.	13.	S	„
	16.5	13.8	S	„
	14.8	12.2	S	„
12	14.8	12.	S	„
	17.2	14.4	SSO	„
	16.2	13.	S	Feiner Regen.
13	16.8	13.5	S	Regen.
	17.4	14.	S	„
	15.2	12.4	S	„
14	13.4	10.	N̄	„
	10.8	9.	N̄O	„
	10.2	8.8	N̄O	„
15	12.5	10.	N̄NO	Vollkommen heiter.
	12.	9.8	N	Zahlreiche cumuli.
	11.	9.2	N̄	Regen.
16	9.2	7.5	N̄W̄	„
	7.4	5.6	N̄W̄	„
	7.5	6.	N̄O	Bedeckt.

December 1848.

Dat.	trockener Thermo-meter.	feuchter Thermo-meter.	Wind.	Witterung.
1	12.8	10.6	S	Bedeckt.
	15.8	12.	S	,,
	11.4	9.8	S	,,
2	15.2	12.8	S	,,
	15.2	12.8	S	,,
	13.	11.2	S	,,
3	14.8	12.2	S	,,
	15.6	13.4	SW	,,
	14.4	12.	SW	Cirri, heiter.
4	16.	13.2	S	Regen.
	12.8	10.2	S	,,
	10.	8.4	N	Regen.
5	9.	7.6	NO	,,
	5.6	4.8	NO	,,
	4.3	4.	NO	,,
6	4.	3.	N	,,
	8.	7.	O	Zahlreiche cumuli.
	8.	7.	O	,,
7	9.2	8.	O	Vollkommen heiter.
	10.2	9.	O	,,
	7.	6.2	O	,,
8	9.8	8.2	NO	,,
	10.	8.2	NNO	Cumulistrati.
	9.2	8.	ONO	Heiter.
9	10.2	8.4	N	,,
	10.2	8.4	N	,,
	10.2	8.4	N	,,
10	8.2	7.	N	Bedeckt.
	10.8	9.2	N	Zahlreiche cumuli.
	9.5	8.	W	,,
11	9.8	8.	SW	Bedeckt.
	11.4	9.	S	Regen.
	9.8	8.	S	,,
12	8.6	7.	N	,,
	10.	8.4	N	Bedeckt.
	4.5	3.8	N	Vollkommen heiter.

4*

Dat.	trockener Thermo-meter.	feuchter, Thermo-meter.	Wind.	Witterung.
13	10.5	8.8	N	Bedeckt.
	11.2	9.5	N	,,
	5.4	4.6	N	,,
14	9.6	8.	N	Feiner Regen.
	9.4	8.	N	,,
	6.4	5.	N	,,
15	6.2	5.	N	Wenige cumuli.
	6.4	5.2	N	Bedeckt.
	5.2	4.5	N	,,
16	7.2	6.4	NNW	,,
	7.6	6.8	W	,,
	6.6	5.6	N	,,
17	6.6	5.4	NW	,,
	7.2	6.	NW	,,
	7.6	6.4	NW	Vollkommen heiter.
18	8.2	7.4	S	Nacht starker Wind.
	9.2	8.	SW	Regen.
	7.	6.	W	Bedeckt.
19	8.6	7.8	N	Wenige cumuli.
	9.2	8.	N	Heiter.
	7.8	7.	W	Bedeckt.
20	8.2	7.4	WSW	Feiner Regen.
	6.2	5.4	NW	Regen.
	5.	4.	NW	Starker Regen.
21	— 2.8	— 2.4	NO	Nacht starker Schnee.
	— 2.4	— 2.4	NO	Schnee.
	— 2.8	— 2.6	NNO	,,
22	— 1.	— 1.	N	,,
	† 1.8	† 1.6	O	,,
	— 1.6	— 1.5	NO	,,
23	† 1.6	† 0.8	NO	,,
	† 1.	† 0.9	NO	,,
	† 1.	† 1.	NNO	,,
24	— 0.6	0.	NNO	,,
	0.	† 0.2	NNO	,,
	— 1 5	— 1.2	NNO	,,
25	— 1.2	— 1.	N	Bedeckt.
	— 1.2	— 1.2	NW	,,
	— 0.8	— 0.8	NW	,,

Dat.	trockener Thermometer.	feuchter Thermometer.	Wind.	Witterung.
26	† 2.4	† 2.	W	Bedeckt.
	† 2.2	† 1.8	NNW	,,
	† 1.2	† 1.2	N	Schnee.
27	— 0.6	— 0.6	N	,,
	— 1.8	— 1.6	NO	,,
	† 3.4	† 3.	NO	,,
28	3.2	3.	SW	Bedeckt.
	2.6	2.4	NO	Schnee.
	3.8	3.4	N	Bedeckt.
29	3.6	3.2	NO	Schnee und Regen.
	1.2	1.	NO	detto.
	3.4	3.	NO	,,
30	2.8	2.6	N	Bedeckt.
	— 0.6	— 0.5	NO	Schnee und Regen.
	— 0.8	— 0.6	NO	,,
31	— 0.6	— 0.5	NO	,,
	— 0.5	— 0.5	NNO	
	— 1.5	— 1.4	NO	

Um dem Leser eine Mühe zu ersparen, geben wir die monatliche durchschnittliche Differenz zwischen dem trockenen und feuchten Thermometer:

Sie beträgt im Januar 0.5,
  „ „ „ Februar . . . 0.8,
  „ . „ März 1.2,
  a „ „ April 2.6,
  „ „ „ Mai 2.8,
  „ „ „ Juni 4.8,
  „ „ „ Juli 4.8,
  „ „ „ August . . . . 5.
  „ „ „ September . . . 3.8,
  „ „ „ October . . . 3.4,
  „ „ „ November . . . 2.2,
  „ „ „ December . . . .1.

Diese mittlere Differenz in jedem Monat zeigt die fortdauernde stärkere Einwirkung der Wärme auf den Verdampfungsprocess, der nach unseren Beobachtungen in den drei Sommermonaten Juni, Juli, August dasselbe Resultat zeigt; die Erde, durch die häufigen Winter- und Frühlingsregen reichlich geschwängert, hatte hinlängliche Feuchtigkeit, diese auch in den heissesten Monaten in sich zu behalten; daher die Einwirkung der Wärme gleichförmig war. Es geht hieraus hervor, dass die Atmosphäre von Constantinopel in den Monaten Juni, Juli und August die ganz gleiche Dunstatmosphäre besass.

Was den Gang der Wärme betrifft, so ist er aus den hier folgenden Beobachtungen von 24 Monaten, die regelmässig dreimal des Tags, und zwar Morgens 6 Uhr, Nachmittags 2 Uhr, und Abends 10 Uhr am Réaumur'schen Thermometer gemacht worden sind, zu entnehmen; doch da man aus demselben wohl das Maximum, welches bei uns Nachmittags um halb 3 Uhr sich einstellt, ersehen kann, nicht aber das Minimum, welches immer 1 bis 2 Stunden vor Sonnenaufgang eintritt, so geben wir auch die Resultate des Minimum-Thermometers, und bemerken, dass wir die monatliche mittlere Temperatur durch das Maximum und Minimum an unserem Thermometer ermittelt haben.

A. 1. Tabelle.

Höchster Stand des Thermometer.

Novbr.	1846.	† 14.4	d.	29.	Mittags	$\overline{\overline{SO}}$ — ☉	
Decbr.	,,	17.	,,	6.	,,	O — ☉	
Januar	1847.	12.5	,,	31.	,,	$\overline{S}$ — ☉	
Febr.	,,	14.2	,,	2.	,,	SW — ☉	
März	,,	† 17.5	,,	30.	,,	$\overline{S}$ — ☉	
April	,,	† 23.4	,,	18.	,,	O — ☉	
Mai	,,	† 23.2	,,	13.	,,	$\overline{SO}$ — ☉	
Juni	,,	† 29.8	,,	21.	,,	$\overline{\overline{S}}$ — ☉	Cirri.
Juli	,,	† 27.8	,,	22.	,,	$\overline{N}$ — ☉	
Aug.	,,	† 31.5	,,	8.	,,	S — ☉	
Sept.	,,	† 25.8	,,	8.	,,	N — ☉	
Oct.	,,	† 19.5	,,	2.	,,	NW — ☉	
Novbr.	,,	† 15.5	,,	1.	,,	$\overline{N}$ — ☉	Veränderl. m. Regen.
Decbr.	,,	† 10.	,,	9.	,,	$\overline{N}$ — ☉	
Januar	1848.	† 10.2	,,	22.	,,	$\overline{\overline{S}}$ — Regen.	

Febr.	,,	† 14.5	d.	23.	Mittags	$\overline{\overline{SW}}$	— ☉
März	,,	† 13.2	,,	19.	,,	N	— ☉
April	,,	† 20.3	,,	20.	,,	$\overline{S}$	— ☉
Mai	,,	† 22.6	,,	22.	,,	$\overline{SW}$	— ☉
Juni	,,	† 28.	,,	30.	,,	NO	— ☉
Juli	,,	† 29.3	,,	1.	,,	N	— ☉
Aug.	,,	† 28.6	,,	5.	,,	$\overline{SW}$	— ☉
Sept.	,,	† 22.	,,	12.	,,	N	— ☉
October	,,	† 20.2	,,	3.	,,	$\overline{\overline{S}}$	— ☉

B. 2. Tabelle.

Niedrigster Thermometerstand nach Beobachtungen am
äusseren Réaumur'schen Thermometer.

Monate.	Thermo-meter-stand.	Datum.	Winde.	Meteorologische Beobachtungen.
Novmb. 1846.	— 0.4	17. Abds.	$\overline{N}$	Heiter.
Decbr. ,,	† 3.	21. Morgs.	$\overline{NO}$	,,
Januar 1847.	— 0.5	8. ,,	$\overline{N}$	,,
Febr. ,,	† 0.8	15. Abds.	$\overline{\overline{NW}}$	Zahlr. cumuli.
März ,, .	— 1.	1. Morgs.	$\overline{O}$	Heiter.
April ,,	† 5.4	14. ,,	W	Starker Nebel.
Mai ,,	9.4	11. ,,	W	desgl.
Juni ,,	10.2	1. ,,	$\overline{\overline{W}}$	Cirristrati.
Juli ,,	15.2	5. Abds.	$\overline{N}$	Gewitter, Regen.
Aug. ,,	16.	1. Mgs.	$\overline{O}$	Heiter.
Sept. ,,	11.5	25. ,,	$\overline{NO}$	Zahl. schwarze cumuli.
Octb. ,,	5.	13. ,,	$\overline{N}$	Starker Regen.
Novb. ,,	3.8	3. ,,	$\overline{NO}$	desgl.
Decbr. ,,	— 1.2	20. ,,	$\overline{NW}$	Starker Schnee.
Januar 1848.	— 1.5	4. Abds.	$\overline{\overline{NO}}$	desgl.
Febr. ,,	— 4.8	2. Mgs.	$\overline{NO}$	desgl.
März ,,	— 0.2	3. ,,	$\overline{N}$	Heiter.
April ,,	† 0.8	2. ,,	$\overline{\overline{NO}}$	Zahlr. cumuli.
Mai ,,	6.8	8. Abds.	$\overline{N}$	Strati. Bedeckt.
Juni ,,	10.	4. Mgs.	$\overline{O}$	Heiter.
Juli ,,	12.8	19. ,,	$\overline{N}$	,,
Aug. ,,	12.6	30. ,,	$\overline{O}$	Vollk. heiter.
Sep. ,,	5.	24. ,,	$\overline{N}$	,,
Oct. ,,	10.	16. ,,	O	,,

C. 3. Tabelle.

Uebersicht der niedrigsten Temperatur am Minimum-Thermometer
nach Réaumur.

Monat.	Temperatur am Min. Therm.
November 1846	— 3.2
December „	— 0.4
Januar 1847	— 2.4
Februar „	— 1.8
März „	— 0.8
April „	† 1.6
Mai	† 4.8
Juni	† 8.5
Juli	† 12.6
August „	† 13.5
September „	† 8.2
October „	† 2.6
November „	— 3.6
December „	— 5.2
Januar 1848	— 9.6
Februar „	— 8.8
März „	— 2.8
April „	2.
Mai	† 4.5
Juni „	† 8.4
Juli	† 11.
August „	† 12.5
September „	† 3.8
October „	† 7.2

D. 4. Tabelle.

Mittlere Temperatur (monatlich) von Constantinopel gefunden nach den Beobachtungen am äusseren Thermometer und dem Mini. mum - Thermometer.

Monate.	Nach dem äusseren R. Thermometer.	Nach dem Minimum- Thermometer.
Novbr. 1846	† 7.	† 5.6
Decbr. „	† 10.	† 8.3
Januar 1847	† 6.	† 4.1
Februar „	† 6.7	† 6.2
März „	† 9.4	† 8.3
April „	† 14.4	† 12.5
Mai „	† 16.3	† 14.
Juni „	† 19.6	† 18.7
Juli „	† 21.5	† 20.2
August „	† 23.7	† 22.1
Septmber „	† 18.5	† 17.
October „	† 12.3	† 11.1
Nov. „	† 9.6	† 5.9
Decbr. „	† 4.4	† 2.4
Januar 1848	† 4.3	† 0.3
Febr. „	† 4.8	† 4.6
März „	† 6.5	† 5.2
April „	† 9.7	† 9.2
Mai „	† 14.7	† 13.5
Juni „	† 19.	† 18.2
Juli „	† 21.	† 20.1
August „	† 19.1	† 20.5
Septemb. „	† 13.5	† 12.9
October „	† 15.1	† 13.7

Tabelle E.

Monatlicher höchster Barometerstand von Constantinopel.

Monate.	Barometer P. Z. Par. Linie.	Tag und Stunde.	Wind.	Zustand der Atmosphäre.	Grade der Wärme.
Novbr. 1846	28′22″	8. Morgs.	O	Heiter.	† 10.
Decbr. „	28′40″	31. „	NO	Regen.	5.
Jan. 1847	28′10″	1. „	O	Heiter.	7.
Febr. „	28′18″	22. „	NW	„	7.4
März „	28′35″	17. „	O	„	7.2
April „	28′6″	28. Abends.	NNW	Regen.	12.2
Mai „	28′16″	19. Früh.	N	Heiter.	15.4
Juni „	28′20″	26. Mittags.	NO	„	20.8
Juli „	28′25″	8. „	ONO	Cumulistrati.	20.4
August „	28′2″	26. Abends.	NO	Heiter.	20.
Sept. „	28′21″	10. Mittags.	N	Bedeckt.	22.2
October „	28′47″	18. „	NO	Heiter.	13.5
Novbr. „	28′62″	11. Morgs.	W	Cumuli.	9.
Decbr. „	28′56″	13. Mittags	NO	Schnee.	7.
Jan. 1848	28′30″	6. Morgs.	N	Cumuli.	4.8
Febr. „	28′22″	17. „	N	Heiter.	6.5
März „	28′38″	10. „	N	Cirri.	16.
April „	28′24″	2. „	NO	Heiter.	12.
Mai „	28′14″	1. „	NO	Bedeckt.	15.
Juni „	28′10″	6. „	N	Heiter.	25.
Juli „	28′10″	9. „	N	„	23.5
Aug. „	28′8″	9. „	N	Bedeckt.	23.
Sept. „	28′18″	29. „	N	Heiter.	21.
Oct. „	28′38″	28. „	NO	„	18.4

Die Beobachtungen Russegger's, dass zu gewissen Tageszeiten regelmässig täglich die Maxima und Minima eintreten, mag für die südlicheren Breiten wohl durch dessen genaue Beobachtungen als begründet betrachtet werden; doch Constantinopel kann nur sehr ausnahmsweise (im Gegensatze von Aegypten, wo, wie Pruner p. 29 sagt, geringe Störungen durch Winterstürme ausgenommen sind),

Tabelle F.

Niedrigster monatlicher Barometerstand von Constantinopel.

Monat.	Barometer Pariser Zoll-Linie	Tag und Stunde.	Wind.	Zustand der Atmosphäre.	Grad der Wärme.
Novb. 1846	27′ 88″	24. Mittags.	SW	Regen.	† 8.4
Decbr. „	27′ 76″	24. „	SW	Heiter.	10.
Jan. 1847	27′109″	31. Abends.	S	„	12.
Febr. „	27′ 51″	7. Morgs.	S	Sturm.	11.5
März „	27′ 64″	9. Mittags.	SW	Heiter.	10.
April ,	27′ 66″	8. „	SO	Regen.	11.2
Mai „	27′ 98″	1. Abends.	S	Bedeckt.	11.5
Juni „	27′ 49″	11. Mittags.	W	Gewitter, Regen.	19.8
Juli „	27′ 90″	3. „	W	Wetterleucht. in NW.	19.
August „	27′ 92″	8. Abends.	S	Heiter.	22.
Sept. „	27′106″	17. Morgs.	S	Wetterleuchten.	18.5
Octb. „	27′107 ″	27. Mittags.	S	Starker Regen.	12.6
Nov. „	27′114″	28. Morgs.	S	Veränderl. mit Regen.	10.5
Decbr. „	27′102″	7. Abends.	SW	Heiter.	9.4
Jan. 1848	27′ 54″	14. Morgs.	WSW	Veränderl. mit Regen.	8.5
Febr. „	27′ 81″	10. Abends.	SW	Desgl.	9.6
März „	27′ 81″	14. Mittags.	S	Regen.	12.
April „	27′ 68″	24. „	S	Heiter.	19.
Mai „	27′ 65″	4. Abends.	SW	„	18.6
Juni „	27′ 68″	13. „	WSW	Cirri.	22.8
Juli „	27′ 64″	6. Mittags.	SW	Nimbus in S.	27.
Aug. „	27′ 58″	16. „	WSW	Heiter.	28.
Sept. „	27′ 18″	8. „	SW	Regen.	20.6
Oct. „	27′ 34″	11. „	SW	Cirri und cumuli.	22.4

von diesem aufgestellten physikalischen Gesetze in Anspruch genommen werden, da gerade hier die Winde und die Nähe des schwarzen Meeres einen so grossen Einfluss auf den Luftdruck ausüben. Es wurden daher durch zwei Jahre täglich in den verschiedensten Stunden Beobachtungen an unserem trefflichen Barometer gemacht, aber immer schienen, ausser den eigentlichen Sommermonaten, die äusseren

Einflüsse auf Russegger's Gesetz hindernd zu wirken. Doch so viel steht fest, dass, wenn diese nicht vorhanden sind, das Barometer Morgens 8 — 10 Uhr am höchsten, Nachmittags zwischen 2—4 Uhr am niedrigsten steht; dieser Unterschied beträgt immer im Durchschnitt 4, bei regelmässigem Verlauf 4 — 6 Linien. Wie dieses Verhältniss Abends und Nachts ist, werden wir später berichten; jedoch haben wir bis jetzt darüber noch kein genügendes Resultat gefunden, vielleicht dass die Extreme so gering sind, dass sie unserer Aufmerksamkeit entgangen sind.

Werfen wir einen Blick auf unsere Tabelle E., so finden wir, dass der höchste monatliche Barometerstand während 24 Monate 17mal des Morgens, 5mal Mittags und 2mal Abends statt gefunden hat.

Noch machen wir auf den ungewöhnlich hohen Stand des Barometers in den Monaten November, December und Januar 1847 bis 1848 den Leser aufmerksam, in sofern in dieser Zeit hier die Cholera herrschte.

In der Tabelle F. ist der monatliche niedrigste Barometerstand von Constantinopel verzeichnet; sie gibt uns zu den interessantesten Folgerungen Veranlassung. Indem wir uns bemüht haben, den Leser nicht mit leeren Hypothesen, sondern mit Thatsachen, mit Beispielen und Zahlen zu überzeugen, die sich nicht wegläugnen lassen, finden wir Folgendes:

Ein niedriger Barometerstand findet in Constantinopel nur bei Südwinden statt; dieser niedere Stand ist vorzüglich des Mittags, weniger des Abends. Auch ist der niedrigste Barometerstand nur selten bei heiterer Atmosphäre beobachtet worden. Die Südwinde, welche den niedern Stand herbeiführten, waren fast alle stark und heftig, woraus zu ersehen, dass sie, trotz des mächtigen Walles, den ihnen das Olympgebirge entgegensetzt, dennoch auf den Stand des Barometers einen sehr mächtigen Einfluss ausüben.

Feuchtigkeit.

Der Mangel an Instrumenten hinderte uns, wie Russegger in Aegypten, ausführlichere und genauere Beobach-

tungen über die quantitativen Mengen der feuchten Nieder-
schläge während der zwei Jahre anzustellen; doch aus den
in der Tabelle G. enthaltenen Beobachtungen stellt sich Folgendes heraus:

Dass Constantinopel in jedem Monate Regen erwarten
kann; wir hatten nämlich in den 24 Monaten 209 Regen-
tage (oder Schnee); die Monate November, December, Januar, Februar und März geben die Summe von 138 Regen-
tagen *), der Rest vertheilt sich auf die Sommermonate, und
ist immer bedeutend genug, da die Quantität von Trinkwasser in Constantinopel hauptsächlich von der Menge des
herabfallenden meteorischen Wassers abhängt; nimmt man
noch dabei in Anschlag, in wie schlechtem Zustande sich
die Reservoirs befinden; so hoffen wir nicht zu viel zu
sagen, wenn wir behaupten, dass wir einen starken Regen
mit eben der Freude begrüssen, als der Aegyptier das Stei-

---

*) In Folge unserer Beobachtungen lassen sich die 731 Beobachtungs-
tage folgendermassen eintheilen:

Nebeltage	Wolkige Tage	Bedeckte Tage	Regentage incl. Schnee.	Heitere Tage
43	203	61	209	215

Ausser den erwähnten Nebeltagen, besitzt Constantinopel, vorzüglich die am Meere, und in den Schluchten der vielen Thäler liegenden Theile der Stadt noch seine besonderen Nebel, die wir mit dem
Namen Thalrauch bezeichnen; dieser fängt nach Untergang der Sonne
an, und verschwindet am andern Morgen, sobald die Sonne ihre wär-
menden Strahlen, denen derselbe nicht widerstehen kann, darauf
wirken lässt, oder ein starker Wind diesen Rauch vertreibt. Besonders von Höhen, wo man den ganzen Bosphorus und die anderen
niederen Theile der Stadt übersehen kann, liegt derselbe wie eine
Decke über den Stadttheilen und verbirgt Alles; dieser Nebel ist nichts
anderes als gewöhnlicher Rauch. Die hiesigen Einwohner, sowohl
Türken als Griechen und Armenier, machen in der Regel des Abends
Feuer, um warm zu essen; vorzüglich werden zu dieser Zeit tausende
von Palamiden, Scombern und Schwerdtfische auf dem Rost gebraten,
die gewöhnliche Speise der arbeitenden Klasse, die vorzüglich hier
wohnen. Diese unsere gemachten Beobachtungen sind zuverlässig,
und wir machen nur darum besonders darauf aufmerksam, um den
Fremden, der dieses Phänomen zuerst beobachtet, nicht zu falschen
Schlüssen zu verleiten.

gen seines Nils. Dieses Wasser ist Eigenthum des türkischen Gouvernements, und jeder Brunnen verpachtet. In den Sommermonaten sind dieselben in der Regel für die hier sich findenden Franken geschlossen, und ein gutes Glas Trinkwasser zu dieser Zeit, trotz der Menge Wassers, welches sich in den verschiedenen Reservoirs befindet, ist ein Luxusartikel, und muss mit schwerem Gelde erkauft werden.

Was die Hygro - Thermometer - Beobachtungen betrifft, so haben wir derselben im Detail in der Tabelle I erwähnt, Tabelle II gibt die monatliche Differenz.

Was den Thau betrifft, so findet er sich immer, sowohl im Frühlinge als im Sommer, sehr bedeutend.

Tabelle G.

Verzeichniss der heiteren Tage in Constantinopel.

Novb. 1846	5	13. 19. 21. 26. 28.
Decb. „	13	1. 6. 7. 8. 10. 11. 13. 17. 21. 24. 25. 26. 27.
Jan. 1847	9	1. 4. 8. 23. 27. 28. 29. 30. 31.
Febr. „	10	2. 3. 4. 8. 11. 16. 22. 26. 27. 28.
März „	8	13. 14. 17. 27. 28. 29. 30. 31.
April „	4	6. 14. 15. 16.
Mai „	7	2. 3. 4. 11. 12. 13. 24.
Juni „	3	18. 24. 25.
Juli „	10	13. 14. 16. 19. 20. 21. 22. 28. 29. 31.
Aug. „	20	1. 3. 4. 5. 6. 7. 8. 13. 14. 17. 21. 22. 23. 24. 25. 26. 27. 28. 29. 30.
Sept. „	12	2. 3. 6. 7. 8. 9. 11. 12. 18. 19. 21. 26.
Oct. „	7	1. 2. 17. 19. 20. 25. 29.
Nov. „	1	17.
Decbr. „	4	7. 9. 26. 27.
Jan. 1848	3	26. 28. 29.
Febr. „	7	1. 10. 16. 17. 19. 20. 28.
März „	7	2. 3. 13. 14. 15. 19. 20.
April „	9	2. 3. 4. 5. 7. 8. 21. 24. 27.
Mai „	11	2. 4. 11. 16. 18. 21. 22. 27. 28. 29. 30.
Juni „	17	1. 4. 5. 6. 7. 9. 13. 15. 16. 17. 18. 19. 20. 21. 28. 29. 30.
Juli „	17	1. 2. 3. 9. 10. 11. 12. 13. 14. 15. 16. 23. 24. 25. 26. 27. 31.
Aug. „	20	1. 2. 3. 4. 5. 6. 9. 11. 12 14. 15. 16. 17. 20. 22. 23. 24. 29. 30. 31.
Sept. „	11	1. 4. 6. 7. 12. 13. 23. 24. 27. 28. 29.
Oct. „	10	1. 2. 3. 8. 9. 13. 16. 19. 20. 21.

Tabelle H.

Verzeichniss derjenigen Tage, an welchen es in Constantinopel regnete oder schneite.

Nov. 1846	11	1. 2. 3. 4. .5. 6. 7. 20. 24. 25. 30.
Decbr. ,,	7	14. 18. 20. 23. 28. 30. 31.
Jan. 1847	17	2. 3. 5. 6. 7. 9. 10. 11. 13. 14. 15. 16. 19. 20. 21. 22. 24.
Febr. ,,	9	1. 5. 6. 11. 12. 17. 21. 24. 25.
März ,,	13	2. 3. 5. 6. 7. 8. 10. 11. 12. 15. 18. 24. 26.
April ,,	8	7. 8. 9. 11. 12. 21. 22. 28.
Mai ,,	5	5. 9. 14. 22. 30.
Juni ,,	8	2. 3. 4. 5. 9. 11. 12. 15.
Juli ,,	4	5. 6. 24. 30.
Aug. ,,	2	10. 12.
Sept. ,,	5	23. 24. 28. 29. 30.
Oct. ,,	7	3. 8. 10. 12. 15. 26. 27.
Nov. ,,	19	1. 2. 3. 4. 5. 6. 7. 8. 9. 12. 13. 21. 23. 24. 25. 26. 27. 28. 29.
Decbr. ,,	19	3. 4. 5. 8. 11. 12. 13. 14. 15. 16. 17. 18. 20. 22. 23. 24. 25. 28. 29.
Jan. 1848	19	1. 2. 3. 4. 5. 9. 10. 11. 12. 13. 14. 15. 16. 17. 18. 19. 22. 23. 24.
Febr. ,,	10	3. 5. 7. 8. 12. 13. 14. 23. 25. 27.
März ,,	14	5. 6. 9. 10. 16. 17. 22. 24. 25. 26. 28. 29. 30. 31.
April ,,	8	2. 10. 12. 14. 16. 17. 18. 28.
Mai ,,	9	7. 8. 9. 13. 14. 20. 24. 25. 26.
Juni ,,	2	25. 27.
Juli ,,	2	4. 5.
Aug. ,,	1	27.
Sept. ,,	7	14. 15. 16. 18. 19. 20. 21.
Oct. ,,	4	10. 12. 14. 15.

In der Tabelle G. findet sich ein Verzeichniss der heitern Tage, die wir hier in Constantinopel verlebt haben; leider wird die Reinheit des Himmels durch die Besonderheit der Erlebnisse vielfach getrübt.

Winde.

In der Tabelle I. geben wir dem Leser eine Uebersicht der Luftströmungen, woraus sich ergibt, dass nach den 3mal des Tags gemachten Beobachtungen der Windfahne während dieser Zeit, folgende Winde von Noë beobachtet worden sind:

N	NNO	NO	ONO	O
537	93	422	67	179
OSO	SO	SSO	S	SSW
29	101	17	224	34
SW	WSW	W	WNW	NW
147	19	105	38	128
	NNW			
	32			

Zug der Winde nach 3mal des Tages gemachten Beobachtungen an der Windfahne.

Monate.	N	NNO	NO	ONO	OSO	SO	SSO	S	SSW	SW	WSW	W	WNW	NW	NNW	O
Novbr. 1846	3	6	10	3	10	23	1	2	„	7	1	3	3	3	3	12
Decbr. „	4	„	8	„	2	3	„	3	5	15	5	20	11	15	1	1
Januar 1847	15	2	31	11	3	1	„	5	„	3	1	„	1	6	2	12
Febr. „	8	15	14	3	„	9	„	7	4	17	„	5	„	6	„	5
März „	21	8	19	2	4	2	„	8	2	7	1	3	„	2	1	13
April „	12	3	10	1	„	12	„	6	3	14	2	4	2	6	4	11
Mai „	30	1	10	3	„	7	„	10	„	7	„	6	2	7	2	8
Juni „	22	2	12	„	„	„	„	20	3	15	2	5	1	2	1	5
Juli „	34	5	32	3	1	1	„	1	„	5	„	3	„	3	„	5
August „	7	1	46	3	„	1	2	17	„	„	„	„	„	6	„	10
Sept. „	23	„	23	4	„	6	„	12	„	„	„	1	„	„	„	11
Oct. „	21	1	24	„	„	2	„	31	2	„	3	4	„	5	2	„
Novbr. „	24	6	10	2	2	4	„	9	2	„	1	4	„	11	5	10
Decbr. „	27	3	30	2	„	„	„	12	1	2	„	5	„	5	„	6
Januar 1848	40	1	18	„	„	3	1	10	„	4	„	2	„	8	3	3
Febr. „	29	2	1	2	1	7	2	13	2	10	1	7	1	3	„	6
März „	34	6	9	1	„	7	„	12	1	3	„	4	1	10	4	1
April „	12	„	7	„	„	10	2	24	2	14	„	3	„	6	1	9
Mai „	35	5	8	„	„	2	„	18	2	5	1	4	„	8	2	3
Juni „	25	4	7	„	„	1	„	14	1	6	„	15	„	12	1	4
Juli „	33	13	11	2	„	2	„	7	1	5	1	6	4	4	„	4
August „	40	10	9	5	2	3	„	„	„	3	1	2	6	3	„	9
Sept. „	49	8	4	2	„	„	„	6	1	4	3	4	1	1	„	4
Octobr. „	9	1	22	16	2	3	„	6	1	5	„	2	1	1	1	23

Wir ersehen aus diesem Verzeichnisse, dass in Constantinopel unausgesetzt die Nordwinde vorherrschend sind; im Sommer ist es vorzüglich der Nordwind, welcher uns heitere und trockene Tage gibt, und zugleich die brennenden Sonnenstrahlen bedeutend abkühlt. Im Winter bringen uns der Nord-, und vorzüglich der Nordostwind Schnee oder Regen, und kühlen die Temperatur bedeutend ab. Schneewolken entladen sich und das Thermometer sinkt plötzlich bis auf —10° R. (den 27. December 1844), auf —9° 6 (den 27. Januar 1848); oder —8.8 (wie den 1. Februar 1848). Die Fenster sind dann mit Eisblumen geziert wie bei uns im nördlichen Deutschland. Bedenkt man die leichte Bauart der Häuser, die bei einer solchen Kälte durchaus keinen Schutz gewähren, und dass Oefen nur mit bedeutenden Umständen und Kosten aufzustellen sind, das Kohlenfeuer aber jenen, die nicht daran gewöhnt sind, bedeutende Nachtheile für die Gesundheit bringt, so ist nicht zu leugnen, dass die strengen Winter von Constantinopel mit zu den vielen Unannehmlichkeiten gehören, denen der Franke hier ausgesetzt ist. Fragen wir nach der Ursache der vorzüglich hier herrschenden Nordwinde, so liegt uns die Antwort sehr nahe: es ist das schwarze Meer mit seinen Stürmen, welchem Seefahrer sind sie nicht bekannt?

Gegen die milden Südwinde ist die Stadt durch die Gebirgskette, deren Endglied der bithynische Olymp bildet, geschützt; deshalb sind auch die Südstürme seltener, und wenn sie ja erscheinen, so sind noch andere Ursachen zu berücksichtigen; so erhob sich am 6. März 1848 gegen 11½ Uhr Mittags z. B. plötzlich ein Südweststurm, der zu einer solchen Wuth sich steigerte, dass Minaretts, Häuser und Schornsteine einstürzten, eine Menge Schiffe im Hafen zu Grunde gingen, Barken umschlugen u. s. w., und doch war die Ursache ein in Südwest sich befindender Nimbus, der gegen den sehr stark wehenden Nordwestwind heranzog, und ihn nach einigen Stunden zum Weichen zwang; das Gewitter entlud sich unter starkem Blitz und Donner, ein starker Regen erfolgte, und bald zeigte sich wieder der frühere Normalzustand, ein heftiger Westnordwestwind fing zu wehen an. Sollte der Eine oder der Andere unserer Leser diese unsere Ansicht nicht theilen, sondern diesen Sturm für einen Aequinoktialsturm erklären, so pflichten wir ihm eben so gerne bei, da dieselben nach den sorgfältigsten Beobachtungen sich schon 14 Tage vor der Tag- und Nachtgleiche hier einzustellen pflegen. Constantinopel ist sehr selten ohne Wind; gewöhnlich wird derselbe gegen Mittag heftiger und dauert bis gegen Sonnenuntergang, wo er entweder ganz aufhört, oder aber mit doppelter Heftigkeit wieder zu wehen anfängt. Gegen 2 Uhr Morgens tritt gewöhnlich wieder eine Windstille ein.

Electricität und Magnetismus.

Aus unsern genauen Beobachtungen, die wir dem Leser vorlegten, haben wir auch die Bestätigung gefunden, dass bei Südwinden nicht nur ein wärmerer und milderer Zustand der Atmosphäre eintritt, sondern auch, dass mit dem bedeutenden Sinken des Barometers gleichzeitig ein Steigen des Thermometers Statt findet; und ebenso haben wir gefunden, dass sich bei Nordwinden ein bedeutendes Steigen des Barometers und Fallen des Thermometers ergab. Das Steigen des Barometers aber ganz besonders in den Monaten November, December, Januar 1847 bis 1848 bemerkbar war, während die vier Sommermonate Mai, Juni, Juli und August nur einen höchst geringen Unterschied wahrnehmen liessen. Wir glauben berechtigt zu sein, die Ursache hiervon im elektrischen Fluidum zu suchen, welches das fast permanente Verharren des Barometers in seinem Stande während dieser Zeit verursacht zu haben schien. Dieser Zustand wurde erst gehoben, als im September das erste starke Gewitter eintrat, und ein stärkeres Fallen und Steigen am Barometer wahrgenommen wurde.

Was die Gewitter betrifft, so sind sie im Frühjahre und Herbst um Constantinopel nicht selten; das Jahr 1846 und 1847 gab uns deren nicht wenige, die selbst den Palast des Sultans nicht verschonten, der seit dieser Zeit mit Blitzableitern versehen ist*). Sehr unbedeutend waren sie im Jahre 1847 und 1848; nur des Abends wurde am tiefen Horizonte sehr oft Wetterleuchten beobachtet.

Noch bemerken wir, dass in den Monaten Juli und August 1848 den Elektrisir-Maschinen, die im physikalischen Kabinette der medizinischen Schule im Galata-Serail aufgestellt waren, von Noë kein Funke entlockt werden konnte, da es zu seinen Obliegenheiten gehört, diejenigen Fremden und Einheimischen, welche das Naturalien-Kabinet zu sehen wünschen, herumzuführen. Kein angewandtes Mittel war vermögend, ihnen Funken zu entlocken. Das Räthsel wurde uns erst gelöst, als einige Wochen später die öffentlichen Blätter ankündigten, dass auch in St. Petersburg dieses

---

*) In demselben Jahre erschlug der Blitz einen verdienten preussischen Militär, der im Dienste der Pforte stand.

Phänomen beobachtet worden war, und zwar unter gleichen Verhältnissen, sowohl hier als in Petersburg war zu jener Zeit die Cholera in ihrem Maximum.

Genaue Beobachtungen über das Verhalten des elektrischen und magnetischen Fluidums fehlen uns.

Was Erdbeben betrifft, so sind während unseres Hierseins mehrere vorgekommen, doch glücklicherweise ohne nachtheilige Folgen; dass wir aber auf nicht sicherem Boden stehen, zeigen uns die aufgezeichneten Beobachtungen vergangener Jahrhunderte und die neuesten tragischen Ereignisse in Smyrna. In Constantinopel ist man allgemein der Ansicht, dass nur der Erdbeben wegen alle Häuser von Holz gebaut werden müssten, was jedoch nicht wahr ist.

Constantinopel liegt in dem von den Geologen hypothetisch angenommenen vulkanischen Gürtel. Die dem Erdbeben als wahrscheinlich zu Grunde gelegten Ursachen (d. i. die in Kohlen-, Schwefel- oder Metalloidelagern sich bildenden Dämpfe und Gasarten, welche in dem Bemühen, sich Bahn zu brechen, die Erdrinde zur Bewegung bringen); müssen um Constantinopel und in ganz Asien gewisse Veränderungen eingegangen sein, dass sich die Frequenz der Erderschütterungen unserer Tage im Vergleich zu jenen der verflossenen Jahrhunderte bedeutend minderte.

Constantinopel war von ältester Zeit an von Erdbeben heimgesucht; im Jahre 478 nach Christo (unter Zeno's Regierung) stürzte durch ein solches die Statue der Kaiserin Theodore von der Säule des theodosischen Forums nieder. In den Jahren 483 und 487 bebte die Erde abermals; 527 ward Euphrasius, der Patriarch, unter den Ruinen einstürzender Gebäude begraben.

Zahlreiche Erderschütterungen bezeichneten die thatenreiche Regierung Justinians des Grossen, während welcher die Erde siebenmal (Anno 533, 542, 544, 548, 554, 555 und 558) erzitterte; 542 fiel die heilige Lanze auf dem Forum Constantin's von der Säule, 555 das Kreuz, welches auf der goldenen Pforte aufgepflanzt war, und 558 der grosse Dom der Sophienkirche herunter.

Die Araber, um Mohammed's Geburt mit Wundern zu
begleiten, verlegen den Einsturz der Sophienkirche und des
Palastes der Chosroen in die Nacht, wo der Prophet geboren ward, und begehen hierin einen Verstoss von 10 Jahren,
weil Mohammed (dessen Zeitrechnung von seiner Flucht
anfängt, welche in seinem 53. Jahre Anno 622 n. Chr. Statt
fand) um das Jahr 569 geboren sein muss *). Das Jahr
611 nach Christi Geburt (unter Heraclius Regierung)
wurde durch den Einfall der Perser in Syrien, und durch
ein Erdbeben geschichtlich merkwürdig; Anno 732 stürzte
die Kirche der heiligen Irene und die Statue des Kaisers
Arcadius; Anno 740 die ober dem goldenen Thore auf-
gestellte Statue des Kaisers Theodosius zusammen.
Unvergleichlich stärker war jenes des Jahres 875, wodurch
ganz Asien von den Ufern des Nils bis an jene des Bosphors unter der Regierung des Kaisers Michael litt, mehr
als 400,000 Menschen wurden durch einstürzende Gebäude
erschlagen oder begraben. Die Sophienkirche, mit grösserer
Herrlichkeit reparirt, fiel im Jahre 987 um ein Drittel ein.
Ein furchtbares Erdbeben suchte die Stadt 1033 unter der
Regierung Michael des Paphlagoniers heim; es dauerte mit
kurzen Unterbrechungen durch fast drei Monate, und viele
Menschen, sowohl in Constantinopel als Jerusalem, fanden
ihren Tod. Die Jahre 1037, 1038 und 1040 sind gleichfalls
durch Erderschütterungen geschichtlich bezeichnet, und zwar
dehnten sich ihre Verwüstungen in den letzten zwei Jahren
bis nach Thracien und Smyrna aus. 1064 bebte die Erde
neuerdings unter der Regierung von Constantin Ducas.
Nach einer langen Pause fiel durch eine neue Erderschütte-
rung im Jahre 1295 die Säule des Erzengels Michael nieder,
und 1305 erzitterte der Boden zweimal in einem Zeitraum
von sieben Monaten; einmal nur in der Hauptstadt, das
zweitemal im ganzen Archipel bis nach Syrien und Aegypten,
auf Rhodos, Candien, Alexandria.

Da die Geschichtschreiber des byzantinischen Kaiserreichs

*) Siehe Hammer's „Beschreibung von Constantinopel" Pesth 1822. p. 37.

nur die bedeutendsten Erdbeben aufzeichneten, so mögen wohl eine doppelte und dreifache Anzahl der erwähnten stattgefunden haben. Jedoch auch unter türkischer Herrschaft dauerten dieselben in gleicher Intensität fort. — Unter der Regierung des Sultans Bajasïd verbreitete eines im Jahre 1511 grossen Schrecken; 1592, unter Sultan Murad dem Dritten, spaltete eines mehrere Kuppeln des Vorhofes der Moschee Sultan Mohammed des Zweiten und die Stadtmauern, nicht ferne vom Kanonenthore, auf dem der letzte der Paluologen gefallen war. In den Jahren 1698 und 1712 stellten sich leichte Erderschütterungen ein. Stärker war jene im Jahre 1718; drei Minuten lang erbebten die Wälle und Gebäude Constantinopels, die Stadtmauern fielen an mehreren Punkten ein, die Kuppeln mehrerer Moscheen und Bäder wurden gespalten, die Strassen waren mit Trümmern von Fenstern und Kaminen bedeckt. Die Stösse kehrten nach einer Stunde wieder zurück, und drei Tage lang zuckte die europäische und asiatische Küste vom weissen Meere bis an's schwarze. Zu Nikomedien stürzte die Mauth sammt dem Mauthner ins Meer. Unbedeutendere Erdbeben waren die der Jahre 1727, 1728, 1729. Unter der Regierung des Sultan Mahmud des Ersten bebte die Erde 1763 zwei Minuten lang, und fünf bis sechs Tage lang dauerten die Nachstösse, wovon mehrere Moscheen Schaden litten. Das letzte in den Reichsgeschichten beschriebene grosse Erdbeben ist das vom Jahre 1765; es dauerte mit Unterbrechungen durch einen ganzen Monat, beschädigte viele Gebäude und war Ursache eines grossen Verlustes an Menschen.

Die Erdstösse wiederholten sich von Zeit zu Zeit; jedoch ist von dem oben erwähnten Erdbeben an bis auf heutigen Tag kein ähnliches vorgekommen, was jedoch sich ergeben kann, da ja zwischen den Jahren 1064 und 1296 ein Zeitraum von 232 Jahren liegt.

In neuester Zeit stellten sich Erderschütterungen in den Jahren 1829, 1834 und 1841 ein, von welchen die letzte die bedeutendste gewesen ist, und in fast ganz Kleinasien, so wie im Archipel fühlbar war.

Den 9. März 1847 setzte ein heftiger Erdstoss die Be-

C.

Flora

der Umgegend von Constantinopel.

Mit den wechselseitigen Verhältnissen von Wasser, Erde und Luft zu einander bekannt, sagt Pruner im 3ten Abschnitte seines Werkes, wird es nothwendig sein, einen Blick auf die organischen Erzeugnisse zu werfen; wir haben uns vorgenommen dem Verfasser Schritt vor Schritt zu folgen, und betrachten nun ebenfalls den Charakter der Pflanzenwelt in dem von uns bezeichneten Raume. Auch wir haben in den wenigen Abschnitten die Wirkungen der Luft und des Wassers, so wie die Bodenverhältnisse so genau als möglich angedeutet, und gelangen dadurch zur Ueberzeugung, dass bei uns andere Verhältnisse obwalten, als es bei der ägyptischen Flora der Fall ist.

Wir theilen daher unser Gebiet in 2 verschiedene Floren:

   1) In die Flora der Ebene, und

   2) die Gebirgsflora.

Was den eigenthümlichen Charakter dieser Floren betrifft, so gehört die Flora der Ebene der des Mittelmeeres an, und hat die grösste Aehnlichkeit mit jener des österreichischen Litorale; die des Gebirges aber, und ganz vorzüglich die des Olymps hat ihre eigenthümlichen Formen, die wir, um Wiederholungen zu vermeiden, bei der Aufzählung der einzelnen Formen mit dem Buchstaben **O** bezeichnen werden. Doch auch in der Ebene treten zum erstenmale Formen auf, die der Flora des Mittelmeeres entweder ganz fehlen, oder doch ihr nicht eigenthümlich sind; diese werden wir mit dem Buchstaben **C** bezeichnen *).

---

*) Zum erstenmale erhalten wir hier von Noé eine vollständige Aufzählung aller derjenigen Pflanzen, die derselbe seit 5 Jahren selbst beobachtet hat, oder deren Vorkommen von andern berühmten Botanikern der neuesten Zeit ausser Zweifel gesetzt wird. Diese Auf-

Es ist nicht möglich ohne eine genaue Kenntniss der Individuen, welche ein Pflanzengebiet besitzt, den Charakter der Vegetation zu bestimmen; daher ist eine Aufzählung unbedingt nothwendig, ja, diese allein ist für den Botaniker hinreichend sich von der Beschaffenheit des Landes einen klaren Begriff zu machen, und wir würden dieses auch bei dem jetzigen Stande der Wissenschaft ganz gewiss unterlassen haben, unser Florengebiet in der angegebenen Weise einzutheilen, wenn dieser Abschnitt rein dem botanischen Publico gewidmet wäre.

Indem der Leser bei der Aufzählung diejenigen Familien kennen lernen wird, die in unserem Florengebiet am meisten repräsentirt sind, fragen wir jetzt, welchen Einfluss das Klima auf die Pflanzen ausübt; dasselbe scheint die Pflanzenformen der Ebenen, was ihren Habitus betrifft, wenig zu modifiziren; nur die einzelnstehenden Bäume und Sträucher, als z. B. *Pistacia atlantica, Fraxinus ornus, Cytisus spinosus, Quercus coccifera* auf den unbebauten Ebenen von Constantinopel zeigen sich durch ihren knorrigen wenig beästeten Wuchs in Folge der hier herrschenden Nordwinde etwas kümmerlich, in den Thälern aber, oder in den Waldungen erfreuen sie das Auge durch kräftigern Wuchs und gesünderes Aussehen. In den Gebirgen gilt dasselbe Gesetz, was wir in den Alpen finden, nur mit dem Unterschiede, dass durch deren südlichere Lage auch ganz andere Pflanzenformen auftreten, die aber wegen der Rauhheit der Temperatur sich durch ihre Kleinheit auszeichnen, uns also lebhafter an unsere Alpenpflanzen erinnern; die Spitze des Olymps enthält aber mehrere unserer Alpenpflanzen als z. B. *Erigeron uniflorus, Aster alpinus, Gentiana angulosa* u. s. w.

Was den Geschmack und Wohlgeruch der Erzeugnisse

zählung selbst ist systematisch geordnet, und gewinnt an Interesse, da derselbe jedesmal auch den Reichthum der Pflanzen jeder einzelnen Familie aus der Flora von Rumelien und Bithynien von Grisebach, der Flora *Austriaca* von Host, der Flora *banatica* von Heuffel, der Flora *pesthensis* von Sadler, und der *Enumeratio plantarum Litoralis hungarici* von ihm selbst, mit angibt.

des Byzantiner Bodens betrifft, so sind sie, wie in Aegypten, unter mittelmässig; diess gilt von den verschiedenen Kürbis und Melonenarten, der Erdbeere, dem Kernobst, den Rüben und Kohlpflanzen; ausgenommen hiervon sind die Weintrauben, Gurken, Artischoken, Zwiebeln, Karotten (gross, zart und süss), der Blumenkohl vom feinsten Geschmack (sehr zart und weich), dabei von ungewöhnlicher Grösse, es gibt Köpfe, die 12 Pfd. wiegen, er erscheint im Januar und wird bis Ostern verkauft. Was die Ursachen betrifft, so sind sie, wenn auch denen des ägyptischen Bodens ähnlich, doch darin verschieden, dass bei uns zur Erzeugung der Frucht und Gemüsearten Dünger und künstliche Bewässerung, welches Wasser viele Salze aufgelöst enthält, angewendet wird. Von Getreidearten wird wohl jede Gattung angebaut auch geerntet, aber die meisten mit diesen Getreidearten bestellten Felder werden als künstliche Wiesen benutzt, d. h. der Besitzer verkauft sein junges Saatfeld als Viehfutter, diess wird nun entweder abgeschnitten und bündelweise verkauft, oder aber es werden Pferde auf diesen Feldern geweidet. Mitte Mai ist die gewöhnliche Zeit; damit die Pferde die Saat nicht zertreten, werden sie mittelst eines Strickes an einen Pfahl gefesselt, dieser Strick ist gerade so lang, dass sie ihr Futter mit dem Munde erreichen können; auf diese Art erscheint in kurzer Zeit das Feld wie gemäht. Ist hier das Gras verzehrt, so ziehen sie an einen anderen Ort. Eine gleiche Bewandtniss hat es mit den natürlichen Wiesen, das Winterfutter der Pferde und des Hornviehs besteht nämlich aus den zertretenen Halmen des Getreides, denn hier wird dasselbe nicht gedroschen, sondern durch Pferde oder Ochsen, die an einen Schlitten eingespannt sind, auf welchem mehrere Personen sitzen, ausgetreten.

Das durch die Pferde abgeweidete Feld wird sofort vom Besitzer umgepflügt, und das gut gedüngte Feld benutzt man vorzüglich zum Anbau der verschiedenen Varietäten aus der Familie der Cucurbitaceen, nämlich der Melonen, Kürbisse und Gurken, die Hesperiden des gemeinen Volkes, die aber, wie oben erwähnt, von sehr mittelmässigem Geschmacke sind. Die Ernte des Getreides ist in der zweiten

Hälfte des Juni. Ausser dem Getreide und den Cucurbitaceen werden noch folgende Gemüse angebaut:

*Vicia faba, Pisum sativum, Ervum lens, Cicer arietinum,
Lactuca sativa, Cichorium intybus* und *endivia*, eine oder die
andere Species das ganze Jahr hindurch; *Apium graveolens*
und *Petroselinum*, ebenfalls das ganze Jahr; *Linum usitatissimum*, der Flachs, der hier fast häufiger als die Getreidearten angebaut wird, und der, um zu gedeihen, doch einen
sehr fruchtbaren Boden verlangt, kann als Beweis unserer
Behauptung dienen, dass das hiesige Terrain jeder Cultur
fähig ist. *Nicotiana rustica* und *Tabacum, Cannabis sativa,
Holcus sorghum* und *saccharatus. Sesamum orientale, Ra-
phanus sativus* und *radiosa, Allium porrum, sativum* und *cepa*,
letztere beide kommen schon im Januar zu Markte.

Cynara cardunculus die Artischoke und deren zarte Blatt-
stengel erscheinen Anfangs Februar;

Brassica oleracea capitata, Kopfkraut vom Herbst bis
Frühling;

Asparagus officinalis im April;

Spinacia oleracea schon im Januar.

Mit der vorrückenden Jahreszeit werden die meisten
dieser Gemüsearten zu sehr billigen Preisen verkauft.

Solanum tuberosum (Kartoffeln) werden fast nicht angebaut, überhaupt wird der hiesige Küchenmarkt auch noch
vorzüglich von Trebisond, Smyrna und den griechischen Inseln versorgt.

Solanum lycopersicum, melongena und *triangulare* vom
Sommer bis Spätherbst.

Oryza sativa, der Reis in Bithynien und bei Adrianopel
in der Nähe der daselbst befindlichen Seen; die Ernte ist
im September.

Zea mays (der türkische Weizen) besonders in den Ge-
müsegärten, wo er noch unreif in die Buden der türkischen
Hclyaverkäufer wandert.

Hibiscus esculentus und *Malva rotundifolia*, beliebte türkische Gemüse, werden im Grossen angebaut, ebenso *Beta
vulgaris* und *Cicla*.

Die Wurzelknollen von *Helianthus tuberosus* und *Cyperus esculentus.*

Papaver somniferum sowohl zur Bereitung des Opiums (*Brussa, Nicäa, Nicomedia*) als zur Gewinnung des Oels aus dem Samen.

Dolichos Lablab, Phaseolus in mehreren Arten. Von den *Cichoraceen* die jungen Pflanzen vieler Arten sowohl roh als Sallat, als gekocht vom Spätherbst bis Frühling.

Föniculum officinale, Pastinaca sativa, Portulaca oleracea etc.

Fruchttragende Bäume werden besonders folgende hier cultivirt:

Mandeln, Aprikosen, Pfirsiche, Pflaumen, Aepfel, Birnen, Quitten, Jujuben, Granatäpfel, Feigen, Weintrauben, und der Maulbeerbaum besonders der Seidenzucht wegen; ganz Brussa liegt in Maulbeerhecken, wodurch dessen natürlich schöne Lage noch erhöht wird.

In den Wäldern finden wir vorzüglich folgende Bäume und Sträucher:

a) am Olymp:

Quercus cerris, infectoria, esculus, pubescens.

Castanea vesca.

Fagus sylvatica.

Corylus avellana.

Ostrya carpinifolia.

Pinus laricio, picea.

Platanus orientalis.

Carpinus betulus.

Salix alba, amygdalina.

Populus alba, nigra.

Juniperus nana, oxycedrus, sabinoides.

Arbutus andrachne, unedo.

Rhododendron ponticum.

Azalea pontica.

Erica arborea.

Prunus laurocerasus.

b) am Asemdagh.

Quercus coccifera, cerris, infectoria, toza.

Castanea vesca.

Fagus sylvatica.

Corylus colurna.

Ostrya carpinifolia.

Erica arborea.

Prunus laurocerasus.

Arbutus unedo.

Daphne pontica.

c) Die Wälder bei Belgrad.

Vorzüglich Laubhölzer, an denen sich der Epheu windet, mit *Pinus maritima* und *abies* gemischt. Das Unterholz *Corylus tubulosa, Crataegus oxyacantha* etc.

Cupressus sempervirens und *horizontalis* zieren nur die Gräber der Muselmänner, und es sind damit sehr bedeutende Strecken bedeckt. Ausgezeichnet schöne und grosse Exemplare findet man besonders um Brussa, der frühern Residenz der Sultane. Auf den Kirchhöfen der christlichen Confessionen dürfen sie nicht gepflanzt werden, dort sieht man nur *Celtis australis, Fraxinus ornus, Morus alba* und *nigra, Tilia argentea, Pistacia atlantica.*

Mit *Pinus maritima* und *halepensis* so wie auch mit *Tilia argentea* sind vorzüglich die Anhöhen bepflanzt, von denen man die reizende Umgegend bewundert, oft findet man hier auch eine Fontaine mit fliessendem Wasser, und ein türkischer Kaffeesieder bewirthet mit dem beliebten bitterem Tranke.

Aufzählung der Pflanzenformen.

1. Familie *Papilionaceae.*

Spartium junceum a).

Genista depressa M. B., *scoparia* Noé Man., *micrantha* Friev., *ovata* Wk., *Lydia* Boiss., *tinctoria, anatolica* Boiss.

Retama angulata Boiss.,

Trichasma calycinum Walp. C.

Calycotome villosa Lk.

Cytisus hirtellus Rchb. C., *biflorus* Herit, *hirsutus, capitatus* Jacq., *ponticus* W., *ramosissimus* Ten., *nigricans, Noëanus* Rchb. C.

---

a) Wo der Auctor fehlt ist der Name von Linnée.

Lupinus albus, hirsutus, angustifolius.

Ononis spinosa, natrix.

Anthyllis vulneraria, Hermannii, tetraphylla.

Hymenocarpus circinnatus Savi.

Medicago radiata, *orbicularis* All., *scutellata* All., *muricata* W., *Gerardi* Wk., *litoralis* Rohde, *denticulata* W., *marina*, *falcata lupulina.*

Trifolium stellatum, angustifolium, purpureum Lois, *latinum* Sch., *incarnatum, leucanthum* Mor. *Smyrnaeum* Boiss., *lappaceum, arvense, Presslianum* Boiss., *Tenorianum* Boiss., *striatum, scabrum, Cherleri, pannonicum, rubens, ochroleucum, elegans* Savi, *glomeratum anatolicum* Boiss., *globosum, nidificum* Grisb., *Constantinopolitanum, fragiferum, resupinatum tomentosum, rumelicum* Savi, *erythrantum* Grisb., *Gussoni* Ten., *ovalifolium* Bory, *vesiculosum* Savi, *uniflorum, subterraneum.*

Melitotus Neapolitana Ten., *diffusa* Koch.

Trigonella azurea C. A. M., *torulosa* Grisb., *biflora* Grisb., *Sprunneriana* Boiss.

Dorycnium suffruticosum Vill., *latifolium* W.

Bonjeanea hirsuta Rchb., *recta* Rchb.

Lotus angustissimus, corniculatus, ciliatus Cyrill. cytisoides.

Psoralea palestina.

Galega officinalis.

Colutea arborescens.

Oxytropis montana DC.

Astragalus mesopterus Grisb., *leucocyanus* Grisb., *hamosus*, Cicer, *Ponticus* Pall., *thracicus* Grisb., *incanus, creticus* Sibthp., *angustifolius* Lam., *physocalyx* Fisch., *Sibthorpianus* Boiss., *barbatus, onobrychioides*

Coronilla Emerus, cretica, emeroides Boiss.

Ornithopus compressus.

Hippocrepis dicarpa MB., *monocarpa* MB.

Bonaveria Securidaca Scop.

Hedysarum varium W.

Onobrychis sativa D. C., *Caput Galli* Lam., *Crista - Galli* Lam., *aequidentata* d'Uro.

Pisum clatius MB.

Cicer Montbretii J. Spr. C.

Lathyrus latifolius, *sylvestris*, *pratensis*, *cicera*, *annuus*, *setifolius*, *angustatus* Seringe, *Nissolia*, *Aphaca*, *Clymenum*, *Ochrus* D.C.

Orobus sessilifolius Sibthp., *olympicus* Boiss. O. *tuberosus*, *niger*, *digitatus* MB., *hirsutus*, *cyaneus* Ster., *laxiflorus* Ser., *inermis* Friv., *orientalis* Boiss.

Vicia lathyroides, *grandiflora* Scop., *sordida* Wk., *hybrida*, *ochroleuca* Ten., *peregrina*, *pannonica*, *narbonensis* Riv., *Cracca*, *pseudo-Cracca* Bert., *bithynica*, *pisiformis*, *Gerardi*, *lutea*.

Ervum hirsutum, *Ervilia*, *gracile* MB., *nigricans* MB.

Sophora alopecuroides.

Cercis siliquastrum.

Flor. Const.	Fl. Rumel.	Fl. austr.	Fl. bannat.	Fl. Pesth.	Fl. lit. Hung.
150	204	238	116	100	128

2. Familie *Rosaceae.*

Prunus spinosa, *divaricata* Ledeb., *insititia*, Mahaleb. *laurocerasus* C.

Crataegus oxyacantha, *azarella* Grisb.

Mespilus germanica.

Costoneaster pyracantha Spach, *peduncularis* Boiss.

Pyrus amygdalaeformis Vill., *parviflora* Desfont.

Sorbus terminalis Cranz, *domestica.*

Cydonia vulgaris Pers.

Spiraea filipendula.

Geum urbanum, *rivale*, *coccineum* Sibthp. O.

Potentilla ostracanica Sm., *laciniosa* Wk., *argentea*, *tormentilla* Sibthp., *aurea* Sm., *poëtarum* Boiss.

Fragaria vesca.

Rubus amoenus Portschg., *caesius*, *Idaeus.*

Rosa dumetorum Koch, *moschata* Ait, *pumila* Jacq., *sempervirens.*

Agrimonia eupatoria.

Aremonia agrimonioides Neck.

Alchemilla vulgaris, *alpina*, *cornucopioides* RS.

Poterium spinosum, *villosum* Sm.

Fl. Const.	Fl. Rumel.	Fl. austr.	Fl. Bannat.	Fl. Pesth.	Fl. lit. hung.
38	68	100	64	46	37

3. Familie *Myrtaceae.*

Myrtus communis.

Punica granatum.

Fl. Const.	Fl. Rumel.	Fl. austr.	Fl. Bannat.	Fl. Pesth.	Fl lit. hung.
2	2	1	„.	„	2

4. Familie *Lythrarieae*.

Lythrum virgatum, hyssopifolium, thymifolium, cinereum Grisb. *canum* Noé **Man.**

Flor. Const.	Fl. Rum.	Fl. Austr.	Fl. bannat.	Fl. Pesth.	Fl. lit. hung.
5	4	17	4	4	6

5. Familie *Onagrarieae*.

Epilobum angustifolium, hirsutum, parviflorum Schreb. , *montanum, palustre, tetragonum, alpinum, origanifolium* Lam., *obscurum.*
Circaea lutetiana.
Oenothera biennis.

1	2	3	4	5	6
11	12	17	18	9	6

6. Familie *Halorageae*.

Callitriche verna, autumnalis.
Myriophyllum verticillatum.
Trapa natans.

1	2	3	4	5	6
4	2	3	4	5	6

7. Familie *Lineae*.

Linum flavum, nodiflorum, campanulatum, decoleratum Grisb., *usitatissimum , anatolicum* Boiss. , *gallicum, strictum, catharticum,* Radiola.

1	2	3	4	5	6
10	10	?	8	7	6

8. Familie *Geraniceae*.

Erodium gruinum W. , *laciniatum* DC., *supracanum* Sibthp., *romanum* W., *moschatum* W., *malachoides* W., *maritimum* Sm., *cicutarium* W. , *sibthorpianum* Boiss.
Geranium, robertianum, molle, rotundifolium, columbinum, byzantinum Grisb. C., *pyrenaicum, tuberosum* C., *macrorrhizon, sylvaticum, asphodeloides* W., *sanguineum, collinum* Steph.

1	2	3	4	5	6
24	20	22	18	12	14

6 *

9. Familie *Oxalideae.*

Oxalis acetosella, corniculata.

1	2	3	4	5	6
2	2	2	1	1	2

10. Familie *Rutaceae.*

Ruta graveolens, montana Clus.
Haplophyllum suaveolens DC.
Peganum Harmala.

1	2	3	4	5	6
.4	8	54	1	2	2

11. Familie *Zogophylleae.*

Tribulus terrestris.

1	2	3	4	5	6
1	1	?	1	1	1

12. Familie *Terebinthaceae.*

Pistacia atlantica Desf., *lentiscus.*
Rhus cotynus, coriaria.

1	2	3	4	5	6
4	4	4	1	1	4

13. Familie *Euphorbiaceae.*

Euphorbia peplis, helioscopia, platyphyllos, micrantha, peploides, falcata,
    Chamaesyce, canescens, Lechleri Noé Man., *agraria* M. B. C.,
    terracina, diffusa Friv., *aleppica, pinifolia* Forsk, *Gerardiana,*
    pumila Sibthp., *rigida* MB., *myrsinitis, paralias, amygdaloides,*
    sylvatica.
Mercurialis perennis, annua.
Crozophora tinctoria.
Andrachne telephoides, hirta Noé Man. C.
Buxus sempervirens.

1	2	3 .	4	5	6
35	27	,,	24	19	32

14. Familie *Rhamneae.*

Paliurus australis Gärtn.
Zizyphus vulgaris Lam.
Rhamnus infectoria, cornifolia Boiss. C. — *Frangula.*

1	2	3	4	5	6
5	8	?	3	2	5

15. Familie *Illicineae.*

Ilex aquifolium.

1	2	3	4	5	6
1	1	1	„	„	1

16. Familie *Celastrineae.*

Evonymus verrucosus, latifolius.

1	2	3	4	5	6
2	2	?	3	2	2

17. Familie *Staphyleaceae.*

Staphylea pinnata.

1	2	3	4	5	6
1	1	„	1	1	1

18. Familie *Ampeliadeae.*

Vitis vinifera.

1	2	3	4	5	6
1	1	1	1	1	„

19. Famille *Acerinaceae.*

Acer campestre, monspessulanum, pseudoplatanus.

1	2	3	4	5	6
3	5	?	5	4	4

20. Familie *Tiliaceae.*

Tilia platyphyllos Scop., *argentea* Desf.

1	2	3	4	5	6
2	2	13	3	2	2

21. Familie *Malvaceae.*

Lavatera thuringiaca.

Althaea rosea Cav., *cannabina, ficifolia* Cav.

Dotisca cannabina.

Malva Tournefortiana, Sherardiana, sylvestris vulgaris, rumeliaca N.H.C.

Abutilon Avicennae Gärtn.

1	2	3	4	5	6
14	11	17	9	9	10

22. Familie *Cucurbitaceae.*

Momordica elaterium.

Bryonia alba.

$$\frac{1}{2} \qquad \frac{2}{2} \qquad \frac{3}{22} \qquad \frac{4}{6} \qquad \frac{5}{5} \qquad \frac{6}{6}$$

23. Familie *Phytolaccae*.

Phytolacca decandra.

$$\frac{1}{1} \qquad \frac{2}{1} \qquad \frac{3}{,} \qquad \frac{4}{,} \qquad \frac{5}{,} \qquad \frac{6}{1}$$

24. Familie *Caryophylleae*.

Cucubalus baccifer.

Agrostemma coronaria, githago.

Lychnis flos Jovis Lam., *flos cuculi.*

Melandrium pratense Koch.

Silene armeria, compacta Fisch., *fabaria* Sm. *inflata, conica, nemo-ralis* Sibthp., *italica* Pers., *nutans, spergulifolia* MB., *Sibthorpiana* Rchb. C., *Olympica* Boiss. O., *vespertina* Retz, *nocturna, gallica, rhynchocarpa* Boiss., *falcata* Sm., *Pseudobehen* Boiss.

Saponaria vaccaria, officinalis, orientalis.

Gypsophila muralis, stricta Runge.

Tunica saxifraga Scop., *prolifera* Scop., *velutina* Meyr.

Dianthus Carthusianorum, capitatus DC., *pinifolius* Sm., *armeria, pubescens* Urv., *fasciculatus* Grisb., *cinamomus, leptocephalus* W. *leucophaeus* Sm.

Valezia rigida.

Sagina procumbens.

Alsine tenuifolia Grantz, *mucronata, glomerata* Friv., *falcata* Gtisb. *verna* Bartlg.

Holosteum umbellatum.

Stellaria holostea, media Vill., *latifolia* DC.

Pentaple mantica Rehb.

Cerastium trigynum Vill., *semidecandrum, viscosum illyricum* Ard., *vulgatum, arvense, procumbens* Forsk.

Malachium aquaticum Fr.

Spergula arvensis.

Spergularia segetalis, rubra, marina.

Polycarpon tetraphyllum.

Paronychia serpyllifolia, argentea, chionea Boiss.

Herniaria incana Lam.

Corrigiola litoralis.

Scleranthus annuus, perennis.

1	2	3	4	5	6
70	125	124	74	55	50

25. Familie *Portulaceae.*

Portulaca oleracea.

1	2	3	4	5	6
1	3	?	2	1	1

26. Familie *Tamariscineae.*

Tamarix gallica, tetrandra Pall.

1	2	3	4	5	6
2	2	?	1	1	2

27. Familie *Hypericineae.*

Hypericum tetrapterum Fr., *crispum, perforatum, rhodopaeum* Friv.
brachyphyllum Grisb., *perfoliatum, Montbretii* Jaub., *saturejifo-*
lium Jaub., *origanifolium* W., *adenotrichum* Spach, *olympicum*
O., *calycinum, Androsaemun.*
Parnassia palustris.

1	2	3	4	5	6
17	14	26	5	4	13

28. Familie *Cistineae.*

Cistus villosus, creticus, crispus, laurifolius, salvifolius.
Stephanocarpus monspeliensis Spach.
Helianthemum vulgare, alpestre Benth., *arabicum* Pers., *salicifolium*
Pers., *guttatum* Mill.

1	2	3	4	5	6
14	11	17	3	1	7

29. Familie *Frankeniaceae.*

Frankenia pulverulenta.

1	2	3	4	5	6
1	1	„	„	„	„

30. Familie *Violaceae.*

Viola odorata, vylsestris Lam., *tricolor, tenella* Poir., *arvensis* Murr.
olympica Boiss. O., *gracilis* Sm., *calcarata, grandiflora, cenisia*

1	2	3	4	5	6
9	10	19	13	9	4

31. Familie *Polygaleae.*

Polygala supina Schreb., *vulgaris, major* Jacq.

1	2	3	4	5	6
5	3	?	6	3	3

32. Familie *Resedaceae.*

Reseda lutea, luteola, Phyteuma.

1	2	3	4	5	6
5	3	5	4	4	3

33. Familie *Capparideae.*

Cleome ornithopodioides.

1	2	3	4	5	6
2	1	1	„	„	1

34. Familie *Cruciferae.*

Mathiola coronopifolia DC., *varia* DC.

Hesperis matronalis.

Malcolmia africana R. Br., *incrassata* DC.

Arabis alpina, thyrsoidea Sibthp., *purpurea* Sibthp., *Boissieri* Grisb., *hirsuta* Scop., *verna.*

Dentaria bulbifera.

Cardamine tenera Gmel, *pratensis, hirsuta.*

Andrzeiowskia cardaminii Rchb.

Sisymbrium thalsanum Gay., *Alliaria* Scop., *Sophia, pannonicum* Jacq.' *Columnae* All., *officinale* Scop.

Nasturtium officinale R. Br., *Rigleri* Noé Man. C.

Barbarea vulgaris R. Br., *brachycarpa* Boiss.

Erysimum crepidifolium Rchb., *repandum, canescens, cuspidatum* DC.' *rupestre* DC.

Syrenopus stylosa Jaub.

Conringia orientalis Andr.

Sinapis alba, arvensis, nigra.

Displotaxis tenuifolia DC.

Eruca sativa Lam.

Roripa pyrenaica Spach.

Draba azioides, olympica Sibthp. O., *muralis.*

Erophila verna, minutissima DC. C.

Aubrietia deltoidea DC.

Lunaria biennis Mnch.

Tarsetia incana R. Br., *clypeata* R. Br.

Versicaria utriculosa DC.

Alyssum campestre, micropetalum Fisch., *montanum, umbellatum* Desv.
  rostratum Stev., *tortuosum* Wk., *suffruticosum* Boiss.

Clypeola Jonthlaspi.

Neslia paniculata Desv.

Thlaspi arvense, perfoliatum.

Aethionema Buxbaumeii DC.

Eunomia chlorifolia DC., *iberidea* Boiss.

Iberis umbellata, pinnata, taurica DC., *nana* All.

Biscutella leiocarpa DC.

Capsella bursa pastoris Mnch., *Noëana* Rchb.

Teesdalia lepidium R. Br.

Lepidium draba, campestre R. Br., *spinosum, ruderale, perfoliatum,*
  affine C. A. M., *graminifolium.*

Isatis canescens.

Rapistrum rugosum DC.

Myagrum perfoliatum.

Calepina Cervini Desv.

$\frac{1}{82}$	$\frac{2}{124}$	$\frac{3}{186}$	$\frac{4}{93}$	$\frac{5}{82}$	$\frac{6}{60}$

35· Familie *Papaveraceae.*

Corydalis cava Schweig, *rutifolia* DC.

Fumaria parviflora Lam., *capreolata, officinalis.*

Hypecoum grandiflorum DC. C., *imberbe* Sm.

Roemeria hybrida DC.

Glaucium luteum Lam., *rubrum* Sm.

Chelidonium majus.

Papaver rhoeas, dubium, hybridum, pilosum Sbthp., *albiflorum* Noé
  Man.

$\frac{1}{16}$	$\frac{2}{16}$	$\frac{3}{21}$	$\frac{4}{10}$	$\frac{5}{9}$	$\frac{6}{13}$

36. Familie *Nympheaceae.*

Nymphaea alba.

Nuphar luteum Sm.

$$\frac{1}{2} \qquad \frac{2}{2} \qquad \frac{3}{2} \qquad \frac{4}{2} \qquad \frac{5}{2} \qquad \frac{6}{„}$$

37. Familie *Berberideae.*

Bongardia Chrysogonum C. A. M.

Leontice leontopetalum.

Epimedium pubigerum Boiss.

Berberis cretica.

$$\frac{1}{4} \qquad \frac{2}{5} \qquad \frac{3}{?} \qquad \frac{4}{1} \qquad \frac{5}{1} \qquad \frac{6}{2}$$

38. Familie *Ranunculaceae.*

Clematis recta, flammula, vitalba, viticella, cyrrhosa.

Pulsatilla vulgaris Mill., *pratensis* Mill.

Anemone coronaria, hortensis, appennina.

Thalictrum angustifolium, flavum.

Myosurus minimus.

Ceratocephalus falcatus Pers.

Adonis flammea Jacq. , *aestivalis.*

Ficaria ranuncoloides W., *ottomana* Noé Man.

Ranunculus trilobus Desf., *Petiveri* Koch, *flabellatus* Desf., *monspeliensis* DC., *millefoliatus* Vahl, *chaerophyllus, granulatus* Grisb., *Flammula, auricomus, montanus, Villarsii* DC. , *acris, bruttius* Tenore, *lanuginosus, Constantinopolitanus* Urv. C., *repens, bulbosus, Philonotis, sceleratus, arvenensis, rhynchocarpus* Boiss., *graecus, muricatus, parviflorus.*

Helleborus officinalis Salisb.

Nigella aristata Sm., *arvensis, damascena.*

Cimicifuga foetida.

Paeonia lobata.

Delphinium tenuissimum Sm. , *hellesponticum* Boiss. C. , *pubescens* DC. *bithynicum, Aconiti, halteratum* Sm.

$$\frac{1}{54} \qquad \frac{2}{79} \qquad \frac{3}{122} \qquad \frac{4}{59} \qquad \frac{5}{49} \qquad \frac{6}{36}$$

39. Familie. *Crassulaceae.*

Crassula Magnolii.

Sedum hispanicum, album, acre, reflexum, ochroleucum, DC. *Telephium, olympicum* Boiss.

Sempervivum tectorum.
Cotyledon umbilicus.

$$\frac{1}{9} \qquad \frac{2}{23} \qquad \frac{3}{65} \qquad \frac{4}{12} \qquad \frac{5}{6} \qquad \frac{6}{10}$$

40. Familie *Saxifrageae.*

Saxifraga media Gouan. O., *androsacea, sibirica, repanda, olympica* Boiss. O., *bithynica* Noé Manusc. C., *tridactylites.*

$$\frac{1}{7} \qquad \frac{2}{11} \qquad \frac{3}{?} \qquad \frac{4}{15} \qquad \frac{5}{3} \qquad \frac{6}{3}$$

41. Familie *Ribesiaceae.*

Ribes rubrum.
Chrysoplenium alternifolium.

$$\frac{1}{2} \qquad \frac{2}{2} \qquad \frac{3}{6} \qquad \frac{4}{2} \qquad \frac{5}{2} \qquad \frac{6}{1}$$

42. Familie *Umbelliferae.*

Sanicula europaea.
Eryngium campestre, creticum DC., *dilatatum* Lamb., *tricuspidatum.*
Apium graveolens.
Petroselinum sativum Hoffm.
Trinia pumila DC.
Helosciadum nodiflorum Koch.
Critamus falcaria Koch.
Sison Amomum.
Ammi Visnaga.
Pimpinella peregrina, Tragium Vill.
Bupleurum tenuissimum, odontides, falcatum, glumaceum Sm., *protractum* Lk., *rotundifolium, fruticosum.*
Smyrnium olusatrum, perfoliatum.
Oenanthe fistulosa, angulosa Grisb., *pimpinelloides, peucedanifolia* Lam.
Foeniculum officinale All.
Seseli tortuosum, glaucum, hippomarathrum, serotinum Noé Man. C. *montanum.*
Cnidium coniifolium Boiss. C.
Colladonia triquetra DC. C.
Hippomorathrum cristatum Boiss. C.
Chaerophyllum byzantinum Boiss C.

Anthriscus sylvestris Hoffm., *anatolica* Boiss., *trichosperma* Schult.

Scandix pecten, grandiflora, australis

Conium maculatum.

Crithmum maritimum.

Angelica sylvestris.

Lophosciadium meifolium DC.

Ferula communis DC., *sylvatica* Boiss.

Anethum segetum.

Pastinaca sativa, opaca Bernh., *primpinellifolia* MB.

Heracleum sphondylium, flavescens MB.

Tordylium maximum, apulum, officinale.

Siler trilobum.

Thapsia garganica.

Eleoselinum Asclepium Bertol.

Orlaya grandiflora Hoffm.

Daucus muricatus, carota, hispidus, bicolor Sm.

Caucalis beptophylla, daucoides.

Turgenia latifolia Hoffm.

Torilis Anthriscus, infesta Hoffm., *helvetica* Gaud., *nodosa* Gärtn.

Bifora testiculata Spr.

Echinophora orientalis, Sibthorpiana Guss.

Lagoecia cuminoides.

1	2	3	4	5	6
77	121	146	87	66	67

43. Familie *Araliaceae.*

Hedera helix, poetarum.

1	2	3	4	5	6
2	2	1	1	1	1

44. Familie *Corneae.*

Cornus mas, sanguinea.

1	2	3	4	5	6
2	2	?	2	2	2

45. Familie *Ericeae.*

Bruckenthalia spiculiflora Rchb.

Erica arborea, verticillata Forsk.

Calluna vulgaris Salisb.

Arbutus andrackne, Unedo.

Rhododendron ponticum.
Pyrola secunda.
Vaccinium myrtillus.

$$\frac{1}{9} \quad \frac{2}{11} \quad \frac{3}{17} \quad \frac{4}{11} \quad \frac{5}{5} \quad \frac{6}{6}$$

46. Familie *Ebenaceae.*

Diospyros lotus.

$$\frac{1}{1} \quad \frac{2}{1} \quad \frac{3}{1} \quad \frac{4}{"} \quad \frac{5}{"} \quad \frac{6}{1}$$

47. Familie *Primulaceae.*

Primula officinalis Jacq., *acaulis* Jacq., *pulchella* Noé Man. C.
   longifolia Curt.
Androsace villosa, maxima.
Cyclamen coum Mill., *repandum* Sibthp.
Lysimachia vulgaris, verticillata Gall., *punctata, nummularia atro-
   purpurea.*
Anagallis arvensis, cörulea Schreb., *latifolia.*
Samolus Valerandi.

$$\frac{1}{17} \quad \frac{2}{24} \quad \frac{3}{?} \quad \frac{4}{19} \quad \frac{5}{9} \quad \frac{6}{10}$$

48. Familie *Lentibularieae.*

Pinguicula vulgaris.

$$\frac{1}{1} \quad \frac{2}{3} \quad \frac{3}{"} \quad \frac{4}{"} \quad \frac{5}{"} \quad \frac{6}{"}$$

49. Familie *Acanthaceae.*

Acanthus mollis, spinosus.

$$\frac{1}{2} \quad \frac{2}{2} \quad \frac{3}{?} \quad \frac{4}{?} \quad \frac{5}{?} \quad \frac{6}{?}$$

50. Familie *Scrophularineae.*

Melampyrum cristatum, arvense.
Rhinanthus minor Ehrh.
Trixago carnea Grisb. C., *viscosa* Rchb., *lutea* Noé Man. C.
Eufragia pumila Grisb.
Euphrasia officinalis.
Odontites rubra Pers.
Pedicularis olympica Boiss. O., *comosa.*

Pulmonaria officinalis, azurea Bess.

Lithospermum officinale, purpureo - coeruleum, arvense, Sibthorpianum Grisb.

Alkanna tinctoria Fisch., *orientalis* Grisb.

Nonea ventricosa Grisb.

Anchusa variegata Lehm., *italica* Retz, *undulata, officinalis.*

Myosotis alpestris Schm., *sylvatica* Hoffm., *arvensis* Hoffm., *collina* Hoffm., *stricta* Lk., *olympica* Boiss O.

Symphytum officinale, tauricum W., *tuberosum, ottomanum* Friv.

Borago orientalis, officinalis.

Cynoglossum pictum Ait., *officinale.*

Asperugo procumbens.

Echinosperma lappula Lehm., *patulum* Lehm.

$\dfrac{1}{44}$	$\dfrac{2}{59}$	$\dfrac{3}{51}$	$\dfrac{4}{34}$	$\dfrac{5}{31}$	$\dfrac{6}{24}$

59. Familie *Labiatae.*

Lavandula Stöchas.

Mentha rotundifolia, tomentosa Urv., *incana* W., *aquatica, arvensis, Pulegium.*

Lycopus europaeus, exaltatus.

Salvia pomifera, triloba, bifida Forsk., *bithynica* Sm., *viridis, Horminum, aethiopis, sclarea, pratensis, Sibthorpii* Sm., *tomentosa* Noé Man., *clandestina* Benth., *verticillata, napifolia* Jacq.

Rosmarinus officinalis.

Ziziphora capitata.

Origanum virens Lk., *smyrnaeum, sipyleum, heracleoticum.*

Thymus zygis, ciliatus Forsk., *serpillum, angustifolius* Pers.

Satureja montana.

Micromeria juliana Benth., *graeca* Benth.

Acinos alpinus Mnch., *thymoides* Mnch.

Melissa Nepeta, calamintha, officinalis, grandiflora.

Clinopodium vulgare.

Thymbra spicata.

Scutellaria orientalis, peregrina, galericulata, albida.

Nepeta cataria.

Glechoma hederaceum.

Melittis melissophyllum.

mium *amplexicaule, purpureum, album, garganicum, maculatum.*

1	2	3	4	5	6
8	15	?	16	10	8

54. Familie *Apocyneae.*

Vinca minor, herbacea.
Rhazya orientalis DC.
Apocynum venetum.
Nerium oleander.

1	2	3	4	5	6
5	5	?	1	1	2

55. Familie *Asclepiadeae.*

Periploca graeca.
Cynanchum acutum, vincetoxicum, triste Grisb.
Cyonura erecta Grisb.

1	2	3	4	5	6
5	6	?	1	1	?

56. Familie *Jasmineae.*

Jasminum officinale, fruticans.
Olea europaea.
Phillyrea media, latifolia.
Syringa vulgaris.
Ligustrum vulgare.
Fraxinus ornus, angustifolia Grisb.

1	2	3	4	5	6
9	8	?	4	4	6

57. Familie *Convolvulaceae.*

Cressa cretica.
Calystegia sepium R. Rr., *sylvatica* R. Rr., *soldanella* R. Rr.
Convolvulus arvensis, althaeoides Sm., *liniatus, cantabrica.*
Cuscuta europaea, epithymum Murr., *planiflora* Ten.

1	2	3	4	5	6
11	14	?	8	6	7

58. Familie *Boragineae.*

Heliotropium europaeum, supinum, villosum W., *turcicum* Friv.
Cerinthe minor, byzantina Noé Man.
Onosma Tournefortii Grisb., *stellulata* Wk., *tauricum* W., *angustifolium.*
Echium vulgare, italicum, plantagineum, violaceum.

Asperula supina **MB.**, *aristata* **DC.**, *tinctoria, nitida* **Sm.**, *litoralis*
  Sm., *glomerata* **Sm.**, *involucrata* **Wahlbg.**, *odorata, arvensis.*
Crucianella graeca **Boiss.**
Callipeltis cucullaria **DC.**
Valantia muralis, hispida.
Sherardia bithynica **Noé Man. C.**

1	2	3	4	5	6
34	48	40	31	23	25

63. Familie *Valerianeae.*

Valerianella locusta, dentata, microcarpa, hirsutissima **Lk.**, *coronata*
  DC., *discoidea* **Lois,** *hamata* **DC.**
Fedia Cornucopiae **DC.**
Centranthus ruber **DC.**
Valeriana alliarifolia **Vahl.**, *Dioscoridis* **Sm.**, *dioeca.*

1	2	3	4	5	6
12	14	?	6	9	4

64. Familie *Dipsaceae.*

Dipsacus sylvestris **Mill.**
Cephalaria transylvanica **Schrad.**
Knautia orientalis, hybrida **Coult.**, *arvensis* **Coult.**
Pterocephalus plumosus **Coult.**
Asterocephalus brachiatus **Coult.**
Scabiosa Webbiana **Don.**, *maritima, argentea, sicula.*

1	2	3	4	5	6
11	21	?	16	9	10

65. Familie *Synanthereae.*

Eupatorium cannabinum.
Adenostyles leucophyllum **Rehb.**
Petasitis officinalis **Mnch.**
Tussilago farfara.
Aster Tripolium.
Erigeron canadensis, byzantinus **N. M. C.**, *acris, uniflorus.*
Bellis perennis, dentatus **DC.**
Solidago virgaurea.
Lynosyris vulgaris **Cass.**, *villosa* **Cass.**
Dichrocephala sonchifolia **DC.**

Inula candida, thapsoides, Oculus Christi, *ensifolia, salicina, micranthos* Poix, *Bubonium* Murr, *germanica, graveolens* Desf., *britannica.*

Pulicaria dysenterica Gay, *vulgaris* Gay, *odora* Rchb.

Phagnalon rupestre DC.

Conyza squarrosa.

Jasonia glutinosa DC.

Telekia cordifolia DC.

Asteriscus aquaticus Mnch.

Pallenis spinosa Cass.

Evax pygmaea DC., *exigua* DC.

Filago germanica, prostrata Guss., *gallica.*

Gnaphalium uliginosum, sylvaticum, supinum, pyramidatum.

Helichrysum anatolicum Boiss., *olympicum* O., *arabicum.*

Artemisia scoparia Wk., *taurica* MB., *vulgaris, absinthium, annua.*

Matricaria suaveolens.

Pyrethrum caucasium W., *corymbosum* Wild., *Parthenium.*

Chrysanthemum segetum, chrysophyllum Boiss. C.

Anthemis Cotula, tomentosa, arvensis, auriculata Boiss , *peregrina* DC., *altissima* DC., *chia, tinctoria, discoidea* DC., *chrysocephala* Boiss. C., *montana.*

Achillea multifida DC., *millefolium, nobilis, chrithmifolia* Wk., *peucedanifolia* Grisb., *Tournefortii* DC., *teretifolia* DC., *pubescens* DC., *ochroleuca* Ehrh., *micrantha* MB.

Doronicum oriorrhizon Guss., *caucasium* MB.

Cineraria Aucheri Boiss.

Senecio olympicus Boiss. O., *byzantinus* O., *castagneanus* DC., *erraticus* Bert., *hypochondrium* Boiss., *Jacobaea, lyratifolius* Rchb., *rupestris* Wk., *foeniculaceus, v. pumila* N.M.C., *vernalis* Wk., *vulgaris.*

Bidens tripartitus, minimus.

Xanthium strumarium, spinosum.

Calendula arvensis, byzantina DC. C., *stellata* Cav. C.

Echinops Ritro, sphaerocephalus, microcephalus Sm.

Cardopatium corymbosum Pers.

Xeranthemum annuum, cylindricum Sm.

Carlina vulgaris, involucrata DC., *lanata, acanthifolia* Koch.

Crupina vulgaris Cass.

7 *

Centaurea nigrescens W., *Cyanus, cana* Sm. , *anatolica* Grisb., *mall-*
hrolifolia Boiss., *rutifolia* Sm. , *paniculata, olympica* DC. O.,
punctata Vis., *consanguinea* DC., *diffusa* Lam., *macrantha* DC.
drabifolia, Calcitrapa, iberica Friv.

Cnicus benedictus.

Centrophyllum lanatum Rchb., *dentatum* Rchb.

Silybum marianum.

Tyrimnus leucographus Cass.

Onopordon arabicum, illyricum, virens Lk., *acanthium.*

Carduus macrocephalus Desf. , *nutans, candicans* Wk., *pycnocephalus*
Jacq., *crispus.*

Picnocomon acarna Cass.

Cirsium italicum DC. , *lanceolatum* Scop., *bulgaricum* DC. , *polyce-*
phalum Boiss., *leucopis* DC., *hypoleucum* DC., *pannonicum* Gaud.,
incanum Fisch., *cynaroides* Spreng.

Chamaepeuce fruticosa DC.

Lappa major Gaud., *tomentosa* Lam.

Serratula tinctoria.

Jurenia consanguinea DC., *mollis* DC.

Scolymus maculatus, hispanicus.

Lampsana communis, grandiflora MB., *intermedia* MB.

Rhagadiolus stellatus Gärtn., *intermedius* Gärtn.

Hidypnois polymorpha DC.

Cichorium Intybus, spinosa, Endivia.

Tolpis barbata, altissima Gärtn.

Hypochaeris radicata.

Seriola aetnensis.

Thrincia tuberosa Gärtn.

Leontodon autumnalis, hispidus, hastilis, asper, biscutellifolius DC.

Picris hieracioides, olympica Boiss., *laxa* DC.

Scorzonera laciniata, calcitrapaefolia Wahl., *cana* Grisb., *graminifolia,*
pygmaea Sm. O.

Tragopogon major Jacq. , *porrifolius.*

Urospermum Dalechampii Desf., *picroidis* Desf.

Prenanthes viminea, muralis.

Lactuca virosa, saligna, sonchifolia W.

Chondrilla juncea, latifolia MB.

Taraxacum officinale, corniculatum Wk., *bithynicum* DC. C.

Willemetia apargioides Cass.

Altheorrhiza bulbosa Cass.

Hieracium pilosella, Auricula, praealtum echioides Lamnitz, *olympium* Boiss. O., *villosum, murorum, Reuterianum* Boiss., *pallescens, latifolium* DC., *boreale* Fries.

Crepis neglecta, pulchra, bithynica Boiss. C., *fuliginosa* Sm., *interrupta* Sieb., *biennis.*

Barkhausia cernua Ten., *foetida* DC., *raguthica* Boiss. C., *byzantina* N. M. C., *vesicaria* Spr., *setosa* DC.

Pterotheca bifida Vis.

Picridium vulgare Desf.

Sonchus oleraceus, asper All., *arvensis.*

Zazintha verrucosa Gärtn.

$$\frac{1}{228} \quad \frac{2}{269} \quad \frac{3}{425} \quad \frac{4}{206} \quad \frac{5}{157} \quad \frac{6}{149}$$

66. Familie *Campanulaceae.*

Specularia speculum DC., *pentagonia* DC., *falcata* DC.

Campanula ramosissima Sm., *spathulata* Sm., *Rapunculus, olympica* Boiss O., *persicifolia, lactiflora* MB., *rapunculoides, latifolia latiloba* DC., *lamiifolia* MB., *stricta, lyrata* Lam., *medium, betonicifolia* Sm., *Erinus, phyteumoides* Zuzagne.

Phyteuma repandum Sm., *limonifolium* Sm., *amplexicaule* Sm., *ellipticum* Sm.

Jasione montana, supina Sieb.

$$\frac{1}{25} \quad \frac{2}{42} \quad \frac{3}{52} \quad \frac{4}{24} \quad \frac{5}{15} \quad \frac{6}{13}$$

67. Familie. *Globulariaceae.*

Globularia vulgaris, bithynica Grisb. O.

$$\frac{1}{2} \quad \frac{2}{2} \quad \frac{3}{?} \quad \frac{4}{1} \quad \frac{5}{1} \quad \frac{6}{2}$$

68. Familie *Plumbagineae.*

Statice Limonium collina Grisb., *sinuata.*

Acantholinum olympicum Boiss. O., *anatolicum* N. M. C.

Plumbago europaea.

$$\frac{1}{6} \quad \frac{2}{10} \quad \frac{3}{8} \quad \frac{4}{1} \quad \frac{5}{1} \quad \frac{6}{4}$$

69. Familie *Plantagineae.*

Plantago major, media, gentianoides Sm., *montana, sericea* Wk., *lanceolata, cylindrica* Forsk., *albida* Forsk., *Bellardi* All., *pilosa* Roth, *cretica* Sm., *Lagopus, subulata* Sm., *Coronopus, Cynops, Psyllium, arenaria* Wk.

1	2	3	4	5	6
17	15	20	9	9	12

70. Familie *Amarantaceae.*

Amaranthus Blitum, sylvestris Desf., *strictus* Desf., *prostratus* Balbi, *retroflexus, hypochondriacus.*

Polycnemum arvense.

1	2	3	4	5	6
7	6	?	3	2	5

71. Familie *Chenopodiae.*

Salicornia fruticosa, herbacea.

Atriplex hortensis, patulum, roseum, portulaccoides.

Chenopodium glaucum, rubrum, urbicum, murale, album, ficifolium Sm. *polyspermum, vulvaria, Botrys.*

Agathophytum Henricus Moq.

Beta maritima, trigyna.

Kochia scoparia Schrad.

Corispermum hyssopifolium, nitidum Wk.

Salsola Tragus, rosacea.

1	2	3	4	5	6
23	23	?	23	32	17

72. Familie *Polygoneae.*

Polygonum Fagopyrum, Bistorta, amphibium, persicaria, aviculare, flagellare, arenarium Friv.

Oxyria digyna Hill.

Rumex pulcher, obtusifolius, patientia, conglomeratus, alpinus, acetosella, acetosus, aculeatus, bucephalophorus.

1	2	3	4	5	6
17	22	?	32	21	13

73. Familie *Laurineae.*

Laurus nobilis.

1	2	3	4	5	6
1	1	1	„	„	1

74. Familie *Elaeagneae.*

Elaeagnus angustifolia.

1	2	3	4	5	6
1	„	„	„	„	„

75. Familie *Thymeleae.*

Daphne collina Sm., *oleoides* Sm., *alpina, Laureola, pontica, Tarton-raira.*

Chlamidanthus hirsutus Grisb.

Lygia passerina, tasan.

1	2	3	4	5	6
8	9	9	2	2	8

76. Familie *Santaleae.*

Thesium divaricatum Jan., *montanum.*

Osyris alba.

1	2	3	4	5 .	6
3	4	4	4	2	3

77. Familie *Loranthaceae.*

Loranthus europaeus.

Viscum album, oxycedri DC.

1	2	3	4	5	6
3	3	2	1	1	3

78. Familie *Aristolochieae.*

Asarum europaeum.

Aristolochia Clematitis, rotunda, hirta.

1	2	3	4	5	6
4	4	4	3	2	4

79. Familie *Cytineae.*

Cytinus hypocistis.

1	2	3	4	5	6
1	1	„	„	„	1

80. Familie *Urticeae.*

Urtica urens, dioica, pilulifera.

Parietaria officinalis, diffusa Mk., *lusitanica.*

Thelygonum Cynocrambe.

Humulus lupulus.

Celtis australis.
Platanus orientalis.
Ulmus campestris.
Morus alba, nigra.
Ficus Carica.

$\frac{1}{14}$	$\frac{2}{13}$	$\frac{3}{17}$	$\frac{4}{9}$	$\frac{5}{9}$	$\frac{6}{10}$

81. Familie *Amentaceae.*

Quercus coccifera, pseudococcifera Noé M., *Ilex, Aegilops, Cerris, infectoria, Esculus, tozza* Bose, *pubescens* W., *brutea* Ten.
- *Castanea vesca.*
Fagus sylvatica.
Corylus Avellana, Colurna, tubulosa.
Carpinus Betulus.
Ostrya carpinifolia Scop.
Alnus glutinosa.

$\frac{1}{18}$	$\frac{2}{19}$	$\frac{3}{86}$	$\frac{4}{32}$	$\frac{5}{27}$	$\frac{6}{23}$

82. Familie *Salicineae.*

Salix alba, fragilis, amygdalina, purpurea, babylonica.
Populus alba, tremula, italica Mnel.

$\frac{1}{8}$	$\frac{2}{13}$	$\frac{3}{?}$	$\frac{4}{16}$	$\frac{5}{16}$	$\frac{6}{9}$

83. Familie *Ceratophylleae.*

Ceratophyllum demersum.

$\frac{1}{1}$	$\frac{2}{1}$	$\frac{3}{3}$	$\frac{4}{2}$	$\frac{5}{1}$	$\frac{6}{1}$

84. Familie *Coniferae.*

Pinus Pinea, Laricio Porr., *maritima* Lamb., *halepensis* Lamb., *Picea.*
Juniperus communis, excelsa MB., *nana* W., *Oxycedrus, sabinoides* Grisb.
Cupressus sempervirens, horizontalis Mill.
Ephedra fragilis Desf.

$\frac{1}{13}$	$\frac{2}{15}$	$\frac{3}{20}$	$\frac{4}{11}$	$\frac{5}{4}$	$\frac{6}{7}$

85. Familie *Alismaceae.*

Alisma Plantago.

Butomus umbellatus.

1	2	3	4	5	6
2	3	10	7	6	1

86. Familie *Orchideae.*

Orchis papilionacea, fusca Jacq., *militaris, Simia* Lam., *longicruris* Lk., *iberica* MB.|, *acuminata* Desf., *fragrans* Poll., *Morio, mascula, provincialis* Balb., *laxiflora* Lam., *sambucina, romana* Seb., *latifolia.*

Aceras anthropophora R. Br.

Peristylus densiflorus Lindl.

Platanthera bifolia Rich.

Ophrys fusca Lk., *tricolor* Desf., *lutea* Cav., *speculum* Lk., *atrata* Lindl., *cornuta* Stev.

Serapias lingua, parviflora Pressl., *cordigera.*

Limodorum abortivum Sw.

Cephalanthera ensifolia Rich.

1	2	3	4	5	6
29	42	49	38	33	18

87. Familie *Irideae.*

Iris florentina, byzantina N. M., *pumila, pseudacorus, foetidissima, graminea.*

Gladiolus byzantinus Mill., *segetum* Gawl.

Trichonema Columnae Kern, *Bulbocodium* Kern.

Crocus pulchellus Grisb., *olympicus* N. M. O., *Sieberi* Jaub., *susianus* Kern, *moesiacus* Kern.

1	2	3	4	5	6
15	21	19	13	9	10

88. Familie *Amarillideae.*

Galanthus nivalis, plicatus MB.

Leucojum vernum, aestivum.

Sternbergia colchicifolia Kit.

Narcissus byzantinus N. M. C.

1	2	3	4	5	6
6	8	„	4	3	„

89. Familie *Liliaceae.*

Colchicum byzantinum Kern, *bulbocodioides* MB.

Bulbocodium trigynum MB.

Veratrum Lobelianum.

Tulipa turcica Rth.

Gagea lutea Schult., *turcica* N. M. C.

Fritillaria pontica Wahlbg.

Lilium Martagon, bubiferum, candidum.

Bellevalia comosa Kth., *clusiana* Grisb., *micrantha* Boiss.

Muscari racemosum Mill., *strangwaysii* Ten.

Scilla bifolia, autumnalis.

Ornithogalum prasandrum Grisb., *narbonense, stachyoides* Ait., *refractum* Wk., *cuspidatum* Bert., *pumilum* Whlg., *fimbriatum* W., *ruthenicum* Bouch.

Allium Schoenoprasum, rotundum, margaritaceum Sm., *trachyanthum* Grisb., *Noëanum* Sal. C., *olympicum* Boiss O., *montanum* Sm., *paniculatum, pallens* Moli, *neapolitanum* Cyr.

Asphodelus creticus, ramosus, fistulosus.

Asphodelina lutea Rchb.

$\frac{1}{41}$	$\frac{2}{51}$	$\frac{3}{68}$	$\frac{4}{41}$	$\frac{5}{29}$	$\frac{6}{46}$

90. Familie *Smilaceae.*

Asparagus acutifolius, tenuifolius.

Convallaria majalis, polygonatum.

Smilax aspera, excelsa, nigra W.

Ruscus aculeatus, Hypoglossum.

$\frac{1}{9}$	$\frac{2}{12}$	$\frac{3}{13}$	$\frac{4}{12}$	$\frac{5}{6}$	$\frac{6}{6}$

91. Familie *Dioscorideae.*

Tamus vulgaris.

$\frac{1}{1}$	$\frac{2}{2}$	$\frac{3}{1}$	$\frac{4}{1}$	$\frac{5}{„}$	$\frac{6}{1}$

92. Familie *Junceae.*

Luzula Forsteri DC., *vernalis* Desv., *campestris* Desv.

Juncus glaucus Ehrl., *effusus, conglomeratus, maritimus, acutus, striatus* Schousb., *squarrosus, bufonius.*

1	2	3	4	5	6
11	19	40	18	11	14

93. Familie *Cyperaceae.*

Carex disticha Huds., *muricata, divulsa* Good., *stellulata* Good., *remota Linkii* Schk., *pilulifera, praecox, digitata, pallescens, sylvatica* Huds., *distans, flava* Schreb., *hirta,˯ agastachys* Lk., *paludosa* Good., *riparia* Curt.

Fimbristylis dichotoma Vahl.

Scirpus Michelianus, maritimus.

Holoschoenus albovittatus Rehb.

Cyperus flavescens, mucronatus Rottb., *pannonicus* Jacq., *fuscus, glaber, radicosus* Sm., *rotundus, longus.*

1	2	3	4	5	6
29	41	131	84	70	37

94. Familie *Gramineae.*

Psilurus nardoides Trin.

Lepturus cylindricus Trin., *incurvatus* Trin.

Phacelurus digitatus Grisb.

Aegilops caudata, ovata W., *triuncialis* W., *triaristata* W.

Hordeum bulbosum, murinum, pratense, maritimum With.

Elymus crinitus Schreb., *arenarius.*

Triticum villosum MB., *junceum, glaucum* DC., *rigidum* Schrad., *repens, cristatum* Schreb.

Brachypodium pinnatum PB., *sylvaticum* R. S., *ramosum* R. S.

Trachynia distachya Lk.

Lolium multiflorum Lam., *speciosum* Lk., *perenne.*

Catapodium loliaceum Lk., *Halleri* Rchb.

Sclerochloa dura P. B.

Festuca Myurus Ehrh., *ciliata* Danth., *glauca* Schrad., *bromoides, elatior.*

Mollinia coerulea Mnch.

Arundo Phragmites, Donax.

Glyceria fluitans R. Br., *aquatica* R. Br.

Catabrosa variegata Boiss.

Poa annua, bulbosa, nemoralis, trivialis.

Eragrostis pilosa, megastachya Lk.

Briza monspessulana Guan., *media.*

Sesteria marginata Grisb.

Echinaria capitata.

Lamarkia aurea Mnch.

Cynosurus echinatus, cristatus.

Dactylis glomerata, maritima.

Koeleria phleoides Pers.

Melica uniflora Retz.

Triodia procumbens P. B.

Bromus maximus Desf., *madritensis, tectorum, sterilis, mollis, scopa-
rius, commutatus* Guss., *squarrosus, patulus* Mk., *macrostachys*
Desf.

Avena hirsuta Roth, *fatua, caryophyllea* Sm., *pratensis, flavescens.*

Gaudinia fragilis P. B.

Aira caryophyllea, capillaris Host., *elegans* W.

Holcus lanatus.

Anthoxanthum odoratum.

Calamagrostis Epigejos Rth., *lanceolata* Rth., *olympica* Boiss. O.

Lazurus ovatus.

Gastridium undigerum Gaud.

Polypogon monspeliensis, littoralis Sm.

Agrostis verticillata Vill., *alba.*

Cynodon dactylon.

Digraphis arundinacea Trin.

Phleum tenue, exaratum Hochstetter, *Böhmeri* Wil., *pratense, echinatum* Host., *alpinum.*

Alopecurus angustifolius Sm., *lanatus* Sm., *utriculosus.*

Crypsis alopecuroides Schrad., *schönoides* Lam., *aculeata* Ait.

Phalaris aquatica, paradoxa Retz, *minor* Retz, *canariensis.*

Lappago racemosa.

Setaria viridis P. B. *verticillata* P. B.

Echinochloa Crus Galli P. B.

Digitaria sanguinalis Scop.

Panicum repens.

Stipa capillata.

Erianthus ravennae P. B., *Hostii* Grisb.

Andropogon ischaemon.

Pollinia gryllus Spr.

Sorghum halepense Pers.

$$\frac{1}{120} \quad \frac{2}{157} \quad \frac{3}{251} \quad \frac{4}{162} \quad \frac{5}{126} \quad \frac{6}{99}$$

95. Familie *Aroideae.*

Arum maculatum, italicum Mill., *Dracunculus.*

Arisarum vulgare Mill.

Lemna trisulca.

Typha angustifolia, latifolia.

Sparganium ramosum Huds.

$$\frac{1}{8} \quad \frac{2}{8} \quad \frac{3}{14} \quad \frac{4}{10} \quad \frac{5}{10} \quad \frac{6}{5}$$

96. Familie *Najadeae.*

Potamogeton nutans, lucens, crispus.

Zannichellia palustris.

Zostera marina.

$$\frac{1}{5} \quad \frac{2}{9} \quad \frac{3}{14} \quad \frac{4}{12} \quad \frac{5}{10} \quad \frac{6}{5}$$

97. Familie *Osmundaceae.*

Osmunda regalis.

Ophioglossum vulgatum.

98. Familie *Pteroideae.*

Polypodium vulgare.

Adiantum nigrum, Capillus Veneris.

Aspidium cristatum Sw., *filix mas* Sw., *lobatum* Sw., *Lonchitis* Sw.

Pteris aquilina.

Asplenium Virgilii Bory, *Trichomanes, Ruta muraria, septemtrionale fissum.*

Scolopendrium officinarum Sw.

Allosurus crispus Bernh.

Cheilanthes odora Sw.

Ceterach officinarum W.

Cystopteris fragilis Bernh.

99. Familie *Musci.*

Gymnostomum tortile Schwaegr., *calcareum* Hornsch.

Grimmia apocarpa Hpe., *pulvinata* Sm.

Orthotrichum rupestre Schwägr., *anomalum* Hpe.

Weissia contraversa Hpe., *microdos* Schwägr., *gymnostoides* Schwägr.

Dicranum congestum Brid., *scoparium* Hpe., *virens* Hpe.

Barbula muralis, fallax Hedw.

Syntrichia subulata WM., *ruralis* Brid.

Encalypta ciliata Hpe., *inclinatum* B. S.

Bartramia pomiformis Hpe.

Funaria hygrometrica H.

Polytrichum commune.

Hypnum riparium, *serpens*, *velutinum*, *cuspidatum*, *triquetrum*, *fili-cinum*, *cupressiforme.*

Leskea sericea Hpe.

Leucodon sciuroides Hpe.

100. Familie *Hepaticae.*

Frullania dilatata N. v. E.

Radula complanata N. v. E.

Lunularia vulgaris Mich.

Marchantia polymorpha, hemisphaerica.

Riecia glauca.

101. Familie *Lichenes.*

Usnea barbata Ach.

Evernia implexa Fr., *furfuracea* Fr.

Ramalina calicaris Fr.

Cetraria aculeata Fr., *islandica* Ach., *glauca* Ach.

Peltigera canina Hoffm.

Sticta scrobiculata Ach., *pulmonacea* Ach.

Parmelia saxatilis Ach., *encausta* Ach., *olivacea* Ach., *caperata* Ach., *parietina* Ach., *ciliaris* Ach., *crassa* Ach., *murorum* Ach., *circinata* Ach., *pallescens* Fr., *subfusca* Ach., *atra* Ach., *cinerea* Ach., *haematomma* Ach., *glaucoma* Ach., *esculenta* Endl.

Cladonia endivifolia Fr., *pyxidata* Spr., *uncialis* Hoffm., *rangiferina* Hoffm.

Lecidea atroalba Ach., *fusco atra* Ach., *geographica* Fr., *parasema* Ach.

Umbilicaria hirsuta Hoffm.

Opegrapha scripta Ach.

Collema nigrescens Ach., *melaenum* Ach.

102. Familie *Algae.*

Cryptopleura lacerata Kütz.

Plocamium coccineum Lyngb.

Hypnea spinulosa Lmx.

Dyctiomenia volubilis Grev.

Laurencia tenuissima Grev., *pinnatifida* Lmx.

Lomentaria articulata Lyngb.

Gigartina urvillei Lmx.

Grateloupia filicina Ag., *verruculosa* Grev.

Gelidium corneum Lmx., *pristoides* Agh.

Phyllophora rubens Grev., *nervosa* Grev.

Ceramium rubrum Ag., *aspergillosum* Lmx.

Sargassum salicifolium Bory.

Cystoseira barbata Ag., *Hoppii* Ag., *fibrosa* Ag.

Zonaria pavonia Ag.

Bryopsis balbisiani Ag., *setacea* Lmx.

Enteromorpha intestinalis Lk., *compressa* Grev.

Phycoseris linza Kütz.

Ulva lactuca, latissima.

Porphyra vulgaris Ag.

Peyssonelia squamaria Decaigne.

Conferva linum Müller, *sericea* Ag., *rupestris.*

Palmella bullosa Kütz.

103. Familie *Fungi.*

Agaricus campestris, deliciosus, emeticus Schäff., *muscarius.*

Boletus castaneus Fr., *luteus, bovinus.*

Polyporus destructor Fr., *perennis* Fr., *versicolor* Fr., *lucidus* Leysser., *hirsutus* Fr., *cinnaberinus* Fr.

Clavaria flava Müll.

Geaster hygrometricus Pers.

Rhacodium cellare Pers.

Sphaeria Typhae Lasch, *Viburni* Pers., *Coryli* Batsch, *herbarum* Pers., *Tiliae* Pers., *Campanulae* DC.

Telephora ochracea Fr.

Phallus impudicus.

Tremella mesenterica Retz.

Uredo candida Pers., *segetum* Pers., *Mays* Pers., *Leguminosarum* Pers., *Scrophulariae* Pers.

Aecidium Bupleuri Kunze, *compositarum* Martius, *albidum* DC., *Ranunculi* DC., *Crepidis* DC., *Violae* Schthl.

Erineum alneum Pers., *Vitis* DC., *acerinum* DC., *Laurocerasi* Noé M., *Carpini* Lasch.

Abkürzungen der botanischen Autor-Namen.

All.	für	Allione.	Her.	für	Hêrit.
Ait.	„	Aiton.	Hoffm.	„	Hoffmann.
Ach.	„	Acharius.	Hil.	„	St. Hilaire.
Agh.	„	Agardh.	Huds.	„	Hudson.
Boiss.	„	Boissieu.	Hornsch.	„	Hornschuh.
Benth.	„	Bentham.	Hpe.	„	Hampe.
Bernh.	„	Bernhardi.	Hedw.	„	Hedwig.
Bess.	„	Besser.	Jacq.	„	Jacquin.
Bert.	„	Bertolone.	Jaub.	„	Jaubert.
Brid.	„	Bridel.	Kern.	„	Kerner.
Clus.	„	Clusius.	Kütz.	„	Kützing.
Cav.	„	Cavanilles.	Lam.	„	Lamarck.
C.A.M.	„	C. A. Meyer.	Lk.	„	Link.
Curt.	„	Curtius.	Lois.	„	Loisell.
Cass.	„	Cassini.	Lap.	„	Lapeyrouse.
C.	„	Constantinopel.	Lehm.	„	Lehmann.
Danth.	„	Danthon.	Lyngb.	„	Lyngbye.
Desf.	„	Desfontaine.	Lmx.	„	Lamauroux.
DC.	„	De Candolle.	Mnch.	„	Mönch.
Desv.	„	Desveaux.	MB.	„	Marschall Bieberstein.
Ehr.	„	Ehrhard.			
Friv.	„	Frivalsky.	MK.	„	Mertens et. Koch.
Forsk.	„	Forskal.	Mill.	„	Miller.
Fr.	„	Fries.	Mich.	„	Micheaux.
Fisch.	„	Fischer.	Neck.	„	Necker.
Good	„	Goodenough.	N.M.	„	Noë Manuscript.
Guan.	„	Guani.	N.v.E.	„	Ness von Esenbek.
Grisb.	„	Grisebach.	O.	„	Olympus Berg.
Gärtn.	„	Gärtner.	P. B.	„	Palisot-Beauvais.
Guss.	„	Gussone.	Pers.	„	Persoon.
Grev.	„	Greville.	Pall.	„	Pallas.

Poir.	für	Poiret.	Sw.	„	Swarz.
Poll.	„	Pollini.	Schwäg.	„	Schwägrichen.
Rchb.	„	Reichenbach.	Schthl.	„	v. Schlechtendal.
R. Br.	„	Robert Brown.	Ten.	„	Tenore.
Retz.	„	Retzius.	Tr.	„	Trinius.
R. S.	„	Römer et Schultes	Ur.	„	d'Urville.
Roch.	„	Rochel.	Vill.	„	Villars.
Schrad.	„	Schrader.	Vis.	„	de Visiani.
Scop.	„	Scopoli.	WK.	„	Waldstein-Kitai-
Sibthp.	„	Sibthorp.			bel.
Sm.	„	Smith.	W.	„	Willdenow.
Schreb.	„	Schreber.	Wydl.	„	Wydel.
Salisb.	„	Salisbury.	Wibl.	„	Wibel.
Sutt.	„	Sutter.	W. M.	„	Weber et. Mohr.
Sieb.	„	Sieber.			

Schliesslich erfolgt noch eine Zusammenstellung der Familien von der hiesigen Flora nach ihren quantitativen Verhältnissen, woraus sich dasselbe zu den Familien der anderen 5 Floren deutlich herausstellt.

		Floren.					
		Constantino-polit.	Rumel.	Austria.	Bannat.	Pesth.	lit. Hung.
1	Synantherae	228	269	425	206	157	149
2	Papilionaceae	150	208	238	116	100	128
3	Gramineae	120	157	251	162	126	99
4	Labiatae	90	136	184	71	64	68
5	Cruciferae	82	124	186	93	82	60
6	Umbelliferae	77	121	146	87	66	67
7	Caryophylleae	70	125	124	74	55	50
8	Scrophularineae	63	95	157	76	58	60
9	Ranunculaceae	54	79	122	59	49	36
10	Boragineae	44	59	51	34	31	24
11	Liliaceae	41	51	68	41	29	46
12	Rosaceae	38	69	100	49	35	37
13	Rubiaceae	34	48	40	31	23	25
14	Orchideae	29	42	49	38	33	18
15	Cyperoideae	29	41	131	84	70	37
16	Euphorbiaceae	37	35	?	24	19	32
17	Campanulaceae	25	42	52	24	15	13
18	Chenopodiaceae	23	23	?	23	32	17
19	Geraniaceae	20	24	22	18	12	14
20	Amentaceae	18	19	86	32	27	23
21	Primulaceae	17	24	?	19	9	10
22	Polygoneae	17	22	?	32	21	13
23	Plantagineae	17	15	20	9	9	12
24	Papaveraceae	16	16	21	10	9	13
25	Hypericineae	14	17	26	5	4	13
26	Irideae	15	21	19	13	9	10
27	Urticeae	14	13	17	9	9	10
28	Coniferae	13	15	20	11	4	7
29	Valerianeae	12	14	?	6	9	4
30	Onagrariae	11	11	17	18	9	6
31	Malvaceae	11	14	17	9	9	10
32	Cistineae	11	14	17	3	1	7
33	Convolvulaceae	11	14	?	8	6	7
34	Dipsaceae	11	21	?	16	9	10
35	Juncaceae	11	19	40	18	11	14
36	Lineae	10	10	?	8	7	6
37	Violaceae	9	10	19	13	9	4
38	Crassulaceae	9	23	65	12	6	10
39	Ericeae	9	11	17	11	3	6
40	Jasmineae	9	8	?	4	4	6
41	Smilaceae	9	12	13	12	6	6
42	Solaneae	8	9	13	8	7	10

		Floren.					
		Constantino-polit.	Rumel.	Austria.	Bannat.	Pesth.	lit. Hung.
43	Gentianeae	8	15	?	16	10	8
44	Thymeleae	8	9	9	2	2	8
45	Salicineae	8	13	?	16	16	9
46	Aroideae	8	8	14	10	10	5
47	Saxifrageae	7	11	?	15	3	3
48	Orobancheae	7	15	?	5	3	8
49	Amaranthaceae	7	6	?	3	2	5
50	Plumbagineae	6	10	8	1	1	4
51	Amaryllideae	6	8	?	4	3	,,
52	Lythrarieae	5	4	17	4	4	6
53	Rhamneae	5	8	?	3	2	5
54	Apocyneae	5	5	?	2	2	2
55	Asclepiadeae	5	6	?	1	1	2
56	Najadeae	5	9	14	12	10	15
57	Haloragiae	4	2	3	4	5	6
58	Rutaceae	4	8	54	1	2	3
59	Terebinthinaceae	4	4	4	1	1	4
60	Berberideae	4	5	?	1	1	2
61	Caprifoliaceae	4	4	70	9	7	6
62	Aristolochieae	4	4	4	3	2	4
63	Acerineae	3	5	?	5	4	4
64	Polygaleae	3	5	?	6	3	3
65	Resedaceae	3	5	5	4	4	3
66	Santaleae	3	4	4	4	2	3
67	Loranthaceae	3	3	2	1	1	3
68	Oxalideae	2	2	2	1	1	2
69	Celastrineae	2	2	?	3	2	2
70	Tiliaceae	2	2	13	3	2	2
71	Cucurbitaceae	2	2	22	6	5	6
72	Tamariscineae	2	2	?	1	1	2
73	Nymphaceae	2	2	2	2	2	,,
74	Ribesiaceae	2	2	6	2	2	1
75	Araliaceae	2	2	1	1	1	1
76	Corneae	2	2	?	2	2	2
77	Acanthaceae	2	2	?	?	?	2
78	Verbenaceae	2	3	3	2	1	2
79	Globulariaceae	2	2	?	1	1	2
80	Alismaceae	2	3	10	7	6	1
81	Myrtaceae	1	2	1	,,	,,	1
82	Zogophylleae	1	1	1	1	1	1
83	Ilicineae	1	1	1	,,	,,	1
84	Staphylaceae	1	1	1	1	1	,,
85	Ampelideae	1	1	1	1	1	1

8*

		Floren.					
		Constantino-polit.	Rumel.	Austria.	Bannat.	Pesth.	lit. Hung.
86	Phytolacceae	1	1	?	,,	,,	1
87	Portulaceae	1	3	?	2	1	1
88	Frankeniaceae	1	1	,,	,,	,,	,,
89	Capparideae	1	2	1	,,	,,	1
90	Ebenaceae.	1	1	1	,,	,,	1
91	Lentibularieae	1	2	,,	,,	,,	,,
92	Laurineae	1	1	1	,,	,,	1
93	Elaeagneae	1	1	1	1	1	,,
94	Cytineae	1	1	,,	,,	,,	1
95	Ceratophylleae	1	1	3	2	1	1
96	Dioscoreae.	1	2	1	1	,,	1

Unser Florengebiet enthält   1697 Gefässpflanzen.

Grisebach beschreibt. . . 2269   ,,

Host in seiner Flora austriaca 3466

Die Flora des Bannats enthält 1810

Die Flora von Pesth . . . 1397

Die Flora des Ungar. Litorale 1351

D.

Die Fauna
der Umgebung von Constantinopel

1. Classe *Mammalia.*

Ord. *Chiroptera.*

Vespertilio ferrum equinum,
    "   *auritus,*
    "   *murinus.*

Ord. *Glires.*

Sciurus vulgaris [1]
Glis esculentus,
    "   *avellanarius,*
Mus musculus,
    "   *arvalis,*
    "   *Rattus,*
    "   *decumanus* [2]
Cavia porcellus,
Lepus timidus [3],
Histrix cristata [4].

Ord. *Ferae.*

Erinaceus europaeus,
Sorex araneus,
Talpa europaea,
Viverra Genetta,
Mustela foina,
    "   *putorius,*
Ursus Arctos,
    " *Taxus,*
Canis familiaris [5],
    "   *Lupus,*
    "   *aureus,*
    "   *vulpes,*
Hiaena striata [6],
Felis Pardus,
    "   *Lynx* [7],
    "   *Catus* [8].

Bemerkungen zu den Säugethieren.

1) Das Eichhörnchen sehr häufig in den Wäldern des Olymps und am Alemdagh, ist verschieden von dem in Deutschland vorkommenden.

2) Auf der asiatischen Küste nicht selten, während sie auf der europäischen Seite zu fehlen scheint.

3) Auch der hiesige Haase ist von dem unsrigen verschieden.

4) Mehrere im Museo der medicinischen Schule sich vorfindende Exemplare sind aus der hiesigen Umgegend.

5) Der hiesige Hund spielt eine so bedeutende Rolle in der grossen Haushaltung der Natur des türkischen Reiches, dass wir uns einige Worte über ihm hier erlauben. Was seine Abstammung betrifft, so wird dieselbe wohl immer zweifelhaft bleiben; obwohl sein wolfs- und chacalähnliches Aussehen uns berechtigen könnte anzunehmen, dass in frühern Zeiten eine fruchtbare Bastarderzeugung mit Wolf oder Chacal stattgefunden hat. Noë hatte Gelegenheit denselben in den verschiedensten Provinzen sowohl der europäischen als der asiatischen Türkei zu beobachten, so in Widdin an der Donau so in Bagdad am Tigris, überall bleibt er sich gleich, er ist ein wolfsartiger Schäferhund.

6) Ein Exemplar, welches sich im Musio befindet, ist bei Nicaea geschossen worden.

7) Der kleine Panther ist in den Gebirgen des Olymps gar nicht selten, er kommt aus den Taurus-Gebir-

Ord. *Solidungula.*

Equus Caballus [9]),

„   *Asinus* [10]).

Ord. *Bisulca.*

Camelus Dromedarius [11]) ,

Capra Ovis [12]),

„   *Hircus,*

gen und zwischen Erzeroum und Van trifft man ihn in grosser Anzahl. Der dort commandirende General en chef Reschid-Pascha besitzt mehr als 50 sehr schön gegerbte Felle von dieser Katze, die sämmtlich aus der dortigen Gegend ihm geliefert worden waren.

8) Die wilde Katze haben wir hier noch nicht beobachtet, wohl aber ist die Angora-Katze mit ihrem langen seidenartigen Haare nicht selten, besonders in Brussa und Nicomedien.

9) Das kurdische Pferd ist hier das gemeinste und im Verhältniss zu den andern Hausthieren wohlfeil, tausende werden aus dieser Provinz hierher gebracht, da sie den von dort herkommenden Reisenden zum Reiten und als zum Gepäcke tragen benutzt, nun hier verkauft werden, sie sind ausserordentlich fromm. Der edle Araber ist selten und theuer.

10) Der arme Esel! Das geplagteste Thier hier unter Allen! unter der Willkühr eines rohen Thierquälers ist er zu Allem verdammt, und das einzige Lastthier von Constantinopel. Er ist klein, meistentheils von schwarzer weniger von grauer Farbe. Die weissen, die vorzüglich aus der Umgegend von Bagdad kommen, sind noch einmal so gross und stark und werden besonders zum Reiten benutzt, da sie sehr sanft und dabei schnell gehen, sie stehen in hohem Preise, eben so die von dort herkommenden Maulthiere (mulus) sind wegen ihrer Grösse und Stärke sehr geschätzt, und werden theuer bezahlt. Leider sind sie sehr tückisch.

11) Das gemeine Kamehl ist bloss als eingeführt zu betrachten, findet

sich in grosser Anzahl vor, und wird bloss zum Transportiren der Waaren und Getreidearten verwendet. Sie kommen sämmtlich aus Mesopotamien und Arabien, sind gewöhnlich von weissgrauer Farbe, und die dortigen Araber der Wüste besitzen tausende, wie Noë selbst gesehen hat als er in Begleitung des Dervich Pascha, der von einem Schah eingeladen wurde sein Lager zu besuchen, dort war; obgleich diess nur ein sehr kleiner Stamm war, wo er nur ohngefähr 60 — 70 Zelte zählte, so fanden sich doch mehr als 6000 Kamehle, einige tausend Schafe, mehr als 1000 Pferde, wenige Kühe und Ochsen, worunter die Mehrzahl Büffel waren.

12) Das Schaf! Wie bekannt ist die Hauptfleischnahrung der Orientalen Schaffleisch, auch hierin sind sie im Ganzen sehr genügsam, und die vielen verschiedenen Speisen werden vorzüglich aus dem Pflanzenreiche genommen, und dazu entweder Butter, oder der Fettschwanz des arabischen Schafes verwendet. Hier in Constantinopel ist der Verkauf sämmtlicher verschiedener Fleischsorten kaiserliches Monopol und verpachtet, mit der Bedingung, dass die Hauptstadt immer auf 1 Monat im Voraus mit hinlänglichem Fleische versehen sei. Da nun auch jeder Soldat und sämmtliche Militär- und Civil-Beamte sogenannte Taims d. h. Naturallieferungen haben, die vorzüglich in Fleisch, Reis, Butter, Gemüse, Zwiebeln, Salz, Kohlen u. s. w. bestehen, so geht die Consumtion des Schaffleisches ins Ungeheure, und die vielen Schaf-

Bos Taurus [13]),
 „ *Bubalus* [14]),
Cervus Dama,
 „ *palustris,*
 „ *capreolus.*

Ord. *Multungula.*

Sus Scrofa [15]).

Ord. *Palmata.*

Phoca vitulina,
Lutra vulgaris.

Ord. *Cetacea.*

Delphinus Delphis.

II. Classe *Aves.*

Ord. *Accipitres.*

Vultur barbatus [1]),
 „ *fulvus,*
 „ *perinopterus* [2]),
Falco ater,
 „ *Buteo,*
 „ *communis,*
 „ *Nisus,*
 „ *Milvus,*
 „ *palumbarius,*
 „ *Subbuteo,*
 „ *Tinnunculus,*
 „ *tinnunculoides,*

herden, die um Constantinopel weiden, sind sämmtlich dazu bestimmt, daher kommen denn immer aus allen Provinzen des vasten Reiches grosse Heerden, und man sieht hier die verschiedensten Racen. Vorzüglich aber liefert Kurdistan die grösste Menge, und zwar in 2 Varietäten, das gemeine kurdische Schaf, welches gewöhnlich rothbraun oder schwarz ist, und das Schaf mit dem Fettschwanz, fast immer weiss und von ausserordentlicher Grosse, während erstere klein und mager sind werden sie vorzüglich oder wohl ganz für das Militär und andern Naturallieferungen verwendet, letztere aber zum Verkauf geschlachtet, das Fleisch ist gewöhnlich noch einmal so theuer. Butter wird vorzüglich aus der Schafmilch bereitet, auch muss noch erwähnt werden, dass das Fleisch sämmtlicher verschiedener Raçen sehr wohlschmekkend ist.

13) Der Ochse und die Kuh um Constantinopel gehören gewiss zur schlechtesten Race, bei schlechtem Futter und keiner Pflege, bleiben sie klein und mager und strotzen von Unrath; sie werden vorzüglich zur Feldarbeit verwendet.

Es ist aber in Constantinopel noch eine andere Race von Ochsen, diese sind gross, stark und von weissgrauer Farbe, sie kommen sämmtlich aus Rumelien, und am Ufer der Donau weiden sehr beträchtliche Heerden.

14) Der Büffel ist hier von ganz besonderer Grosse und Stärke, er wird vorzüglich zur Feldarbeit verwendet, und seine Milch vermischt mit der der Schafe vorzüglich in Pera zum beliebten schwarzen Tranke von den Franken gekauft.

15) Schweinefleisch darf in Constantinopel nur während der Carnevalzeit öffentlich d. h. auch hier nur in Pera und Galata verkauft werden. Das Thier selbst muss in einem gut zugenähten Sacke und zur Nachtzeit hierher gebracht werden.

Bemerkungen zu den Vögeln.

1) Es ist dieser grosse Vogel in den Gebirgen des Olymps nicht selten, und von Noë selbst für das Museum geschossen worden.

2) Ungemein häufig um Constantinopel

Falco bicolor,

„ rufipes,

rufus,

„ bruneus,

„ passerinus,

„ gallinarius,

„ lanarius,

„ pyardus,

„ lagopus,

„ peregrinus.

Aquila chrysoëtes [3]),

„ imperialis,

Stryx passerina,

„ Scops,

„ aluco,

„ flammea,

„ Bubo,

Lanius Collurió,

„ rufus,

minor,

„ Excubitor.

Ord. Pici.

Picus viridis,

„ major,

„ minor,

Yunx Torquilla,

Alcedo smyrnensis,

„ ispida,

„ picta,

Merops Apiaster,

„ ornatus,

„ viridis,

Upupa Epops,

Certhia familiaris.

Ord. Coraces.

Corvus graculus [4]),

„ Pica,

„ Caryocatactes,

„ glandarius,

„ Cornyx,

„ Corax [5]),

„ glandulosus

Coracias garrula,

Cuculus canorus,

Glareota torquata,

„ pratineola,

Ord. Passeres.

Alauda campestris,

„ arvensis,

„ arborea,

„ cristata [6]),

„ calandra,

„ calandrella,

„ flava,

„ pratensis,

Sturnus vulgaris,

Turdus Merula,

„ saxatilis,

„ violaceus,

„ cyanus,

„ iliacus [7]),

„ viscivorus,

„ roseus [8]),

„ saxatilis [9]),

„ pilaris,

Loxia curvirostris [10]),

„ Pyrrhula,

Emberiza Citrinella,

---

3) Um Constantinopel sehr selten, desto häufiger in den Gebirgen des Olymps.

4) Gemein in den Gebirgen des Olymps.

5) Nicht gemein daselbst.

6) Wird hier ausserordentlich **gross**, ist fett und sehr schmackhaft.

7) Selten.

8) Am Alemdagh.

9) Eben daselbst selten.

10) Der Kreuzschnabel; dieser Vogel wird im Herbst und Winter sehr haufig von den Vogelfängern lebendig zum Verkauf gebracht, und nach den von ihnen eingezogenen Erkundigungen wird er in den Waldern des Olymps gefangen, sie machen mit ihm gute Geschäfte, und verkaufen denselben an die Nichtkennern oft zu sehr hohen Preisen.

Emberiza cia,
,,   *cirlus,*
,,   *hortulana* [11]*),*
,,   *miliarina,*
Fringilla hispaniolensis,
,,   *montifringilla,*
,,   *montana,*
,,   *cannabina,*
,,   *carduelis,*
,,   *spinus,*
,,   *serinus* [12]*),*
Muscicapa atricapilla,
,,   *grisola,*
,,   *collaris,*
Motacilla alba,
,,   *flava,*
   tythis,
,,   *phoenicurus,*
,,   *rubetra,*
,,   *luscinia,*
,,   *curruia,*
,,   *Oenanthe,*
,,   *cinerea,*
,,   *melanocephala,*
,,   *atricapilla,*
,,   *rubecula,*
,,   *regulus,*
,,   *troglodytes,*
,,   *hortensis,*
,,   *turdoides,*
Parus luetuosus,
,,   *major,*
,,   *biarmicus,*

Parus ater,
,,   *coeruleus,*
,,   *cristatus,*
,,   *palustris,*
,,   *caudatus,*
,,   *pendulinus,*
Hirundo apus,
,,   *rustica,*
,,   *riparia,*
,,   *urbis,*
Caprimulgus europaeus,
Aster griseus major,
,,   ,, *minor.*
   Ord. *Gallinae.*
Columba Turtur,
,,   *livia,*
,,   *oenas,*
,,   *palumbus,*
Tetrao Francolinus,
,,   *Tetrix,*
,,   *Coturnix,*
,,   *rufus,*
Numidia Meleagris,
Phasianus Colchicus [13]*),*
,,   *Gallus cum var.*
Meleagris Gallopavo,
Pavo cristatus,
Otis Tetrix
,,   *tarda,*
   Ord. *Grallae.*
Phoenicopterus ruber,
Ardea alba,
,,   *cinerea Grus,*

11) Die Fettammer, oder der Ortolan der Römer und Italiener, jener berühmte Vogel der eine der grössten Leckerspeisen der Römer war, hat hier durchaus nicht jene gerühmten Eigenschaften, hier ist und bleibt er zähe und mager, ein Beweiss, dass er nur durch künstliches Futter seine Berühmtheit erlangt hat.

12) Auf der asiatischen Seite sehr häufig, dieser schöne Vogel erfreut durch seinen angenehmen Gesang.

13) Der gemeine Fasan, dieser Vogel wird hier n cht gehegt, sondern er erscheint im wilden Zustande, jedem ist es erlaubt ihn zu schiessen, am Alemdagh, am Aidos, bei Nicomedia, und in den Vorwäldern des Olymps ist er sehr gemein, und wird von diesen Orten den ganzen Winter hindurch zum Verkauf zu Markte gebracht, auch für Naturaliencabinette wird er von hier sehr häufig präparirt.

Ardea comata,
     „   *major,*
     „   *purpurea,*
     „   *Nycticorax,*
     „   *Garzetta,*
     „   *ralloides,*
     „   *minuta,*
     „   *stellaris,*
     „   *Virgo* [14]),
Tantalus falcinellus,
Scolopax major,
     „   *paludosa* [15]),
     „   *gallinayo* [16]),
Tringa subarquata,
     „   *minuta,*
     „   *Vanellus,*
     „   *arenarius,*
Rallus aquaticus,
Recurvirostra avosetta,
Haematopus ostralegus,
Numenia torquata,
     „   *tenuirostris,*
Fulica Porphyrio,
     „   *atra,*

Ord. *Anseres.*

Puffinies anglorum [17]),
Sterna caspica,
Columbus septemtrionalis,

Larus melanocephalus [18]),
     „   *fuscus,*
     „   *canus,*
     „   *argenteus,*
Mergus serrator [19]),
     „   *albellus* [20]),
Pelecanus Onacrotalus,
Carbo pygmaeus,
Platalea Leucorodia,
Anas Boschas,
     „   *rutila,*
     „   *crecca,*
     „   *leucocephala,*
     „   *domestica,*
     „   *colymbis,*
     „   *ferina,*
     „   *fuligula,*
     „   *Penelope,*
     „   *rufina,*
     „   *strepera,*
Anser ferus,
     „   *domesticus,*
     „   *Cygnus,*
Halieus Carbo,
     „   *Gracullus.*

III. Classe *Amphibiae*[1]).
Ord. *Reptiles.*

Testudo mediterranea,

---

14) Dieser sehr seltene Vogel, die numidische Jungfer ist von Noë bei den See Küczük-Tschekmecze oder kleinen Schleuse 5 Stunden von Constantinopel geschossen worden.

15) Die grosse Sumpfschnepfe, der im Winter am häufigsten vorkommende Vogel dieser Gattung wird zu tausenden zum Verkauf gebracht.

16) Die Heerschnepfe ist hier viel seltener.

17) Zu vielen tausenden kommen sie vom schwarzen Meere, durchziehen hart über die Oberfläche des Meeres im schnellen Fluge den Bosphorus und gehen weit ins Marmormeer hinein,

von wo sie wieder zurückkehren, solche Schwärme die sich in jeder Minute einander begegnen, findet man zu jeder Zeit des Jahres.

18) Im Jahre 1845 wurde von Noë bei Nicomedia ein Exemplar geschossen.

19) Das Vorkommen dieses Vogels ist eine sehr interessante Erscheinung (NB. er gehört dem hohen Norden an).

20) Die Nonne ist noch häufiger als vorige Species, und ist auch ein Nordvogel.

Bemerkungen zu den Amphibien.

1) Wir theilen nur diejenigen mit, die

Testudo graeca,
„ *orbicularis,*
Rana esculenta,
„ *arborea,*
„ *temporaria,*
, *viridis,*
„ *bombino,*
„ *Buffo,*
Agama scarpina,
Gecko cyanodactylus,
Lacerta chlorantha,
„ *olivacea,*
„ *viridis,*
„ *lacustris,*
serpa,
„ *vivipara,*
„ *muralis,*
Chamaeleon vulgare [2]),
Salamandra lacustris,
„ *vulgaris,*

Ord. *Serpentes.*

Coluber Berus,
„ *Cerostes,*
„ *Vipera,*
„ *Natrix,*
„ *Xantharus,*
„ *Aesculapii,*

Anguis insignis [3]),
„ *fragilis.*

IV. Classe *Pisces* [1]).

Ord. *Chondropterygii.*

Raja marmorata,
„ *rubis,*
„ *punctata,*
„ *Batis,*
„ *Pastinaca,*
Squalus Zygaena,
„ *Acanthias,*
„ *Carcharias,*
Lophius piscatorius.

Ord. *Branchiostigi.*

Accipenser ruthenus,
„ *stellatus,*
Centriscus Scolopax,
Syngnathus Hippocampus.

Ord. *Apodes.*

Muraena maritima,
Ophisurus serpens,
Stromateus fiatula,
Xiphias Gladius.

---

wir genau kennen, eine nicht geringe Zahl, die wir hier gesammelt haben, sind noch nicht genau bestimmt.

2) Das Chamaeleon nur auf der asiatischen Seite, nicht selten bei Nicaea.

3) Eine sehr schöne neue Species, die wir auf den Prinzeninseln gefunden haben.

Bemerkungen zu den Fischen.

1) Die in diesem Verzeichnisse aufgeführten Fische sind sämmtlich im Museo der medicinischen Schule in Galata Seraie befindlich, sie sind theils aus dem schwarzen Meere, theils aus dem Bosphorus, dem Marmormeer, und den Dardanellen, und was die Süsswasserfische betrifft aus dem See „der kleinen Schleuse" gesammelt, hier und in den kleinen Flüssen der Umgegend von Constantinopel befinden sich noch mehrere aus der Familie der Cyprineen, die wohl neu sein dürften, und daher als noch nicht genau bekannt, bis jetzt noch nicht aufgezeichnet sind.

Was die Meerfische betrifft, so ist der Fischmarkt in den verschiedenen Theilen von Constantinopel besonders im Herbst, Winter und Frühjahr immer sehr reichlich damit versehen, im Sommer sind vorzüglich die verschiedenen Arten von Scomber und der Schwertfisch häufig, letzterer erreicht hier keine beträchtliche Grösse,

Ord. *Jugularis.*

Callionymus Dracunculus,
Uranoscopus scaber,
Gadus merlucinus.

      Ord. *Thoracici.*

Echeneis Remora [2]),
   „   *Naucrates,*
Cottus Gobio,
   „   *quadricornis,*
Scorpaena scrofa [3]),
   „   *elactyloptera,*
   „   *gibbosa,*
Dentex vulgaris [4]),
Zeus faber,
Pleuronectes Solea,
       „   *maximus,*
Sparus argentea,
   „   *aurata,*
   „   *spinifer,*
   „   *melanurus,*
   „   *Sargus,*
   „   *Dentex,*
   „   *Maj,*
Labrax Julis,
   „   *pictus,*
   „   *tessulatus,*
   „   *castaneus,*
   „   *viridis,*
   „   *marmoratus,*
Sciaena umbra,
   „   *cyrrhosa,*
Perca Labrax,
Scomber Scomber [5]),
   „   *solius,*
   „   *pneumatophora* [6]),

Scomber Thynnus,
   „   *Pelamys,*
   „   *mediterraneus,*
Mullus barbatus [7]),
Trigla Cuculus,
   „   *Gurnardus,*
   „   *volitans,*
   „   *pictus.*
      Ord. *Abdominales.*
Selurus glanis,
Esox lucius,
Belone acus,
Aurata annularis.

V. Classe *Mollusca.*

Sepia Loligo,
   „   *officinalis,*
Bops vulgaris,
   „   *Boga,*
   „   *Salpa,*
   „   *Sepia,*
   „   *sagitta,*
   „   *melanurus,*
Octopus vulgaris,
   „   *granulatus,*
Aptysca depilans,
Limax agrestis,
   „   *ater,*
   „   *maximus,*
Aphrodite aculeata,
Nereis noctiluca et alia,
Actinia coccinea,
   „   *alba,*
   „   *urens,*
Thetys leporina,
Terebella lapidaria.

---

sein Fleisch ist wohl zart, aber doch
weichlich und fett, diese Fische sind
zu dieser Zeit die Hauptnahrung der
niedern Classe.

2) Dieser Fisch wird hier mit dem italienischen Namen „Fanfaro" belegt.

3) Heisst hier Scrofanello.

4) Heisst hier Dentice.

5) und 6) Diese beiden Scomberarten

werden in grossen Partien einge-
salzen, letzterer auch an der Sonne
getrocknet, womit sich ausschliesslich die Juden beschaftigen, da sie
eine Hauptnahrung derselben sind

7) Wird hier ausgezeichnet gross, und
seine Farben besonders im lebenden
Zustande sind unbeschreiblich schon.

VI. Classe *Conchiliae.*

Ord. *Multivalves.*

Pholas Dactylus L.
Gastrodaena cuneiformis Lam.
Solen Siliqua L.
   „ *vagina* L.
   „ *strigillatus* L.
   „ *Ensis* L.
Anatifa anatifera Poly.
Balanus balanoides Poly.
Pandora rostrata Lam.

Ord. *Conchae.*

Mya rostrata Lam.
   „ *truncata* Lam.
Unio assimilis Pf.
   „ *byzantinus* Noé Man.
Anodonta Kithanensis Pf.
Tellina nitida Poly.
   „ *planata* L.
   „ *doracina* L.
   „ *lactea* Lam.
   „ *reticulata* Lam.
   „ *rubiginosa* Lam.
   „ *radiata* L.
   „ *fragilis* L.
Lutraria solenoides Lam.
Mactra Saltorum L.
   „ *solida* L.
   „ *triangularis* L.
   „ *graeca* Lam.
Venus geographica L.
   „ *florida* Lam.
   „ *decussata* L.
   „ *verrucosa* L.
   „ *Gallina* L.
   „ *Chione* L.
   „ *aurea* Lam.

Venus hiatelloides L.
Spondylus longispina Lam.
   „ *Gaederopus* L.
Chama calyculata L.
   „ *griphoides* L.
Arca Noae L.
   „ *barbata* L.
   „ *nodulosa* Broch.
   „ *nucleus* L.
Ostrea pectinata Lam.
   „ *multistriata* Lam.
   „ *lamellosa* Broch.
Anomia Ephyppium L.
   „ *vitrea,*
Mytilus edulis L.
   „ *avicula* L.
Pinna squamosa L.
   „ *rudis* L.
   „ *nobilis* L.
Donax Trunculus L.
   „ *flaveola* Gmel.
   „ *scripta* Lam.
Lucinia lactea Lam.
   „ *Pecten* Lam.
Lucinia digitalis Lam.
   „ *squamosa* Lam.
   „ *varicata* Lam.
Cytherea cancellata Lam.
   „ *Chione* Lam.
   „ *rugusa* Bragn.
   „ *lineata* Lam.
Cardium pectinatum Lam.
   „ *tuberculatum* Lam.
   „ *edule* L.
   „ *sulcatum* L.
   „ *aculeatum* L.
   „ *echinatum* L.
   „ *serratum* Lam.

Anmerkung zu den Conchylien.

Was die Susswasserconchylien betrifft, so sind sie alle ohne Ausnahme von Noë hier gesammelt worden, was hingegen die des Meeres anbelangt, so ist das Verzeichniss nach der Sammlung angefertigt worden, die im Museo der medicinischen Schule sich vorfindet, und von Sr. Excellenz Ismael Pascha damaligen Hekim Baschi derselben geschenkt wurde, die er in der hiesigen Umgegend so wie im Golf von Moudania, im Marmormeer, und im Golf von Nicomedien hat sammeln lassen.

Cardium ciliare L.
Isocardia Cor Lam.
Pectunculus violacescens Lam.
„ pilosus Lam.
„ glycimeris Lam.
Modiola barbata L.
„ Tulipa L.
„ Lithophaga Lam. [1])
Avicula costellata Lam.
Lima inflata Lam.
Pecten Jacobaeus Lam.
„ opercularis Lam.
„ maximus Lam.
„ Pes felis Lam.
Ord. Cochleae.
Ancylus fluviatilis Mill.
„ lacustris Mill.
Vitrina pellucida Drap. [2])
„ elongata Drap.
Helix adspersa Mill. [3])
„ aspera Mill.
„ hirta Pfeif. [4])
„ vermicalata Mill. [5])
„ naticoides Br. [6])
„ candidissima Drap.
„ serpentina Lam.
„ muralis L.
„ variabilis Drap.
„ cespitium Drap.
„ ericetorum Mill.
„ Carthusiane Drap.
„ Carthusianella Drap.
„ cinctella Drap.
„ striata Drap.
„ pyramidalis Drap.
„ maritima Drap.
„ serpentina Feruss.
„ splendida Drap.

Helix planospira Drap.
„ incarnata Drap.
„ cellaria Mill.
„ algira L.
„ nitens Mich.
„ rotundata Mill.
„ lenticulata Drap.
„ rupestris Dr. [7])
„ conoidea Drap.
„ conica Drap.
Pupa Avena Drap.
„ umbilicata Drap.
„ marginata Drap.
„ rupestris Pfeif.
„ tridens Drap.
„ 4 dentata Rossm.
„ pygmaea Drap.
„ muscorum Drap.
Clausilia alba Drap.
„ papillaris Drap.
„ punctata Mich.
„ atropurpurea Jan. [8])
„ striata Rossm.
„ rugosa Rossm.
„ plicata Rossm.
„ bithynica Noé Man.
„ olympica Schwerzb.
„ 7 plicata Drap.
„ decollata Drap.
Spinorbis nautiloides Lam.
Succinea amphibia Drap.
Bulimus Zebra Drap. [9])
„ Tournefortii Drap.
„ Desfontainii Pfeif.
„ montanus Lam.
„ obscurus Drap.
„ decollatus Brign.

1) heissen hier *Dattero di mare* sind an einigen Stellen sehr häufig, und vom feinsten Geschmacke.
2) Auf dem Olymp.
3) Wird gegessen.
4) Auf dem Olymp.
5) hier die gemeinste Schnecke mit vielen Abänderungen, wird häufig gegessen.
6) vorzüglich bei Brussa auf Maulbeer-sträuchern.
7) Auf dem Olymp.
8) Brussa bei den Bädern selten !
9) Bei Ghemlik auf Sträuchern

Polyphimus dilatatus Ziegl.
Auricula minima Drap.
Cyclostoma elegans Drap.
„ maculatum Drap.
„ anatinum Drap.
Pl norbis complanatus L.
„ marginatus Drap.
„ spinorbis Mill.
Lymnaeus palustris Drap.
„ perger Drap.
„ ovatus Drap.
„ minutus Drap.
Paludina vivipara Drap.
„ ferruginea Drap.
Neretina fluviatilis L. .
Natica naticoides Lam.
Melania thermalis Noé Man.
Physa aquatica Lam.
Haliotis tuberculata Lam.
Tornatella fasciata Lam.
Scalaria communis Lam.
Phasianella pulla L.
Cerithium vulgatum L. .
Pleurotoma plicatum Lam.
Chenopus Pes Pelicani L.
Cassidaria Echinophora L.
Marginella buccinea Brocc.
Volvaria miliacea L.
Penna edulis L.
Conus ignobilis Oliv.
„ mediterraneus Jan.
Cypraea lurida L.
„ coccinella Lam.
„ cinnamomea Lam.
„ annulus L.
Mitra plicatula Brocc.
„ Caffra L.
„ lutescens Lam.
„ lactea Lam.
Columbella rustica L.
„ laevigata Brocc.
Buccinum corniculum Oliv.

Buccinum gibbosum L.
„ mediterraneum L.
„ neritium L.
Purpura Gualterii Lam.
„ Gulea Lam.
Murex Lampos Gmel.
„ erinaceus L.
„ trunculus L.
„ scrobiculatus L.
Fusus corneus L.
„ rostratus Lam.
Turbo plicatus Lam.
„ muricatus Lam.
„ neretioides L.
Trochus rugosus L.
„ striatus L.
„ Magus L.
„ granulatus,
„ Conus,
Ord. Univalves.
Patella grecca Lam.
„ vulgaris Lam.
Serpula perforata Lam.
Teredo navalis L.

VII. Classe Crustacea.

Echinus esculentus L.
Asterias rubens L.
Nica edulis L.
Astacus marinus Lam.
„ fluviatilis? [10])
Calypso periculosa L.
Palinurus quadricornis Lam.
Inachus Squinado L.
Portunus puber L.
„ spinosus Lam.
„ Lupa Lam.
„ pelagicus Lam.
Cancer Moenas L.
„ Pinnotheres L.
Potamophilus edulis Lam.
Pagurus Bernhardus Lam. [11])

10) Ist gewiss eine neue Spezies
11) Vorstehende hier verzeichnete Arten werden hier häufig roh und gekocht gegessen, sie sind eine Lieblings speise des gemeinen Mannes, und man findet die verschiedenen Arten

Monoculus piscinus L.
„   argulus Fabr.
„   apus Fabr.
Cypris conchacea Latr.
Polyphemus oculus Mill.
Apus pisciformis Schäff.
Calappa granulata Fabr.
Grapsus varius Latr.
Pinnotheres Mytilorum Fabr.
Leucosia Nucleus L.
Maja armata Latr.
Macropus longirostris Fab.
Dorippe quadridens Fab.
Squillarus latus Latr.
Galathea strigosa Fab.
Palaemon Squilla Fab.
Crangon vulgaris Fab.
Squilla Mantis Fab.
Grammarus Locusta Fab.
„   pulex Fab.

Ord. Tetracera.

Asellus vulgaris,
Idotea Entomon,
Cynothoa Asilus,
Bopyrus Squillarum,
Ligia oniscides,
Philoscia muscorum,
Oniscus Asellus,
Porcellio scaber,
„   laevis,
Armadillo vulgaris.

Ord. Myriopoda.

Glomeris pustulata,
Julus terrestris,
„   sabulosus,
„   complanatus,
Scolopendra Lugura,
„   coleoptrata,
„   forficata,
„   morsitans,

Scolopendra electrica.

Ord. Araneides.

Mygale caementaria,
„   Sauvagesii,
Drossus melanogaster,
Argyroneta aquatica,
Aranea labyrinthica,
„   13 guttata,
„   domestica,
Lyniphia triangularis,
Epeira fasciata,
„   colophylla,
„   conica,
Tomisus cristatus,
„   tigrinus,
Lycosa Tarentula,
„   saccata,
Eresus cinnaberinus,
Salticus scenicus,
„   Sloanii,
Scorpio europaeus,
„   australis,
Phalangium Opulio,
„   tricarinatum,
Trombidium phalangioides,
„   extensens,
„   holosericea.

Ord. Acarideae.

Acarus Coleoptearum,
„   geniculatus,
„   domesticus,
„   siro,
„   farinae,
„   passerinus,
„   scabici,
„   Phalangii,
„   longicornis,
„   parasiticus,
„   reflexus,
„   Ricinus,
„   Reduvius,

zu der Zeit, wo sie häufig gefangen werden, vor den Wein- und Brand-weinhäusern in Pera und Galata zum Verkauf ausgestellt.

Uropoda vegetans,
Hydrachne geographica,
    „   cruenta.
Caeris vespertilionis,
Lepisma saccharina,
    „   cylindrica,
    „   polypoda
Podura plumbea,
    „   viridis,
Pediculus humanus,
    „   pubis,
    „   cervicalis,
    „   cornicis.

VIII. Classe *Insecta* [12]).

Ord. *Coleoptera.*

Anobium pertinax,
Anthrenus Scrofulariae.
    „   Verbasci,
Aleochara bipunctata,
Brachinus crepitans,
    „   sclopeta,
Buprestis chrysostigma,
    „   minuta,
    „   taeniata,
    „   rustica,
    „   tenebrionis,
    „   brutia,
    „   9 maculata,
    „   Stephanelli,
    „   Bubi,
Blaps mortifaga,
Cetonia Morio,
    „   aurata,
    „   Aeneas,
    „   viridis,
    „   Imperialis,

Cetonia stictica,
    „   signata Schwerzb.
    „   hirta,
Cicindela campestris,
    „   hybrida,
Carabus tauricus,
    „   Olivieri,
    „   byzantinus,
    „   leucophthalmus,
    „   ruficornis,
    „   marginatus,
    „   coriaceus,
    „   violaceus,
    „   croaticus,
    „   dalmaticus,
    „   catenulatus,
Cibrio Gigas,
Clerus apiarius,
    „   formicarius,
    „   alvearius,
Coccinella 2 punctata,
    „   7 punctata,
    „   20 punctata,
    „   22 punctata,
    „   ocelleta,
    „   14 pustulata,
    „   chrysomelina,
Chrysomela tenebriosa,
    „   sanguinolenta,
    „   marginata,
    „   cerealis,
    „   haemoptera,
    „   aenea,
    „   oleracea,
    „   Backii,
Cassida nebulosa,
    „   ferruginea,

---

12) Wir bedauern sehr, bei der Aufzählung der einzelnen Arten nicht voll-
ständiger sein zu können, Noé's sehr
reiche Sammlungen, so wie die der
k. medicinischen Schule im Galata
Serai, und sämmtliche schon vollendete Manuscripte gingen uns bei
dem grossen Feuer in Pera, welches
auch das Galata Serai ergriff, verloren.

   Die Aufzählung der Coleopteren
erfolgt in alphabetischer Ordnung.

Copris lunaris,
Cryptocephalus auritus,
      ,,   sericeus,
            longipes,
            tridentatus,
      ,,   6 punctatus,
      ,,   4 maculatus,
Cistela cervina,
  ,, ceramboides,
Crioceris merdigera,
  ,,   stercocaria,
  ,,   melanopa,
Curculio argentatus,
  ,,   sulcirostris,
  ,,   nebulosus,
  ,,   paraplectieus,
  ,,   nigrita,
  ,,   Ascarii,
  ,,   barbarus,
  ,,   aeridulus,
  ,,   pyriformis,
  ,,   algirus,
  ,,   incanus,
  ,,   triangularis,
Cerambyx cerdo,
  ,,   moschatus,
  ,,   Köhleri,
  ,,   purpureus,
  ,,   Schwerzenbachii,
  ,,   Thirkii,
Callidium trifasciatum,
  ,,   plebejum,
  ,,   Arietis,
  ,,   Alni,
Cantharis nigripes,
  ,,   obscura,
Cicindela campestris,
  ,,   hybrida,
  ,,   capensis,
Cercus pedicularius,
  ,, Urticae,
Dorcadion tauricum,
  ,,   bilineatum,
  ,,   4 lineatum,
  ,,   abruptum,
  ,,   fulvipes,

Dorcadion nigrum,
Dermestes lardarius,
  ,,   vulpinus,
  ,-   murinus,
  ,,   pellio,
  ,,   trifasciculatus,
Dasytes ater,
Ditiscus marginatus,
  ,,   2 pustulatus,
Drypta emarginata,
Elater Theseus,
Elater marinus,
  ,,   castaneus,
  ,,   ferrugineus,
  ,,   niger,
  ,,   haematodes,
Elaphrus aquaticus,
  ,,   flavipes,
Enoplium serraticorne,
Gyrinus natator,
Hister unicolor, sulcatus,
  ,,   sterculifer,
Harpalus tardus,
  ,,   bucephalus,
Helops coeruleus,
  ,,   quisquileus,
Lucanus capreolus,
  ,,   parallelepepidus,
Lagria nigra,
Lamia tristis,
  ,,   textor,
  ,,   pedestris,
Leptura nigra,
  ,,   melanura,
  ,,   4 fasciata,
Lampyris noctiluca,
  ,,   splendidula,
Lebia 4 maculata,
Malachius aeneus,
  ,,   bipustulatus,
Mordella aculeata,
Mylabris 10punctata,
  ,,   Cichorei,
  ,-   melanura,
Melolontha fullo,
  ,,   vulgaris,

Melolontha solstitialis,
„ aeruginosa,
„ argentea,
„ agricola,
„ erythrocephala,
„ vitis,
„ viridis,
Necydalis viridissima,
„ coerulea,
„ rufa,
Nebria arenaria,
„ brevicollis,
Necrophorus vespilio,
Necrobia violacea,
Nitidula bipustulata,
Omalium rivulare,
Oxyporus rufus,
Opillus mollis,
Opatrum sabulosum,
Ptinus imperialis,
Pyrochroa coccinea,
Pimelia muricata,
„ morio,
„ carinata,
„ glabra,
Rhagium bifasciatum,
„ nigrum,
Rhinomacer coeruleus,
Scarabaeus sacer,
„ intermedius [13]),
„ luticollis,
„ stercorarius,
„ vernalis,
„ Schäfferi,
„ ovatus,
„ candida,
Sylpha rustica,
„ laevigata,
„ ferruginea,
„ atrata,

Sylpha bimaculata,
Saperda Cardui,
„ coerulescens,
Sternocorus meridianus,
„ niger,
Stenus biguttatus,
Scarites arenaria,
„ Gigas,
„ sabulosus,
Staphilinus maxillosus,
„ Ulmi,
„ hirtus,
„ erythropterus,
Sylpha litoralis,
Trachinus rufipes,
„ chrysomelinus,
Trox sabulosus,
Tenebrio molitor,
„ caraboides,
Trichus fasciatus,
„ hemipterus,
Zyphium olens.

Ord. Hemiptera.

Acheta domestica,
„ turcica,
Acridium serratum,
„ tataricum,
„ germanicum,
„ flavum,
„ biguttatum,
Aphis Gallarum,
„ Rosae,
„ Tiliae,
„ Salicis,
„ Ulmi u. m. andere.
Blatta germanica,
„ orientalis,
Cercopis sanguinolenta,
„ spumaria,

---

[13] Diesen nur noch erst in sehr wenigen Exemplaren vorhandenen Käfer hat das Museum der k. medicinischen Schule von dem hier angestellten Förster Gruber erhalten, wo er aber hier gefunden worden, haben wir nicht erfahren können.

Cicada pallida,
Coreus marginatus,
„ venator,
„ denticulatus,
Cymex Hyoscyami [14]),
„ equestris,
„ saxatilis,
„ ater,
„ calcaratus,
„ istericus,
„ juniperinus,
„ rufipes,
„ maurus,
„ tristis,
„ 6 guttatus,
„ lectuarius,
Dorthesia Coccos,
Empusa flabellicornis,
Fulgora europaea,
Gryllotalpa vulgaris,
Gryllus campestris,
Hydrometra vagabunda,
„ stagnorum,
Locusta viridissima,
„ serrata,
Livia juncorum,
Meris laevigatus,
Mantis religiosa,
„ oratoria,
„ pagana,
Neïdes tipularia,
Notonectes glauca,
Phasma rossia,
Pentatoma ornata,
„ acuminata,

Reduvius annulatus,
„ personatus,
„ variegatus,
Scutellera nigrolineata,
„ fulginosa,
Truxalis hungaricus,
Tetrix subulata,
Thrips physapus,
Tettigonia haematodes,
„ orni,
„ pygmaea,
Zelus longipes.

Ord. Lepidoptera [15]).

Apatura Iris,
„ Antiochus,
Bombyx pavonia,
„ populifolia,
„ Quercus,
„ neustria,
„ castrensis,
„ Mori,
„ bucephala,
„ Pini,
„ vinula,
„ Coryli,
„ dispar,
„ furcula,
„ anachronta,
„ Fagi,
„ Caja,
Cethosia Polymnia,
„ Pandora,
„ Doris,
„ Terpsichore,

[14]) Die Gattung Cimex enthält nach den neuern Bestimmungen, eigentlich nur noch „die Bettwanze" und sämmtliche Linnéische Species sind zu neuen Gattungen erhoben worden, um aber keine Verwirrung zu machen, führen wir die uns bekannten unter der Linnéischen Gattung auf.

[15]) Die von dem Naturforscher Herrn Gustav Straube aus Dresden dem hiesigen Museo überreichte sehr reiche Schmetterlingssammlung nebst Verzeichniss der hiesigen Schmetterlinge, sind ebenfalls durch den Brand des Galata-Serai verloren gegangen, diess der Grund, warum die jetzige Aufzählung derselben nur höchst unvollständig ist.

Clias Hyale,
„ Rhamni,
Erycina Ophione,
„ Caricae,
„ Melander,
„ Galatea,
Hepialu lupulinus,
Hesperia Bubi,
„ Virgaurea,
„ Argus,
„ Pruni,
„ baeticus,
„ Malvae,
„ Lavaterae,
„ Paniscus,
Gasteropaeha Dryophaga [16]),
Lycaena Quercus,
„ Cerasi,
„ Spiri,
„ Betulae,
„ Antiopa,
„ Polychloros,
„ C. album,
„ castrensis,
„ neustria,
Limenitis Populi,
Lybithea Celtis,
„ Calliope,
„ Euterpe,
„ cinxia
Melitea maturna,
„ Cynara,
„ Aglaja,
Phalaena Fabricii,
„ bilineata,
„ hastata,
„ ulmariae,

Phalaena grossulariae,
„ clathrata,
„ atomaria,
„ zonaria,
Papilio Machaon,
„ Podalirius,
„ Ajax,
„ Apollo,
Saesia Vitis,
„ stellatarum,
„ Oenotherae,
„ Pinastri,
„ Porcellus,
„ Euphorbiae,
„ Convolvuli,
„ Atropos,
„ Nerii,
Sphinx ocellata,
„ Cellerio,
Tinea Scaritella,
„ Pellionella,
„ pyralis,
„ granella,
„ Mellonella,
„ flavifrontella,
Vanessa Atalante,
„ Galathea,
„ Urticae,
„ Cardui,
„ Crataegi,
„ Jo,
Zygaena Quercus,
„ Onobrychis,
„ Loti,
„ Argynnis,
„ filipendulae.

---

[16]) Diese erst seit wenigen Jahren in Deutschlands Schmetterlingssammlungen sich vorfindende Art, vorzüglich eingesendet durch Dr. T h i r k in Brussa und Gustav S t r a u b e aus Dresden findet sich in den hohlen Cypressen um Brussa, von wo sie durch den Förster G r u b e r, der sich in letzter Zeit vorzüglich mit dem Sammeln entomologischer Gegenstände beschäftigte, hierher verpflanzt wurde, und nun hier eben so gut als in Brussa gedeiht.

Ord. *Neuroptera.*

Agrion Virgo,
,, *coccinea,*
,, *puella,*
Aeschna grandis,
,, *annutata,*
Ephemera vulgata,
,, *diptera,*
Hemorbius phalaenoides,
Libellula depressa,
,, 4 *maculata,*
,, *vulgatissima,*
Myrmeleon libelloides,
,, *formicarius,*
Nemoura nebulosa,
Phryganaea reticulata,
,, *nigra,*
Psocus longicornis,
Raphidia Ophiopsis,
Termes lucifugum.

Ord. *Hymenoptera* [17]).

Apis mellifera L.
Agathis Malvacearum,
Ammophila campestris,
Antophora hirsuta,
Bombus caementaria,
,, *muscorum,*
,, *terrestris,*
,, *rupestris,*
,, *sylvarum,*
,, *subteraneum,*
Chrysis aurea,
,, *carnea,*

Crabro cribrarius,
,, *lapidarius,*
Cerceris major,
Figites scutellaris,
Formica cespitum,
,, *nigra,*
,, *subterranea,*
,, *rubra,*
,, *rufa,*
,, *rufescens,*
,, *Herculanea,*
Gorytes 4 fasciatus,
Ichneumon indicatorius,
Leucopsis Gigas,
Mellinus ruficornis,
Nysson spinosus,
Ophion luteum,
Pteromalus Gallarum,
,, *Rosae,*
,, *violacea,*
,, *Caricae* [18]),
Protocarpus brevipennis,
Pompylus dispar,
,, *lunicornis,*
Palarus flavipes,
Psen ater,
Philanthus Diadema,
Sphex sabulosa,
,, *boops,*
,, *figulus,*
,, *ichneumoniformis,*
Vespa germanica,
,, *orientalis,*
,, *vulgaris,*

---

17) In den Wäldern des Olymps und am Alemdagh in unglaublicher Menge, wo Rhododendron ponticum und Azalea pontica häufig blühen, und von ihnen zur Zeit der Blüthe, April, Mai besonders besucht werden. Die dortigen Waldbewohner sammeln zwar diesen Honig, vermischen ihn aber mit andern, weil er sehr stark ist, was nicht unwahrscheinlich ist, da jene Pflanzen betäubende Eigenschaften besitzen. Die hier vorkommenden Bienen sind von unsern europäischen verschieden.

18) Dr. Thirk hat über diese Gattung sehr genaue und interessante Untersuchungen angestellt, und eine Menge neuer Arten aufgestellt, wir sehen einer Bekanntmachung mit grossem Interesse entgegen.

Vespa crabro,
„   apiformis,
Xylocarpa violacea.

Ord. Diptera.

Bombylius major,
„   punctatus,
„   minor,
„   maurus,
Conops acculeata,
„   calcitrans,
„   atra,
Culex pipiens,
Chironomus plumosus,
Echynomyia grossa,
Empis maura,
„   stercoria,
„   pennipes,
„   arrogans.
Hippobasca equina,
„   avicularia,
Melophagus ovinus,
Musca grossipes,
„   aterrima,
„   rufipes,
„   scribularia,
„   stercoraria,
„   merdaria,
„   carbonaria,
„   meteorica,
     putris,
„   cellaris,

Musca domestica,
„   carnaria,
„   vomitoria,
„   nebulosa,
Oestrus equi,
„   ovis,
„   haemorrhoidalis,
„   bovis,
Oscinis elegans,
Psychoda hirta,
„   phalaenoides,
Scenopinus fenestralis,
Tetanocera reticulata,
Tabanus bovinus,
„   lugubris,

IX. Classe Vermes.

Ord. Intestina.

Ascaris lumbricoides,
Oxyurus vermicularis,
Trichocephalus dispar,
Taenia solium,
Gordius aquaticus,
„   medinessis [19]),
Echinorrhynchus Gigas,
Hydatis
Lumbricus terrestris,
„   variegatus.

Dessen Species wir beim Artikel „Standpunkt der Medizin" näher besprechen
werden.

---

19) Von mehreren der hiesigen Aerzte beobachtet worden, besonders an Individuen, die von einer Pilgerreise aus Mecca zurückkehrten.

E.

Die Bewohner.

Die Population, welche Constantinopel, dessen Vorstädte und die längs den beiden Ufern des Bosphors gelegenen Ortschaften bewohnt, beläuft sich nach der Zählung des Jahres 1846*) auf 813,467 Seelen, worunter sich 400,000 Türken, 250,000 Armenier, 130,000 Griechen (Rajas), 20,000 Israeliten, 6000 Hellenen (dem Königreiche Griechenland unterthänig), 1883 Maltheser und Jonier, 1581 Oesterreicher, 825 Franzosen, 876 Russen, 405 Sardinier, 247 Neapolitaner, 211 Toskaner, 310 Engländer, 182 Belgier, 144 Preussen, 35 Portugiesen, 48 Spanier, 46 Dänen, 22 Schweden, 27 Holländer, 24 Amerikaner und 600 Perser befinden.

Zu dieser Bevölkerung ist noch die sich auf 20,000 Mann belaufende Garnison zu rechnen, welche in 10 Kasernen und 184 Wachhäusern untergebracht ist.

---

*) Es ist die erste genaue Volkszählung, die vorgenommen wurde; früher berechnete man die Population nach der Brotconsumtion, jedoch ist auch derzeit eine genaue Angabe der in jedem Jahre geschlossenen Ehen, der Anzahl Geburten, wieviel Knaben und Mädchen, wieviel lebend oder todt zur Welt gekommen, wie oft Zwillingsgeburten beobachtet wurden, in welchem Verhältnisse die ehelichen zu den unehelichen Kindern stehen, wie oft ein Selbstmord, ein Todtschlag verübt wurde, wie viel durch Blattern unterlagen oder durch Zufall umkamen, wie gross die Zahl der Blinden und Taubstummen etc. sei, unmöglich, da keine gewissenhaften Protokolle geführt werden; die Pforte lässt nur die Knaben aufzeichnen; Listen über die Sterblichkeit werden erst seit Errichtung des Quarantaine-Consuls verfasst, da jedoch kein Vergleich mit der Zahl der Geburten möglich ist, so verlieren sie ihr Interesse grossentheils. Die Altersstufen der Verstorbenen sind vor der Hand aus den eben angeführten Gründen auch nicht zu ermitteln. Wir sind daher nicht in der Lage, die interessante Frage, in wiefern die Mortalität in Constantinopel bei der zunehmenden Civilisation zu- oder abgenommen, welch' Letzteres nach Bell andererseits statt finden soll, zu beantworten.

Es sind fast alle Staaten hier repräsentirt, da sich unter der Chiffre der österreichischen, französischen und englischen Unterthanen auch Baiern, Sachsen, Hannoveraner, Schweizer etc. befinden, die aus Ermangelung einer vaterländischen Gesandtschaft sich unter den Schutz einer fremden stellen; das bunte Gewirr von Sprachen und Trachten, die sonderbare Mischung von körperlicher Bildung, gemüthlicher und geistiger Richtung, geben der türkischen Hauptstadt jene Besonderheit, wodurch der Aufenthalt durch einige Jahre sehr interessant wird.

Die Hauptbeschäftigung der Bewohner ist der Handel, welcher eine grossartige Entwickelung hat. Man rechnet die Zahl der jährlich im Hafen einlaufenden Schiffe mit Zählung der Küstenfahrer auf 60,000. Zum Commercial-Verkehr hat die Stadt Marktplätze von enormer Räumlichkeit. Die Fremden, welche jährlich aus allen Welttheilen ankommen, finden theils in den Gasthöfen der Frankenvorstädte, theils in den von der Regierung errichteten Unterkunftshäusern Aufnahme. Diese Sammelplätze des Volkes begünstigten bei herrschender Pest die rasche Verbreitung des Uebels um so mehr, als der Orientale ob seines Fatalismus eine Vorsichtsmassregel für überflüssig und sündhaft hält.

Die Osmanen sind ein Zweig des Volkes der Türken, welches uralt ist; ihr Stammvater Türk ist aller Wahrscheinlichkeit der Targitaos Herodot's und der Togharma der Schrift.

Tatarische und mongolische Geschichtschreiber glaubten ihr Volk durch die Abstammung desselben von Tatar und Mogol, den angeblichen Brüdern, Nachkommen Türk's, des Sohn's Jafet's, im siebenten Geschlechte, zu edeln, während die Osmanen, wirkliche Türken sich durch diesen Namen entadelt halten, indem sie darunter nur herumstreifende Horden und barbarische Völker verstehen, wie der Grieche und Römer vormals unter dem Gesammtnamen der Scythen. Die Byzantiner nannten sie bald Perser, bald Ungarn, eines so fehlerhaft wie das andere, da sie hierzu gar keine Verwandtschaft berechtigte. Mehrere nicht byzantische Geschichtschreiber haben von dem trojanischen Ursprunge der Türken gefabelt, und sie zu unmittelbaren Abkömmlingen Teuker's und Hektor's gemacht. Paolo Giovio, der Historiograph Carl's des V., welcher die neuere Zeit zuerst über Geschichte und Kriegsverfassung der Osmanen belehrt, zweifelt nicht, dass dieselben Tataren von der Wolga seien, und noch vor nicht Langem ist der Ursprung des Namens Türk vom Flusse Terek abgeleitet worden. Die Türken, von den Chinesen ursprünglich Tuku genannt, stiegen vom Altai (Altuntagh i. e. Goldberg) nieder, und das weite fruchtbare Steppenland Hochasiens, welches östlich von Chatai, d. i. dem nördlichen China, westlich von dem See-Aral und dem Lande Chowaresm, nördlich von Sibirien, und südlich von Tibet und dem Lande jenseits des Oxus oder der sogenannten grossen Bucharei begränzt wird, führt den Namen Turkistan. Die alten Perser, welche ihr eigenes Land Iran und alles Uebrige zum Gegensatze Aniran nannten, heissen das heutige Turkistan (die östlichen Länder jenseits des Oxus) Turan, und der Name der Turanier d. i. Türken war ein Gesammtname, der Name der Turanen ward im Munde der Griechen zu dem der Tyrannen. Die Uiguren d. i. die östlichen Türken, welche von Karakurum bis Turfan sassen, sind von frühern Geschicht- und Erdbeschreibern mit den sibirischen Uguren, so wie die Hunniu (der älteste Name der Türken bei den Chinesen) mit den Hunnen verwechselt worden. Die uigurische oder dschagataische Sprache, von den Osmanen selbst auch die alt-türkische genannt, ist die ältere Schwester der Seldschukischen, welche in der Folge sich als die Osmanische ausbildete und die heutige neu-türkische ist.

Nach ursprünglicher türkischer Sage war in der grauesten Zeit Oghus-Chan, der Sohn Kara-Chan's, der Bildner türkischer Macht und Kultur durch Eroberungen und Gesetze, gleichzeitig mit Abraham und als Herrschaftsgründer gleichartig mit dem Dejokes der Meder, d. i. mit dem Dschemschid der morgenländischen Geschichten. Als seine sechs Söhne nennt die Sage den Chan des Tages, des Mondes, des Sternes, des Himmels, des Berges und des

Meeres, jedem dieser sechs Söhne Og h u s C h a n's gibt die
Sage 4 männliche Nachkommen, welche als die Väter der
24 vornehmsten türkischen Stämme angesehen werden, nach
dem Tode O g h u s C h a n's theilten sich seine Nachkommen
in das grosse Oghusische Reich.

Die Oghusen herrschten in Turkistan und im Lande
zwischen dem Jaxartes und dem Oxus, in vielfältige Kriege
verwickelt mit Persiens Chosroen und Arabiens Chalifen.
Erst $4\frac{1}{2}$ Jahrhunderte nach Mahomed nahm S a l u r, ein
Abkömmling von T a k - C h a n (dem Herrn des Berges)
mit 2000 Familien den Islam an, er hiess sein gläubiges
Volk, zum Unterschiede von den noch nicht bekehrten Türken, Turkmanen; N e s c h r i erklärt den Namen Turkman
als zusammengezogen aus Turk und Iman d. i. Glauben;
als jene sich in der Folge theils im westlichen Armenien,
theils am östlichen Ufer der caspischen See niederliessen,
wurden jene die westlichen, diese die östlichen Turkmanen
genannt, und ihre Sitze heissen noch heute an beiden Orten
das Turkmanenland. Die Nachkommen des T a k - C h a n's
vergrösserten ihr Reich bis an die Gränze Sina's, sie ent-
rissen der persischen Dynastie der Samaniden die Herrschaft
von Buchara, zwangen dem noch unbekehrten Theile der
Türken mit Gewalt den Islam auf, und verschwägerten sich
mit der aufsteigenden Herrscher-Familie S e l d s c h u k.

Die Söhne Seldschuk's, ein mächtiger türkischer Stamm,
dessen Geschlechtsbaum aus den Lenden des Sohnes Oghus-
Chan (dem Chane des Meeres) emporsteigt, sassen zu Ende
des zehnten Jahrhunderts der christlichen Zeitrechnung um
Buchara, die Obergewalt des Hauses der Samaniden ging
durch den Stamm Seldschuk zu Grunde, welcher durch 3
Jahrhunderte die Hand seiner Herrschaft von dem caspi-
schen Meere bis an das mittelländische erstreckte, und mit
seinen 5 Dynastien umgriff. Im Jahre 1243 begann die
Macht des seldschukischen Reichs zu sinken, indem sich die
Mongolen allseitig gegen dasselbe andrängten und 1307 durch
Ermordung seines Herrschers A l a d d i n's so wie seines
Sohnes G h a j a s s e d d i n vernichteten. Das Reich der per-
sischen Mongolen, welches dem der ikonischen Seldschuken

ein Ende gemacht, war jedoch selbst dem seinigen nahe, und zu ohnmächtig den Raub verheerter Länder zusammenzuhalten, mussten sie denselben den Anführern turkomanischer Horden zur Theilung überlassen; so weit der Gesichtskreis von Constantinopel bis Asien reicht, und nicht weiter, d. i. nur bis an den Olympus gehorchte dasselbe noch dem Zepter der Byzantischen Kaiser; dann folgten sich längs der Küste die neuen, unabhängig aus dem grossen Seldschukenreiche gebildeten kleinen turkomanischen Staaten.

Das osmanische Reich ward mit dem Beginn des 13. Jahrhunderts christlicher Zeitrechnung gegründet, die Geschichte aber der unmittelbaren Voreltern seines Gründers Osman beginnt mit der seines Grossvaters Suleiman fast ein ganzes Jahrhundert früher. Suleiman Schah, aus einem der edelsten Geschlechter der Oghusen entsprungen, lebte als Anführer von 50,000 Seelen in Chorassan; nach seinem Tode, welchen er im Euphrat fand, zerstreuten sich seine 4 Söhne, die ihrem Vater anhängig gewesenen Familien in sich theilend; Ertoghrul, der tapferste von ihnen verpflichtete sich dem Sultan der Seldschuken durch Hülfeleistung in einem Kriege zwischen diesem und mongolischen Tatarn, wofür ihm der Sultan einen ruhigen Wohnsitz an der westlichen Gränze von Angora bewilligte; als sich Ertoghrul mit seinem Sohne Osman auf einem Zuge gegen die in den Schlössern Karadschahissar und Biledschik ansässigen Griechen neue Ansprüche auf die Dankbarkeit des Sultans erworben hatte, so gab ihm dieser einen Theil dieses Gebietes als Lehen. Dieses war in der Gegend von Eskischehr (das in den Geschichten der Kreuzzüge so berühmte Dorylaeum), der Sultan der Seldschuken (Aladdin I.) verwandelte zum Andenken des dort von Ertoghrul erfochtenen Sieges den Namen dieses Distriktes in Sultan öni, d. i. des Sultan's Vorderseite um; dieses Gebiet von Sultan öni (heute noch gleichen Namens) ist die Wiege osmanischer Macht und Grösse, Osman, der eigentliche Gründer derselben, war der älteste von Ertoghrul's 3 Söhnen, und war im 1258. Jahre der christlichen Zeitrechnung geboren. Die Sage, welche im Anbeginn jeder Geschichte mit der-

selben Hand in Hand geht, und besonders den Gründer von
Dynastien gerne mit einer Glanzwolke umgibt, verweilt mit
Liebe bei der Erzählung einer prophetischen Erscheinung,
und eines machtweissagenden Traumes, womit der junge
O s m a n beglückt ward; die Erfindung und Ausstattung
derselben liegt im Geiste des Morgenländers und des Mos-
lims, denn nach dem überlieferten Worte M o h a m m e d s sind
die nächtlichen Erscheinungen ein Theil des Prophetenthums
und die guten Träume kommen vom Herrn. O s m a n in
Liebe für die Tochter eines gelehrten Scheichs aus Adana
im Lande Karaman entbrannt, brachte einen Abend im Hause
desselben als Gast zu, voll Geduld, welche nach dem Sprich-
worte des Arabers der Schlüssel des Genusses ist und voll
Gedanken an den Gegenstand seiner Liebe, durch die er
sich schweigend und entbehrend fast das Martyrthum verdient; nachdem er zu Bett gegangen war, leuchtete ihm aus
verborgener Welt folgendes Traumbild in das von aussen
schlummernde, nach innen geöffnete Auge: er sah sich und
den Scheich, seinen Gastherrn ausgestreckt liegen, aus der
Brust des letztern stieg der Mond auf, der wachsende, der sich
zu O s m a n neigend, als Vollmond in dessen Busen barg
und versank; da wuchs aus seinen Lenden ein Baum em-
por, und wuchs an Schönheit und Stärke immer grösser, brei-
tete seine Aeste und Zweige immer weiter aus über Länder und
Meere bis an den äussersten Gesichtskreis der 3 Theile der
Erde seinen Schatten verbreitend. Unter demselben standen
Gebirge wie der Kaukasus und der Atlas, der Taurus und der
Haemus, gleichsam die 4 Pfeiler des unendlichen Laubzeltes,
es strömten als die 4 Flüsse dieses paradiesischen Baumes unter
den Wurzeln desselben der Tigris, der Euphrat, der Nil
und der Ister hervor, Schiffe deckten die Flüsse und Flotten
die Meere, Saaten die Felder und Wälder die Berge, aus
denselben sprangen Quellen in befruchtender Fülle und durch-
rieselten das Rosen- und Cypressengemisch edenischer Fluren und Haine, aus den Thälern thürmten sich Städte auf
mit Domen und Kuppeln, mit Pyramiden und Obelisken,
mit Pracht- und Thurmsäulen, von deren Spitze der Halb-

mond funkelte, von deren Gallerien Gebetausruf erscholl in das Concert tausendstimmiger Nachtigallen und buntfärbiger Papageien, welche sangen und koseten im kühlenden Schattendach, dessen zahllose Blätter schwertförmig gebildet waren. Dann erhob sich ein Wind, welcher die Spitzen derselben gegen die Städte senkte, vorerst gegen die Kaiserstadt Constantin's; O s m a n erwachte, die Auslegung des Traumes beseitigte alle Hindernisse, welche der Vermählung mit der Tochter des Scheich's entgegengestanden waren. — Solche Träume als Weissagungen zukünftiger Macht, von den Zeugen derselben lange hernach erzählt und ausgelegt, sind ein uralter Kunstgriff morgenländischer Geschichtschreiber, aus denselben von den abendländischen ältesten und neuesten wiederholt.

Als eine weitere glückliche Vorbedeutung für O s m a n's Zukunft sah das Volk auch an, dass in dem Passe von Ermeni ein Königsgeier mit seinen Flügeln das Haupt des Jünglings überschattete, und legte ihm dieses als höheres Wahrzeichen osmanischer Herrschaft aus, deren Flügel bald 2 Meere und 2 Erdtheile, das weisse und schwarze Meer, Asien und Europa decken würden. Dem Morgenlande ist der Königsgeier der edelste der Raubvögel, weil er, nach der durch Sagen überlieferten Naturgeschichte des Morgenlandes kein lebendes Thier, sondern nur die Gebeine der von andern getödteten zur Nahrung nimmt, und seine Jungen mit vorzüglicher mütterlicher Liebe unter seinen weiten Schwingen beschützt, daher derselbe als Sinnbild königlicher Milde schon bei den alten Aegyptiern betrachtet wurde, auf deren Hieroglyphen-Gemälden derselbe mit der Feder des Gesetzes in der einen Klaue und mit dem Ringe der Herrschaft in der andern über dem Haupte der Könige schwebt.

O s m a n's Grösse und Macht wuchs täglich, er unterjochte sämmtliche griechische Schlossherren, die sein Gebiet umgaben, und da auch das Reich der Seldschuken in Trümmer zerfiel, so wurde im Jahre 1299 die Herrschaft O s m a n's festgegründet. So klein begann dasselbe mit dem vorletzten Jahre des 13. Jahrhunderts christlicher Zeitrechnung, anderthalb Jahrhunderte verflossen, bis es durch die

Eroberung Constantinopels (1453) erst vollkommen befestigt ward, mehr als ein Jahrhundert (bis zur Eroberung Cyperns) stieg es auf den höchsten Gipfel der Grösse und Macht, auf dem es sich mehr als $1\frac{1}{2}$ Jahrhunderte lang erhielt, bis nach 4 seit seinem Ursprunge verflossenen Jahrhunderten im vorletzten Jahre des siebzehnten der Karlowitzer Frieden den Beginn des Verfalls ausmarkt, dessen Epoche zunehmender Geschwindigkeit in der zweiten Hälfte des achtzehnten Jahrhunderts mit dem Frieden von Kainardschi eintritt, und seit demselben bis heute fortdauert *).

Die in Constantinopel lebenden Anhänger des Islam's sind von so verschiedener Körperbildung, von so differenter Geistes - und Gemüthsbeschaffenheit, dass von ihnen kein gemeinschaftliches Gemälde entworfen werden kann; sie gehören theils den eigentlichen O s m a n e n , theils den A e t h i o p e r n , B e r b e r n , A b i s s i n i e r n und N e g e r n an, oder sie sind auf die s y r o - a r a b i s c h e (semitische) und die i r a n i s c h e (Prichard's indisch-europäische Race) zurückzuführen; die Repräsentanten der letztern sind die K u r d e n , P e r s e r und ein Theil der A l b a n e s e n . Die Osmanen von Turkistan bewahrten die physischen Charaktere des Originaltürken fast am reinsten, obwohl auch dort durch den Uebergang der Armenier zum Islam mannichfache Modificationen ihres Urtypus stattfinden; dieser lässt sich durch folgende Merkmale characterisiren wie: eine Körpergrösse von 5 Fuss 5—9 Zoll, einen pyramidalen Schädelbau, eine dicke Hirnschale, eine weniger hohe als breite Stirne, einen Gesichtswinkel zwischen 79° und 83°, eine dicke unförmliche Nase, schief nach oben und aussen stehenden Augenspalten, grosse, feurige Augen, breite fleischige Wangen, dickes, gerade abstehendes Kinn, breite, weisse vertikal abstehende Zähne, einen derben Knochen - und Muskelbau, braunen Teint, dunkles reiches straffes Haar; ihre Frauen sind ob der kräftigen Züge wenig anmuthig zu nennen.

---

*) Siehe Joseph von Hammer's Geschichte des Osmanischen Reichs. Pest 1827.

Der Original - Osmanli ist im Laufe der Jahrhunderte vielfache Kreuzungen eingegangen, welche in der Mehrzahl derselben den Typus so verwischten, dass man die oben angegebenen Charaktere seiner physischen Bildung schwer oder gar nicht mehr nachweisen kann; dieselben sind so mannichfach, dass wir sie zur leichtern Uebersicht in folgende Punkte zusammenfassen: -

a) Die Osmanen vermischten sich mit den griechischen Kolonien in Kleinasien, theils nahmen sie griechische Frauen in ihre Hareme auf, theils traten die Männer zum Islam über, auch mit den Kolonien der Gallier in Kleinasien scheint ein Gleiches Statt gefunden zu haben. Die Geschichte des osmanischen Reiches erzählt viele Ehen, welche zwischen den türkischen Heerführern, Chalifen, so wie den spätern Sultanen und den Frauen des byzantinischen Hofes geschlossen wurden.

b) Die Türken kreuzten und kreuzen sich heute noch mit Arabern, Aethiopiern, Abyssiniern, Berbern und Negern, häufiger werden Frauen dieser Stämme von den Türken geehligt als umgekehrt.

c) Die Osmanen mischen sich gegenseitig mit Albanesen und Kurden.

d) Frauen aus Georginien und Zirkassien bereichern fortwährend die Hareme der Städte; bekanntlich gehören jene der indisch - europäischen Race an, sie sind, wie die Schwarzen, noch immer Handelsartikel; denn wenn auch seit 1847 der öffentliche Verkauf von Sklaven verboten ist, so geht doch der Handel privatim fort wie vor und ehe, er ist von den türkischen Sitten untrennbar; so kann der Sultan keine Ehe eingehen, sondern er erquickt sich an Sklavinnen, die nach der Geburt eines Kindes mit besondern Ehren überhäuft werden. Im Allgemeinen kann man sagen, dass die Sklaven sehr mild behandelt sind, eine Sklavin kann die Frau des höchsten Staatsbeamten werden.

e) Die Türken nahmen neugriechische (i. e. graecoslavische), walachische und rein slavische (des servischen Stammes) Frauen in die Hareme auf,

f) Die einst siegreichen Osmanen ehligten die auf ihren Streifzügen erbeuteten Frauen deutschen, ungarischen, italienischen und spanischen Ursprunges, deren Länder dem Islam einverleibt wurden.

g) Die Gefangenen männlichen Geschlechts der sub e) und f) genannten Nationen wurden entweder getödtet, oder sie mussten sich zum Islam bekehren, die einst furchtbaren Janitscharen zählten viele Renegaten unter sich.

h) Seit ältester Zeit traten freiwillig Männer zum Islam über, worunter wir nebst den Hellenen besonders Armenier und Israeliten bezeichnen, jetzt noch thuen es Personen der beiden letzteren Nationen Zigeuner, Neu-Griechen, Slaven und polnische Flüchtlinge, hin und wieder auch Deutsche!

Geht der Türke mit einem Mädchen fremder Religion die Ehe ein, so kann sie auch in ihrem Kultus fortleben (nur die Kinder sind Mohamedaner), was vor der Unabhängigkeits-Erklärung Griechenlands sehr häufig geschah; blieb doch auch die Frau des bekannten Ali Pascha von Janina ihrer Religion getreu. Heirathen solcher Art finden noch jetzt in Bosnien und Albanien zwischen Türken, katholischen und griechischen Mädchen statt.

Die Türkinnen kreuzen sich mit den Renegaten, jedoch nie legitim mit den Männern anderer Religion; 1807 nach der Einnahme Belgrads wurden die erbeuteten türkischen Frauen von Czerny Georg den Zigeunern und Neugriechen überlassen, da die Serven dazu keine Lust hatten.

Durch diese angedeuteten im Laufe der Jahrhunderte bewerkstelligten Kreuzungen des türkischen Stammes erfuhren seine physischen Charaktere wesentliche Umstaltungen, daher begegnet man derzeit unter den Türken Wesen von dem hässlichsten affenartigen Gesichtsschnitte in stufenweiser Erhebung und Veredlung bis zu zarter feiner Gesichtsbildung mit sphärischem Schädelbau, zart gebauter Hirnschale, erhabener Stirne, grossem Gesichtswinkel, schön geformter Nase, querstehenden, üppig bewimperten, schwellenden Lidern, kleineren, lebhaften Augen, auswärts gebogenem Kinne, zartem Knochen- und Muskelbaue, schwarzem, leicht gekrausten Haarwuchse; jedoch gibt es auch blonde und rothharige Türken.

Das Zigeunerblut gibt Me s t i z en *) mit kastanienbraunem Teint.

Unter den Kreuzungen, welche der Türke mit anderen Nationalitäten einging, spielte jene mit den Slaven die grösste Rolle; denn im Jahre 1000 nach Christi Geburt war die Halbinsel Peloponnes mit dem ganzen rückwärts liegenden Continente — wenige Strecken ausgenommen — von scythischen Slaven bebaut. Die alten byzantinischen Länder, welche heute Slavonien, Croatien, Dalmatien, Bosnien, Servien, Ober-Albanien, Bulgarien heissen, sammt allen Thälern des grossen dardanischen Gebirgsstockes, und vier Fünftel von Thracien und Macedonien sind von Slaven besetzte Gebiete; sie drangen schon im Jahre 1456 nach dem atheniensischen Geschichtschreiber C h a l c o n d y l a s sogar bis auf den Berg Taygetus und an das Cap Taenarum *) in der Landschaft Lakonien. Von den alten, zwischen dem macedonischen Olympe und der Südspitze des Peloponnes lebenden, dorisch, attisch, ionisch und äolisch sprechenden Hellenen ist ausser wenigen Punkten im Peloponnes nichts mehr übrig geblieben; sie sind durch die Kämpfe mit den Slaven und durch die mit denselben eingegangenen Kreuzungen im Laufe der Zeit zu Grunde gegangen, wie F a l l m e r a y e r bewiesen hat. Jedoch tauschten andererseits die Slaven durch die Besitznahme des griechischen Bodens, durch die Vermischung mit den Frauen des eroberten Landes, durch die Annahme des griechischen Kultus, durch die fortwährende Berührung mit griechischen Kolonien in Anatolien die hellenische Sprache gegen ihre Dialecte ein, sie vielfach modifizirend, durch slavische Worte bereichernd, wie ja die meisten der jetzt in Griechenland gebräuchlichen Städte-, Dörfer-, Flüsse- und Berge-Namen beweisen. Die einst ge-

---

*) Man behauptet, dass nur Renegaten oder derartige Bastarde fähig seien, den Islam zu verlassen; nie sei jedoch ein Fall in einer Familie vorgekommen, wo das Blut rein geblieben sei,

**) Jetzt Cap Matapan.

rühmte hellenische Schönheit trägt derzeit den slavischen
Typus an sich, und die sphärische Schädelform mit fast
rechtem Gesichtswinkel, klassisch-geformter Nase, die ver-
flachten, edlen, ästhetisch schönen, Männlichkeit und Intelligenz verrathenden Physiognomien der alten Hellenen sind
in der reinsten Form untergegangen, und nur hier und da
noch erkennbar. Wer Pouqueville und Prichard lies't,
muss glauben, die Bewohner des Taygetus, Messenien, Sparta
und Arkadien haben sich von antiken Zeiten in ihrer Urform
fortgepflanzt; der Schlüssel zu dieser Täuschung liegt in
dem begeisterten Auge, welches oft Reisende mitbringen,
deren Urtheil schon im Voraus gefällt ist, und an dem Orte
der Bestimmung angekommen, durch die anziehende Volks-
tracht, so wie durch die in der Sprache fortlebende Aehnlichkeit mit den altgriechischen Lauten zur unumstösslichen
Gewissheit erhoben wird. Da nun der byzantinische Thron
aus Slavenhänden in die der Osmanli überging, Viele der
Unterjochten sich zu Türken machten, ihre Weiber die
Hareme bereicherten, übrigens die Slavo-Griechen durch 470
Jahre in steter Berührung mit den Eroberern lebten, in Rumelien, Morea, auf den Inseln des Archipels stets Kreuzungen mit slavisch-griechischen Weibern Statt fanden, und
bis auf die neueste Zeit Männer zum Islam übergingen; so
ist an der Richtigkeit obigen Ausspruchs nicht zu zweifeln *).

Ueber die Vermischung der weissen Türken
mit den dunkeln Menschenstämmen Folgendes:

Ist der Vater ein Weisser und die Mutter eine Negerin,
so sind die Kinder stets letzterer mehr ähnlich als ersterem,
und bedürfen einer und selbst 2 Kreuzungen mit Weissen
mehr, um dem weissen Stammvater gleich zu werden als im
Falle der Mischung eines Negers mit einer Weissen, was
übrigens ungleich seltener vorkommt; diese Kinder haben
auch geringere Lebensfähigkeit als erstere. Die Mischung

---

*) Wer in Constantinopel gewesen und über die Türken nicht mehr zu
sagen weiss, als Guitzmann (l. c. pag. 390), den sollte mit Recht
die Reise reuen.

der Türken mit Aethiopen, Berbern und Abyssinierinnen folgt demselben Gesetze; die Kinder, welche aus der Verbindung mit letzteren hervorgehen, sind von sehr anmuthigem Aeusseren, sie gleichen in der zweiten und dritten Linie den Portugiesen und Spaniern, eine Bemerkung, welche Pruner pag. 72 auch für die Kreuzungen zwischen Europäern und den genannten dunkeln Stämmen mit vollem Rechte anführt, nach ihm soll die Mehrzahl solcher Kinder Mädchen sein, uns liegt nicht eine grosse Zahl von Beobachtungen dieser Art vor, um uns dafür oder dagegen aussprechen zu können.

Die Kreuzungen weisser Männer mit farbigen Frauen erzeugen bei vollkommener Gesundheit beider Theile eine kräftige und psychisch aufgeweckte Generation; sind die Eltern einzeln oder beide kränklich, was so häufig mit den Schwarzen in Constantinopel der Fall ist, so tragen die Kinder den Siechthum derselben an sich, wir berühren den Einfluss der Racen-Mischung auf die aus ihr hervorgehende Generation noch an einem andern Orte, und deuten daher hier nur an, dass sich aus der Nichtbeachtung der Gesundheitsverhältnisse der Eltern die Widersprüche erklären lassen, welche Autoren über diesen Gegenstand von sich geben.

Professor Serres veröffentlicht in der *Revue des deux mondes* (1. April 1845 p. 152) einige Beobachtungen *sur le mouvement des races humaines*, der Aufsatz ist unstreitig sehr geistreich und schön geschrieben, jedoch durchaus nicht der Natur entsprechend. So will er die Kreuzung der Racen nur durch die erleichterte Communication seit der Erfindung der Buchdruckerkunst, der Belebung des Handels und der Schiffahrt, der Errichtung von Eisenbahnen erklären. Im Oriente fanden sie Statt trotz der Feindschaft zwischen Sieger und Besiegten zu einer Zeit, wo die Civilisation diese neuen Verbindungsmittel noch nicht in diese schönen Länder verpflanzt hatte; er sagt pag. 159: *On peut donc dire, que la guerre était le lien des ages de barbarie, mais que ce lien établissait entre les peuples des rapports violens, qui les rassemblaient sans les unir.* Zwischen Osmanen, Mongolen, Arabern, Byzantinern, Griechen und Slaven kamen im Widerspruche zu seinen Worten sehr häufig Kreuzungen vor; pag. 165 sagt er: *l'union dans individu de la raçe ethiopique avec une femme blanche est douloureuse, antipathique, le plus souvent improductive*, er meint die Natur wolle dadurch das Sinken der Race verhindern, weil sich in diesem Falle das Kind zur äthiopischen Race neige; Serres ist im Irrthum, denn der Typus des Kindes nähert sich dem europäischen um so schneller, wenn der Vater dunkler und die Mutter lichter Hautfarbe ist, auch Pruner äussert sich pag. 72 dahin, „die Sprösslinge stehen immer der Mutter näher als dem Erzeuger," wäre es nicht so, so würde die türkische Race durch die Vermischung mit Cirkassierinnen, Georginierinnen und griechischen Frauen nicht veredelt worden sein, daher Serres Satz: *la race superieure fournit au moins les deux tiers à la nature du produis* nur bei fernerer Kreuzung der Mulatten mit weissen Frauen wahr wird; eben so ist seine Behauptung, dass alle Kreuzungen die Tendenz des Gesetzes des Fortschrittes der menschlichen Organisation in sich tragen, nur sehr bedingt hinzunehmen. — Die wichtigsten Punkte i. e. den Einfluss der Racen-Mischung auf körperliche Schönheit und Gesundheit berührt Serres gar nicht. —

Ueber die Zeit der Pubertät, die Zeugungskraft der Frauen, das Alter der Türken sowohl als der andern Bewohner Constantinopels werden wir am geeigneten Orte unsere Betrachtungen mittheilen. Bevor wir weiter gehen, verweisen wir den Leser, welcher sich über die türkische Race noch näher unterrichten will, auf Prichard's und Wagner's ausgezeichnete Naturgeschichte des Menschengeschlechts (3. Band, 2. Abth. p. 314), wo die Geschichte dieses Stammes, so wie die verschiedenen, mitunter ganz unpractischen Meinungen, welche über den Urtypus desselben geäussert wurden, mit vieler Sachkenntniss abgehandelt werden. Prichard und Wagner besprechen ebenfalls die Umstaltung der türkischen Racen in vielen Orten, so zwar dass in Griechenland, Rumelien und Anatolien, in den russischen Provinzen Kasan, Oremburg, in den Wolgaländern, wo die Türken gemeinhin Tataren genannt werden, die Züge und die Gestalt derselben ganz europäisch sind;

die genannten beiden Autoren geben allerdings den Einfluss der Vermischung mit Europäern im Gebiete des griechischen Reichs zu, meinen jedoch, dass auf russischem Boden der Unterschied in der Religion und andere Umstände immer Wechselheirathen verhindert haben, und überhaupt weder in der Türkei noch in Russland eine solche Amalgamation der türkischen und alten christlichen Bewohner denkbar sei, welche im Stande gewesen wäre den physischen ·Charakter der ganzen türkischen Nation in diesen Ländern umzuändern (pag. 431); Prichard und Wagner glauben vielmehr, dass eine Veränderung des Klima's und der ganzen Lebensweise weit grössern Einfluss gehabt habe. Das milde Klima europäischer Länder bedingt eine andere Entwickelung der Körperbildung, als die schneeigen und frostigen Gegenden in der Mongolei und in der Nähe des Altai oder in den Hochländern des östlichen Turkistan. —

Wir geben den eben berührten Einfluss des Klima's auf die physische Bildung eines Volkes unbedingt zu, da zu viele Thatsachen zu Gunsten desselben sprechen, meinen jedoch, dass Prichard und Wagner die Mischung des türkischen Volkes mit andern Racen zu wenig überlegten, da es sich nicht nur um friedliche Wechselheirathen handelte, sondern vielmehr um Tausende und Tausende von Männern, die sich zum Islam bekehrten, und eben so viele Weiber, die in die Sklaverei gezogen wurden, wofür uns die eben so interessante als blutige Geschichte des osmanischen Reiches zahlreiche Daten liefert. Es verliert bei dem Ueberblicke der historischen Begebenheiten dieses Volkes Prichard's Satz: „Der Gebrauch fremde Frauen für die Hareme zu kaufen muss immer beschränkt gewesen sein und kann nur bei den reicheren Klassen Statt gefunden haben" jeden Beweisgrund, und wirft einen Makel auf die sonst durchgehends sichtbare Genauigkeit und tiefe Wissenschaftlichkeit seines Werkes.

Wir berichten über die Syro-Araber nur Weniges, da deren Repräsentanten in Constantinopel nicht sehr zahlreich sind; bedauern aber sehr, dass Pruner diesen so interessanten Gegenstand nicht weitläufiger behandelte. Die

Syro-Araber werden von manchen neueren Schriftstellern nach Eichhorn als semitische Race aufgeführt; P r i c h a r d und W a g n e r jedoch ziehen in ihrer Naturgeschichte des Menschengeschlechtes pag. 8 den Namen Syro-Araber vor, da obige Benennung nicht genau bezeichnend ist, indem eine beträchtliche Abtheilung dieser Stämme, welche für sich eine der berühmtesten Nationen der alten Welt bilden, für Abkömmlinge ganz verschiedener Familien erklärt werden kann. Es ist überflüssig zu erwähnen, welch' mächtigen Impuls die hierher gehörigen Stämme einstmals zur Civilisation gegeben, und welch' hohen Grad von Bildung dieselben zu einer Zeit erlangten, wo Europa noch in tiefer Unwissenheit schlummerte. Bedenkt man die Schicksale, welche die Stammländer dieser Völker im Laufe der Jahrhunderte erfahren haben, so ist beim Ueberblicke der successiven Beherrschung von Westasien durch die Meder, Perser, Griechen, Römer, Araber und Türken leicht einzusehen, welch' mannichfaltige Racenkreuzungen dort vorgekommen seien, und wie schwer es falle, einen Typus der jetzigen Bewohner festzustellen.

Im Jahre 640 nach Chr. waren die Araber Besitzer von ganz Syrien geworden; ihre Sprache, ihre Sitten, Gebräuche und Denkungsweise amalgamirten sich nach und nach derart mit denen der Einwohner, dass hierdurch Syrien und sein Volk arabisches Gepräge annahm. Die Araber trafen auf ihren kriegerischen Zügen im Norden mit türkischen Horden zusammen, verpflanzten auf dieselben die Lehren Mohamed's, und bereicherten durch den steten Verkehr die an und für sich sehr wortarme türkische Sprache; ohnmächtige Kalifen untergruben ihre eigene Macht durch Bildung einer türkischen Leibgarde; ja sie gingen so weit den Fremdlingen mehr Vertrauen zu schenken, als ihren eigenen Stammgenossen; die wichtigsten Posten waren an Türken vergeben, und hierdurch der Ruin des arabischen Herrscherthum's vollendet. Das Waffenglück, was den Kreuzfahrern 1098, wo sie das Fürstenthum Antiochia gründeten, lächelte, verliess sie 1171 wieder, als S a l a h - e d d i n, der kriegerische Kurde, den Thron der Fatimiden bestieg, und am 16. Juni 1291 wurde auf den Mauern von Ptolomais die letzte Macht der christlichen Ritter in Syrien vernichtet. Wie bekannt, wurde in späterer Zeit die bisher in ihrer Macht ungeschwächt gebliebene seldschukische Dynastie durch die Mongolen verdrängt; die Mameluken allein konnten ihrer allseitig um sich greifenden Herrschaft widerstehen, und wurden nach Vernichtung derselben der Centralpunkt, aus welchem das jüngere Saracenenthum zur Entstehung kam. Die Reste christlicher Macht, namentlich mehrere Seeplätze und Festungen, welche die Republiken von Genua und Venedig in Kleinasien noch besessen hatten, wurden nach und nach von den türkischen Horden genommen, von Selim I. jedoch im Jahre 1516 vollkommen vernichtet; und so sind Arabien, Syrien und die angränzenden Distrikte Kleinasiens derzeit von Völkern bewohnt, welche, obgleich sehr verschiedenen Ursprungs, durch die Macht der Zeit, den Einfluss des Klima's so wie durch die mannichfachen Kreuzungen, die zwischen denselben Statt gefunden haben, einige Charaktere an sich tragen, welche ihre Herkunft zum Theil verrathen; nur einzelne Völker halten sich in strenger Sonderung von den übrigen, wie im Norden von Syrien die Nussoris, welche man für Abkommen der Phönizier betrachtet; so in Mittelsyrien auf den Felsen des Libanon die Maroniten und die Drusen. Die Juden, welche in ihrem physischen und psychischen Verhalten mit den Arabern eine sehr grosse Aehnlichkeit haben, mischten sich in der Vorzeit viel mit den Aegyptiern. Die Armenier, die Griechen, die übrigen Christen, die Kurden und Türken, welche in Syrien leben, nehmen nicht minder ein arabisches Gepräge an. Im Oriente trägt zur Schwierigkeit der getreuen Auffassung eines Stammes der Wechsel der Religion nicht wenig bei, so die Juden, welche sich zur katholischen oder griechischen Kirche oder zum Islam bekehrten; so die Griechen, die Armenier oder Katholiken, welche sich zu Türken machten.

Im Allgemeinen drängen sich bei näherer Betrachtung der Syro-Araber 2 Typen auf, auch Pruner erwähnt derselben pag. 80, jedoch steht noch zu beweisen, ob er mit Recht den einen semitisch, den andern assyrisch nennt. Der Unterschied beider liegt in der derberen Bildung überhaupt

und in einem grösseren fast pyramidalen Schädel, wie man
es bei vielen Individuen findet, die oftmals zu den verschiedensten Glaubensbekenntnissen gehören; interessant ist die
Verschiedenheit der Körperbildung von Personen eines
Stammes, je nachdem sie auf dem flachen Lande oder im
Gebirge ansässig sind; bei grösserer Elevation ist das Physische kräftiger gebaut, die Haut heller, oft rein weiss und
die Haarfarbe lichter als bei den Bewohnern tiefer liegenden
Gegenden. Der jedoch ungleich häufigere Typus körperlicher Bildung unter den Syro-Arabern ist folgender: eine
Körperhöhe von 5 Schuh 5—7 Zoll, sie sind muskulös, jedoch äusserst selten durch Fettanhäufung voluminös werdend,
ihr Gesichtswinkel 80 — 85°, sie haben einen sphärischen
wohlgebauten Schädel und längliche Gesichtszüge, die Hirn-
decke ist jedoch umfangsreicher als jene des Aegyptiers,
der Haarboden meist dicht, schwarzer Färbung und leicht
gekräuselt, die Stirne ist hoch und frei, die dicht bewach-
senen, an der Nase sich begegnenden Augenbraunen, die
enggeschlitzten Lider, die schwarzen, tiefliegenden Augen,
die pigmentirte Conjunctiva geben dem Antlitze ein düsteres,
trübes, falsches Ansehen; der Bulbus erscheint kleiner als
jener der Europäer, ist es jedoch nur an der Cornea, nicht
aber in der hinteren Hemisphäre, der Unterschied ersterer
beträgt $\frac{1}{8}$ — $\frac{1}{6}$ Linie besonders im Querdurchmesser, die
Hirnhaut ist auch platter als bei anderen Racen; die Nase
ist fein geschnitten und leicht gekrümmt, das Kinn vor-
springend, die Zähne in der Mehrzahl vertikal stehend, die
Lippen so wie der ganze Schnitt des Gesichtes fein, der
Bart sparsam und gekräuselt; der Rumpf ist im Verhältniss zu den Gliedmassen lang, Füsse und Hände auffallend
klein; ihre Hautfarbe ist bräunlich in Nüancirungen zur
weiss- und zur dunkelbraunen, ja selbst rothbraunen (Araber
der Sahhara) Färbung, sie sind flink in ihren Bewegungen,
vortreffliche Reiter; ihre Fassungskraft ist ausgezeichnet, sei
es in wissenschaftlicher oder rein mechanischer Hinsicht,
treffliche Sinnesorgane begünstigen sie, kluge Leitung kann
sie zu grossen Fortschritten bringen, sie sind schlau, falsch,
unverträglich, stets trüber Gemüthsstimmung, fanatisch und

grausam gegen ihre Feinde, sie theilen mit den Juden den Spekulationsgeist, sie haben sich über den ganzen Orient verbreitet und treiben vorzüglich mit rothen Mützen und Schleckereien Handel, sie sind äusserst genügsam, ihre Frauen sind sehr fruchtbar und meist zwischen dem 11—12 Jahre menstruirt, beide Geschlechter erreichen bei ihrer einfachen Lebensweise und den vielen Abhärtungen, welche ihr Körper erfährt, meist ein hohes Alter.

Die Bewohner der Insel Malta (syro-arabischen Ursprungs) lassen trotz der vielen Mischungen, welche sie mit Griechen, Italienern, Franzosen und Engländern eingegangen sind, ihren Originaltypus in einzelnen Zügen erkennen.

Die Kreuzungen der Araber mit dem Neger haben zum Theil die Aethiopier zur Entstehung gebracht, wir sagen zum Theil, weil auch die Mischungen von Libyern und Kaukasiern mit dem Neger hierauf Einfluss übten; den äthiopischen Beduinen sehr nahe verwandt sind die nubischen Berbern, und aller Wahrscheinlichkeit haben letztere denselben Ursprung wie erstere, nur dass durch die Vermischung mit Abyssiniern ihr Typus sich vielfach veredelte. Die Kinder sind stets der Mutter ähnlicher als dem Vater.

Wir enthalten uns der Details über die syro-arabischen Nationen der Vorzeit, da sie nicht in dem Zwecke unserer Abhandlung liegen, verweisen jedoch die wissbegierigen Leser auf Prichard's und Wagner's klassische Naturgeschichte des Menschengeschlechtes (3. Bd. 2. Abtheilung pag. 563). Larrey hat in seinem *compte rendu* über die Araber höchst interessante und naturgetreue Beobachtungen niedergelegt, jedoch ging er zu weit, wenn er behauptet, dass die Windungen des Gehirns bei denselben zahlreicher und die dazwischenliegenden Furchen tiefer sind, als bei anderen Racen; mit den kaukasischen Stämmen verglichen, besteht nach unseren am Sektionstische abgezogenen Erfahrungen kein Unterschied; mit den Negern nur der, dass die einzelnen Theile, besonders die Vorderlappen, bei diesen nicht so entwickelt sind als bei den syro-arabischen Nationen. So will Larrey bei letzteren auch eine dichtere Struktur der Nerven, welche vom verlängerten und Rückenmarke entspringen, als bei den Europäern beobachtet haben, wir fanden dieses nicht bestätigt, in allen den 6 Fällen, welche wir mit Dr. Bernard untersuchten; sonderbar erscheint uns jedoch die Aeusserung Larrey's, dass bei den Arabern das Herz und das Aeteriensystem die merkwürdigste Regelmässigkeit und eine sehr vollkommene Entwickelung zeigt; wir forschten vergebens nach den Wundern der Natur, die das Meisterwerk des Circulationsapparats bei den Europäern übertreffen sollte, jedoch fanden wir keine Verschiedenheit.

Wir übergehen die nähere Betrachtung der Aethiopier, Berbern, Abyssinier und Neger, weil wir über dieselben nichts Weiteres mittheilen könnten, was nicht in Pruner's Mittheilungen (pag. 61—70) enthalten wäre, erwähnen jedoch der Eunuchen.

Die Eunuchen (von εύνήν lectum und εχειν tueri) *) werden besonders aus den Negern und den Abyssiniern, indessen auch aus dem äthiopischen und berberischen Stamme gebildet; man trägt ihnen auch das Glied ab und zwar hart an der Schambeinsvereinigung; man bildet sie in Constantinopel (obwohl sehr selten), vorzüglich jedoch in Afrika; die meisten Beschnittenen kommen aus dem westlich von Abyssinien gelegenen Sultanate Darfur, wo die Glieder der regierenden Familie diesen Act als altes Privilegium practiciren; die diesem blutigen Hergange in den ersten Lebenswochen unterworfenen Kinder werden in heissen Sand bis zum Nabel eingegraben, wo sie durch 4 Tage bleiben; von 100 Operirten sterben 50—60. Pruner (l. c. pag. 70) macht mit Recht aufmerksam, dass man bei den Eunuchen eine doppelte Constitution unterscheiden müsse, eine schmächtige mit cholerischem Temperamente und eine andere dicke mit phlegmatischem, erstere sind meist Abyssinier, letztere Neger, Aethiopier und Berbern, die Beschnittenen behalten die physischen Charaktere des Stammes, aus dem sie entsprungen sind, sie zeichnen sich alle durch sehr kurzen Oberleib und

*) Sehr interessant ist Virey's Aufsatz in dem *Dictionaire des sciences médicales*, Paris 1815, Artikel Eunuque.

verhältnissmässig sehr lange untere Extremitäten aus; ihr Alter ist schwer zu bestimmen, nur gibt die Menge der Hautfalten und besonders der Verlust des Hautpigmentes an verschiedenen Stellen des Rumpfes vorzüglich am Thorax und der Bauchhaut einiger Massen eine Richtschnur; P r u n e r, der vielfache Gelegenheit hatte Sectionen zu machen (in Constantinopel mangelt sie), behauptet, die Hirnschale der Eunuchen sei in allen ihren Durchmessern klein, sie verengert sich nach hinten und erscheint schief, ihr Gehirn ist wenig entwickelt, jedoch muss bemerkt werden, dass bei allen Schwarzen besonders aber bei den Negern, zu welchen die grössere Anzahl der Beschnittenen gehört, das Gehirn kleiner, härter und in seinen Vorderlappen verhältnissmässig wenig entwickelt gefunden wird. — Die Eunuchen transpiriren weniger als die nicht Beschnittenen. — Auffallend ist der dichte Haarwuchs am Kopfe*), während er in der Schamgegend gänzlich mangelt; der Eunuche verdaut gut, der nicht entmannte Schwarze leidet an Diarrhoen, wir glauben dieser Unterschied mag in der Pflege liegen, hätte der nicht verschnittene Neger dieselben Bequemlichkeiten, wie der Eunuche, so würde er auch besser gedeihen; auf die Krankheiten dieser Unglücklichen kommen wir an einem anderen Orte zurück, nur erwähnen wir hier, dass sich ihr Kau-Apparat aus dem eben angeführten Grunde viel später abnütze als bei nicht Verschnittenen.

Dem erwachsenen Beschnittenen fehlt jene Haltung, jene Marquirung der Gesichtszüge, jene Festigkeit in Ton und Sprache, welche den Mann als Mann auszeichnet; vorne überhängend, kniebohrend, den Ausdruck der geistigen und physischen Schwäche in der Physiognomie tragend und im Gespräche beurkundend, vegetirt er dahin sich der Pfeife und des Caffee's erfreuend, er leidet durch den Uebergenuss dieser so wie ob der sitzenden Lebensweise häufig an Lungen-Emphysem.

Die Eunuchen tragen stets Bandagen, um sich nicht mit

,*) V i r e y ist im Irrthum, wenn er das Gegentheil behauptet (l. c. p. 16).

Urin zu beschmutzen, da dem Gefühle des Dranges die
Ausleerung eher folgt, als er sich am entsprechenden Orte
befindet; die Entleerung des Urins geschieht tropfenweise. —
Es müssen ihnen wollüstige Gefühle nicht fremd sein, da
sie von Pollutionen sprechen, ja der Eunuchen-Chef des
grossherrlichen Palastes hat einen Harem, er steht im Range
der höchsten Staatsbeamten. Der Preis eines Beschnittenen,
denn sie sind Sache, ist 2 — 300 fl. C. M.

Es gibt auch weisse Eunuchen, jedoch nicht künstliche,
sondern durch die Natur veranstaltete, d. sind Individuen,
deren Männlichkeit nicht hinreichend ausgesprochen ist. Da
man jedoch selbst vor dem Rudimente der Ruthe, das sich
meist vorfindet, gerechte Furcht hat, so werden derlei Halb-
männer nie zum inneren Dienste des Harem benützt.

Die Kurden, Bewohner von Kurdistan (an der Grenze
von Persien in der Nähe der grossen Seen von Urmia, fälschlich Ormian genannt) sind durch eine Höhe von 5 Schuh
4—5 Zoll, einen sich dem sphärischen nähernden, am Thorax
kurz aufsitzenden Kopf, einen Gesichtswinkel von 82—84°,
freie Stirne, dunkle reiche Haarbildung, schön geformte
Nase, querstehende Liderspalte, schwarze, lebhafte Augen,
männliche, sehr angenehme Gesichtsbildung, dunklen Teint
und starke Muskulatur charakterisirt; sie gehören der indisch-europäischen Race an, sie lieben den Ackerbau wenig,
sind daher nur in geringer Zahl in Ortschaften ansässig,
und verbreiten als Horden auf ihren Streifzügen Furcht und
Schrecken, sind im Fanatismus jeder That fähig, wie die
Ergebnisse der jüngsten Zeit beweisen. Der Kurde hat viel
natürliche Anlage, und ist hoher Ausbildung fähig; die
grösste Anzahl derselben hielt sich noch von der Pforte
unabhängig. Die bis jetzt aus ihnen ausgehobenen Truppen
sind aus isolirten Gebirgsdörfern entnommen, welche, den
Befehlen des Grossherrn gehorsam, an den Schreckensthaten
jener keinen Antheil hatten. Die Kurden gehören in der
Mehrzahl verschiedenen Sekten des Islams an, und haben ihre
eigene Landessprache; Russegger ist im Irrthum, wenn
er pag. 669 seines Werkes behauptet, sie habe weder Aehnlichkeit mit der arabischen noch persischen Sprache, unläug-

bar ist sie ein Zweig der Persischen; die persischen Zahlen und viele Wörter sind aus ihr in die kurdische Sprache übergegangen. Aller Wahrscheinlichkeit sind die Kurden Nachkömmlinge der Meder. Unter ihnen besteht noch ein Lehenwesen, wie es am Ausgange des Mittelalters in Deutschland unter Maximilian dem Ersten der Fall war, bis es dieser Kaiser endlich vernichtete; sie gingen im Verlaufe der Zeit mit der georgischen, osmanischen und armenischen Race vielfache Kreuzungen ein, diese tragen die Schuld, dass Schädelstudien in unserer Zeit zu grossen Täuschungen Veranlassung geben können; so wollte mir der Quarantaine-Arzt Dr. Weingartshofer 2 Kurdenschädel überschicken; bevor sie abgingen, erfuhr er jedoch, dass sie von Personen waren, deren Grossältern Georgier waren. Ein Gleiches begegnete uns mit mehreren Türkenschädeln. Wir bemerken diess, dass man uns nicht den ungerechten Vorwurf mache in diesen interessanten Gegenstand nicht noch näher eingegangen zu sein; wir geben lieber weniger, aber vollkommen Aechtes. Unter den Kurden finden sich auch nestorianische Christen; man gibt die kurdische Nation auf 3 Millionen Seelen an, worunter bei 100,000 Christen sein sollen. Russegger's Angabe stimmt mit dieser überein. Die kurdischen Frauen haben zu kräftige Züge um schön genannt zu werden.

Die Albanesen (Arnauten, Albanisten von Alb-Alpe Schkipetaren, d. i. Felsenbewohner) bieten für ethnographische Forschungen viel Interesse dar; diese wurden von Kiepert, Pouqueville, Leake, Boué, Viquesnel, Grisebach und Müller mit vielem Glücke begonnen, und müssen noch fortgesetzt werden, um die über ihren Ursprung, die Art und Weise ihrer Ansiedlung, ihre Schicksale und insbesondere über ihre Nationalcharaktere herrschenden Zweifel zu lösen. Sie sondern sich in die nördlich wohnenden, theils katholischen, theils osmanlischen Ghegen, und in die südlicher ansässigen, theils griechisch-orthodoxen, theils türkischen*) Tosken; beide Hauptstämme leben sowohl ge-

---

*) Nur die dem Islamismus angehörigen Albanesen werden zum Militärdienst ausgehoben.

genseitig, als ob der Religionsverschiedenheit unter sich in
bitterer Feindschaft. Die Angabe der einzelnen Unterab-
theilungen dieser Stämme übergehen wir; der Leser findet
sie bei Boué sehr genau auseinandergesetzt.

Der Guege hat eine Höhe von 5 Fuss 3—5 Zoll, einen
ovalen Schädel, einen Gesichtswinkel von 83 — 85°, eine
freie, offene, hohe Stirne, lichte Haare, eine schmale, lange,
edel geformte Nase, querstehende Liderspalte, kluge, graue
Augen, eine angenehme, zarte Gesichtsbildung, einen hellen
Teint, ist schlank, wird kräftig, muskulös, selbst beleibt.
Der Toske ist höher, schlanker, von dunklen Haaren, sein
schwarzes Auge feurig und listig, seine Physiognomie weniger angenehm und wird nur selten beleibt*).

Diese Hauptstämme theilen sich in Unterstämme ein.
Der Albanese ist — gleich dem Schweizer und Tyroler —
ein kühner, unerschrockener Bergkletterer, zeichnet sich
jedoch vor ihnen durch grössere Lebhaftigkeit und Heiterkeit aus. Muth und ein hohes Nationalgefühl ist ihm an-
geboren, und gibt sich in Wort und That bei jeder Gelegenheit kund. Der Albanese ist höchst genügsam, und
bearbeitet das Land nur in so weit, als ihm zum Lebensunterhalt unumgänglich nothwendig ist; ihm ist der Hang,
sich zu bereichern und durch Luxus zu prangen, eben so
sehr fremd, als er den Griechen eigen ist. Isolirt und dem
menschlichen Verkehr fremd lebend, entwickelt sich in ihm
eine gewisse Wildheit, eine Härte, ein Fanatismus, die zu
den traurigsten Ereignissen führen, wie die jüngste Epoche
bewies. Sie halten fest an ihren alten Sitten und Gebräuchen, da sie durch Neuerungen ihre Sprache, so wie ihre
Nationalgewohnheiten einzubüssen fürchten; sie legen den
administrativen Reformen der Pforte — den Kurden gleich —
die grössten Hindernisse in den Weg, da sie, dem Ursprunge

*) Die Angaben über die physischen Verhältnisse der Albanesen sind
in Müller's Albanien, Prag 1844, und in Boué's Werk: *La Turquie
d'Europe*, Paris 1840, ganz verschieden. Ersterem ist der Stamm
der Guegen der schwächere, letzterem der stärkere; wir haben Grund
genug dem Boué Recht zu geben.

nach von den übrigen Türken verschieden, dieselben mit feindlichem Auge ansehen. In Ermangelung einer wohl geordneten Justiz hält sich Jeder berechtigt, diese selbst zu schaffen; darin liegt die Entschuldigung der unter ihnen noch bestehenden Blutrache, welche sich selbst auf unglücklich endende Operationen ausdehnt; es liegt jedoch in ihrem Nationalstolze einen Fremdling, den sie in Schutz genommen haben, auch gegen jede Art Beleidigung zu sichern, und einen ihm angethanen Schimpf zu rächen. Sie besitzen eine grosse Verstellungsgabe.

Die Albanesen werden von ältern Schriftstellern als von Asien aus nach Albanien eingewandert angenommen; dort sollen sie südlich vom Kaukasus zwischen dem caspischen Meere und dem Flusse Kur gelebt haben. Ihr Urtypus verwischt sich durch die vielfältigen Kreuzungen, welche sie mit den Türken, Serven, Bosniaken, Bulgaren, Montenegrinern, Griechen und Zinzaren *) eingehen, immer mehr; ihre Sprache ist die albanesische, die in manchen Worten dem Sanskrit nahe steht. Eine Sammlung albanischer Worte machte Leibnitz; im Jahre 1635 veröffentlichte Bianchi in Rom ein Wörterbuch dieser Sprache unter dem Titel *Dictionarium latino Epicoticum* und 1716 erschien eine Grammatik desselben Idioms von Da Lecce, welche Professor Vater in seinen Vergleichungstafeln der europäischen Stammsprachen 1822 benutzte; später machten sich um die albanesische Sprache Kavallioti, Thunmann, Malte-Brun und besonders von Xylander durch sein Werk (die Sprache der Schkipetaren 1835) verdient; dieser letztere hat bewiesen, dass sie zur Klasse der indisch-europäischen Sprachen gehöre; sie ist eine besondere für sich, und weder ein deutsches noch ein slavisches Idiom, und hat keine sehr nahe und eigenthümliche Aehnlichkeit mit den griechischen oder italienischen Dialekten, nur nahm sie durch die fortwährenden Berührungen mit den erwähnten und andern Nationen

---

*) So nennt man die seit langer Zeit in Rumelien einheimischen Wallachen; sie führen, wie diese, den Namen Romanen, Rumani, da man sie für Reste römischer Colonien gemischt mit Daciern hält.

viele Worte aus den Sprachen derselben auf, wie *istoria, karrotza, kemise* (*storia, carozza, camiscia* der Italiener); *kopie, kourone, kiel, katei* (*copie, couronne, ciel, quatre* der Franzosen); *joint, hungry, dreadful* der Engländer; selbst die Worte *Pus, Gosch, Schpetze* können als Kuss, Mund und Sperling gedeutet werden. Es gibt Albanesen, die nur ihre Muttersprache, andere, die dieselbe und neugriechisch, manche, welche nur letztere sprechen; die türkische Mundart lernen sie nur in der Fremde. Die Albanesen gehören der indisch-europäischen Race an, während der Originaltürke von Prichard unter die nomadischen Stämme eingereiht wird. Die neuesten Forschungen von Thunmann, Ange, Masci, Malte-Brun, v. Xylander machen es sehr wahrscheinlich, dass die Albanesen Abkömmlinge der alten Illyrier und Epiroten seien. Wagner in seiner deutschen Ausgabe Prichard's (3 Bd. pag. 535) meint, es sei entweder anzunehmen, dass die alten Schriftsteller die Verwandtschaft zwischen den Epiroten und Illyriern nicht kannten, oder dass die Illyrier, welche die beträchtlichste Nation waren, die Epiroten absorbirten und ihre Sprache vernichteten. Die Illyrier scheinen von slavischen Horden, welche sich in Dalmatien, einem Theile des illyrischen Gebietes, niederliessen, nach Süden gedrängt worden zu sein, wo sie sich jetzt viel weiter verbreitet haben und viele Distrikte besitzen, die ihnen in alten Zeiten nie gehört haben. Die Albanesen erstrecken sich nicht allein über ganz Epirus, sondern auch über die nördlichen Provinzen von Griechenland, Thessalien, Anatolien, Böotien und Attika, und finden sich auf vielen griechischen Inseln, ebenso in Rumelien, Servien bis nach Constantinopel. Als die Türken die albanische Küste eroberten, flohen albanesische Kolonien an die Küste von Kalabrien und Sicilien, wo sie den mitgebrachten Rythmus (griechisch) so wie ihre Sprache beibehielten (sieh hierüber *Malte-Brun ann. des voyages tom III.* so wie *l'Essai sur l'origine de la nation Albanienne par M. Ange Masci*). Bei der Verbreitung der Albanesen über einen grossen Theil der europäischen Türkei kreuzen sie sich mit Serven, Bosniern, Montenegrinern, Bulgaren, Wallachen, Griechen und Zin-

zaren, wodurch ihr primitiver Typus nach und nach unter-
geht.

Die Zahl der Albanesen lässt sich nicht angeben, da
die Pforte dieselben noch nicht derart zu unterjochen wusste,
um eine genaue Zählung vornehmen zu können. Boué's
Angabe derselben auf 1,600,000 Seelen entbehrt jeder sichern Stütze.

Die in Constantinopel lebenden P e r s e r gehören nicht
alle der iranischen Race an; unter ihnen finden sich auch
Türken so wie Mongolen, deren Geburtsland Persien ist.
Wir sind unfähig den Streit, welcher über die ursprüngliche
oder erst durch die Vermischung mit georginischen und
tscherkessischen Frauen bedingte körperliche Schönheit der
Perser zwischen W. O u s e l e y und C h a r d i n besteht, zu
entscheiden, jedoch berücksichtigt man die in zahlreichen
persischen Monumenten dargestellten Bildnisse, wovon ich
Abbildungen gesehen, so muss man sich zur Meinung hinnei-
gen, dass den alten Persern edle, intelligente Gesichtszüge
eigen gewesen seien, welche der Verbesserung durch Kreuzung mit fremden Racen nicht bedurfte. Die wahren Perser, Tadschis's genannt, bilden einen Stamm, welcher sich
durch eine regelmässige und ovale Physiognomie, die der
antiken griechischen nahe steht, (nur ist letztere zarter) eine
Höhe von 5 Schuh 5—8 Zoll, eine sphärische Bildung des
Cranium's, ein nahe am rechten stehender Gesichtswinkel
auszeichnet. Eine hohe freie Stirn, schwarze lange Augenbrauen und Wimpern die tief pigmentirten lebhaften Augen
beschattend, eine bräunliche Hautfarbe, ein dichter, dunkler,
leicht sich kräuselnder Haarboden, ein schlanker Körper
und eine edle Haltung setzen wahrhaft einnehmende Gestalten
zusammen. Sie sind theils Kaufleute, theils Derwische
(Bettelmönche), und stehen im Rufe eines listigen, ver-
schmitzten Volkes; so mancher europäische Handelsmann
wird beim Verkehr mit ihnen um sein Vermögen gebracht.
Nach einer türkischen Volkssage werden die Perser am
jüngsten Tage die Lastesel abgeben, auf denen die Juden
zur Hölle reiten werden. Die Perser werden von den Türken

gehasst *); jene halten sich diesen überlegen; sie sind es auch durch ihre Gewandtheit und Thätigkeit. Das Volk ist einer hohen Ausbildung fähig, wie junge Leute beweisen, welche behufs ihrer Erziehung nach Europa geschickt wurden. — 'In Constantinopel finden sich auch Christen aus Persien, (Armenier und Nestorianer); sie scheinen gleichen Ursprunges wie die Perser zu sein, ihre Kleidung ist dieselbe i. e. die orientalische weite Kleidung, nur tragen sie zum Unterschiede von den übrigen Orientalen eine lange, spitzzulaufende Pelzmütze wie alle Perser. Die Mädchen werden zwischen dem 12.—15. Jahre das erstemal menstruirt; so zeitlich die Regeln auftreten, so früh erlöscht mit ihnen auch die Fruchtbarkeit; Schwängerung im 45. Lebensjahre ist bei den orientalischen Frauen eine Ausnahme.

Die Israeliten sind, einige Städte Hochalbaniens (Scutari, Pristen) ausgenommen, über die ganze Türkei verbreitet; ihre Zahl können wir für die Provinzen nicht angeben, für Constantinopel bemerkten wir sie bereits; sie leben in einzelnen Quartieren der Stadt sowohl als längst des Bosphor's; viele derselben sind spanischer Abkunft, von wo sie sich Anfangs des 16. Jahrhunderts bei Gelegenheit ihrer Verfolgung nach dem Oriente flüchteten; der grösste Theil aber ist syrischen (semitischen) Ursprungs; täglich mehrt sich die Zahl durch Einwanderung von Europa, da die Blüthe der Handelsverhältnisse des Orientes ihrem spekulativen Geiste vielfache Nahrung gibt; die Israeliten erfreuten sich durch die humanen Gesinnungen des Sultan Abdul-Medschid's einer politischen Ruhe und Sicherheit, schon zu einer Zeit, wo die gebildetsten Länder Europa's diese Kaste noch vielfältig verfolgten und in ihren natürlichen Rechten beeinträchtigten. Ihr Cranienbau ist ein fast runder, die Schädelknochen sind dünn, ihr Gesichtswinkel der kleinste, dem man im Oriente begegnet, ihre Physiog-

---

*) Von Interesse sind über das gegenseitige Verhältniss der Nationen die beiden Werke: Zimmermann „über den Nationalstolz" und Leitzmann „über die Antipathien zwischen den Völkern," welche auch im Oriente manche Anwendung finden.

nomie ist bald zart und länglich, bald derber und gerundet
mit weitem Munde und schwellenden Lidern, um die bei
jenen fein geschnitzte, bei diesen kurz und dick geformte
Nase spielt jener Zug, an dem sie sich so leicht erkennen
lassen, und welcher sich ob der bis in die neueste Zeit nie
geduldeten Kreuzung der Männer mit Frauen anderer Stämme constant erhielt, der Einfluss des südlichen Himmels
lässt die blonde und rothe Haarfarbe, wie sie ihnen im Norden eigen ist, nur selten bestehen. Sie beschäftigen sich besonders mit dem Handel, unter den Aerzten, Apothekern
und Zahnbrechern des Orients sind viele dieser Nation an-
gehörend; diese erhält sich streng geschieden, und bewahrt
trotz des sichtbaren Fortschrittes der Armenier und Türken
eine geistige Finsterniss, die Mitleid erregt; nur der feste
Wille des Sultans konnte sie bewegen einige ihrer Söhne
an die medizinische Schule zu schicken; jedoch liegt das
Verdienst nicht an ihrer Seite, sondern auf jener des Grossherrn. Ebenso konnte sie keine Vorstellung der klügern
ihrer Nation bestimmen, verschiedene alte und schädliche
Gebräuche Bezugs ihrer Kleidung abzuschaffen, so tragen
ihre Frauen noch immer baumwollene Mützen, deren Gewicht mehre Pfunde beträgt; protestantische Missionäre werfen ihre Netze auf sie aus, durch Gold gewinnen sie jährlich einige Proselyten, so wie auch die meisten Renegaten
der letzten Zeit dieser Nation angehören.

Die Menstruation tritt bei den Mädchen zwischen dem
11—13 Lebensjahre auf.

Die Armenier gehören zu den indisch-europäischen
Stämmen; sie bilden durch ihre grosse Thätigkeit, ihren
Erwerbstrieb und Spekulationsgeist eine für den Orient sehr
bedeutungsvoll gewordene Nation. Da sich die Orthodoxen
nur unter sich fortpflanzen, so erhielten sich unter ihnen
die somatischen Charaktere am getreuesten, die katholischen
Armenier entsprechen diesem durch die Kreuzungen, welche
sie mit andern Nationen eingingen und eingehen, weniger;
die Armenier traten in früherer Zeit sehr häufig zum Islam
über und modificirten dadurch den Urtypus des Türken wesentlich; es kommen im praktischen Leben oftmals Phy-

siognomien vor, welche sich täuschend ähnlich sind, und
doch gehören die einen zur türkischen, die andern zur armenischen Nation. Die in ihrem physischen Verhalten un-
verfälscht gebliebenen Armenier, wie man sie am besten
unter der Klasse der Tagelöhner und Lastträger sehen kann,
sind durchschnittlich nicht höher als 5 Schuh 5—7 Zoll,
haben einen derben, kräftigen Körperbau, grosse sphärische,
seltener pyramidale Schädel, einen Gesichtswinkel, welcher
zwischen 80—85° schwankt, schwarzen üppigen Haarwuchs
öfters gekräuselt, blonde Haarfärbung ist eine Ausnahme,
rohe Gesichtszüge, grosse gebogene Nase, lebhafte Haut-
färbung, einen grossen von wulstigen Lippen gebildeten
Mund, schöne, breite Zähne, kurzen Hals, breite Schultern,
langen Thorax, kurze stark muskulöse Extremitäten, grosse
Hände und sind in ihren Bewegungen ohne aller Anmuth.
Die Frauen gewinnen durch den orientalischen Anzug und
den eigenthümlichen Reiz, welchen diese Toilette auch der
von der Natur weniger Begünstigten verleiht, ungemein, da
ein und dasselbe Wesen, welches, in der Landestracht gekleidet, lieblich und anziehend erscheint, in europäischer
Kleidung sehr verliert, wovon der Grund wohl auch daran
zu suchen ist, dass sie sich darin ob der Ungewohntheit
des Anzuges höchst linkisch benehmen. Die armenischen
Frauen sind den Zirkassierinnen sehr ähnlich, jedoch sind
sie ob des weiten Mundes und der grossen Nase weniger
anmuthig als diese, obwohl es auch Ausnahmen gibt, die in
jeder Hinsicht als vollendete weibliche Schönheiten betrachtet werden können; ihr Haarwuchs ist sehr reich und der
ganze Körper unverhältnissmässig damit besäet; sie haben
eine Ruhe, eine Indifferenz, ein Phlegma, die nur den Eingebornen gefällt, daher auch die meisten Armenier, welche
längere Zeit in Europa gelebt, zum Kummer ihrer Familien
an dem weiblichen Geschlechte ihrer Nation wenig Gefallen
finden. Fast alle Armenierinnen haben wie die Türkinnen
Säbelbeine, welche theils in dem Sitzen mit gekreuzten
Füssen, theils in der Volkssitte den Neugebornen viel Wäsche
zwischen die Schenkel zu legen um das Beschmutzen der
Betten zu verhüten, endlich aber auch in der unter ihnen

oft vorkommenden Rhachitis ihren Grund haben mögen·
Sie werden zwischen dem 12—14. Lebensjahre das erstemal
menstruirt. Die armenische ·Nation ist unstreitig derzeit
die gebildetste des Orientes, sie hat allseitig vortreffliche
Schulen, wodurch die junge Generation selbst jener der ansässigen Europäer weit überlegen ist; sie hat übrigens eine
Ausdauer, eine Fügsamkeit, welche sie bei der tiefen Kenntniss des türkischen Charakters der Regierung unentbehrlich
machte, daher auch die wichtigsten finanziellen Posten, so
wie die Leitung der Münze und der Landesfabriken in den
Händen der Armenier sind; sie wissen ihren Vortheil sehr
gut zu finden, daher auch das meiste Geld in ihren Händen
liegt. Reiche Türken gibt es wenige, reiche Armenier sehr
viele. Die Masse der Nation treibt Handel und hat ihre
Agenten über den Erdball verbreitet. Protestantische Missionäre machten unter den Armeniern einige Proselyten,
stürzten sie doch dadurch ins Unglück, da sich die Nation
von denselben zurückzog, und hiermit die Erwerbsquelle,
welche sie auf die gemachten Versprechungen der Missionäre zu vergrössern glaubten, versiegte, denn ohne gegen-
seitiges Vertrauen kann kein Handel, kein Gewinn bestehen; die Missionäre, welche den Glaubenswechsel durch
Geld zu beschleunigen suchten, kehrten ihnen den Rücken
und wiesen sie an die göttliche Gnade und auf Geduld an.

Der Fanatismus der Armenier ist gross; katholische
und nicht unirte Familien wird man nie befreundet und noch
weniger zu einer Unternehmung vereint finden; sie hassen
den Türken, den Griechen, den Israeliten so wie den Europäer, decken jedoch ihre Denkungsart durch die freund-
lichsten Worte. Die nicht unirten Armenier (von der Zeit
der chalcedonischen Kirchenversammlung im Jahre 1536)
sind viel zahlreicher als die katholischen, und haben ein vom
Papste unabhängiges Oberhaupt, das im Kloster Etschmia-
zim bei Erivan seinen Sitz hat.

Prichard und Wagner halten die Wallachen für
die Abkömmlinge der alten Geten oder Dacier und sind als
die einzigen noch vorhandenen Repräsentanten der thraci-
schen Race zu betrachten. Sie glauben die Beimischung

von römischem Blute sei zu unbedeutend gewesen, um eine
wesentliche Veränderung in ihrem physischen Verhalten zu
bedingen. Es ist hierdurch leicht begreiflich, warum sich
der reine Wallache von den Slaven, den Deutschen, so wie
von den Ungarn (aus den ungrischen Stämmen entstanden)
so streng unterscheidet. Bekanntlich nennen sich die Wallachen Rumain's; sie dehnen sich ausser den Fürstenthü-
mern Moldau und Wallachei auch über die Gebirgsgegenden
vom Banat aus und sind auch die herrschende Population
im Centro und Osten von Siebenbürgen. Boué gibt ihre
Volkszahl auf 5,700,000 Seelen an, wovon ⅛ zu Oesterreich
gehört. Die friedlichen Verhältnisse bis auf die jüngste Zeit
begünstigten so wie bei den schon besprochenen Nationen
auch bei den Wallachen vielfache Kreuzungen, unter welchen jene mit den Slaven des servischen Zweiges die bedeutendsten sind. Hierdurch wird jedoch die wallachische
Nation im Laufe der Zeit Umstaltungen eingehen, welche
den ursprünglichen Typus werden schwer erkennen lassen.
Als geschichtliches Datum ist es gewiss interessant, dass
Paget (in seinen *Travels in Hungary and Transylvania vol. II.*
London 1831) von der Aehnlichkeit der heutigen Wallachen
mit den Figuren alter Dacier an der Trajanssäule überrascht
war.

Die wallachische Nation ist in beiden Geschlechtern in
der Mehrzahl durch edle, anmuthig sich bewegende Formen
ausgezeichnet; ihre Physognomien sind nicht so angenehm geformt, sie tragen das Gepräge der List und Schlauheit, ihre
Stirne ist hoch, ihr Schädel sphärisch, der Gesichtswinkel
zwischen 82 und 85°, ihre Augen feurig, ihr Haar dunkel
und reich, die Nase fast durchschnittlich lang und gewölbt,
die Zähne gross, gut geformt und rein. Der Wallache ist
weniger arbeitsam als der Slave, und ob seines lebhaften
Temperaments in seinen Leidenschaften oft ungemessen und
rachsüchtig; obwohl selbst muthig, bedient er sich doch oft
zur Realisirung seiner Zwecke feiger Mittel; er hat grossen
Hang mehr zu scheinen als er ist, er hat viel Talent und
ist der feinsten Bildung fähig. Die Frauen, welche zwischen dem 13.—15. Jahre das erstemal menstruirt werden,

sind mehr putzsüchtig als irgend ein Weib des Orientes. Diese Nation hat sehr wenig Moral und ergibt sich vielfältigen Excessen; die Syphilis ist unter ihr ausserordentlich stark verbreitet; sie folgt dem griechischen Ritus, ihre Sprache hat viele griechische und slavische Worte in sich aufgenommen. Die Wallachen im Südosten der Türkei sind unter dem Namen Zinzaren bekannt, sie sind der Bildung ganz entfremdet und erhielten sich in ihrem Naturzustande als einfache, arbeitsame, sparsame Wesen; das zinzarische Weib ist kräftiger und üppiger als die städtischen Wallachinnen; sie sind auch blond.

Die Zigeuner haben oft sehr interessante Physiognomien; ihre dunkle Färbung, ihre dunkelschwarzen, seidenglänzenden Haare, ihr kleiner ovaler Kopf mit dem grossen Gesichtswinkel, ihre hohe, freie Stirne, das schwarze glühende Auge, die Adlernase, der schlanke Wuchs, ihre grosse Lebhaftigkeit fesseln unwillkürlich die Aufmerksamkeit; sie werden nie beleibt und sind ohne Ausnahme listig und rachsüchtig; Zartgefühl und Anstand sind ihnen fremd; sie sind bereit aus jeder sich ihnen darbietenden Gelegenheit Nutzen zu ziehen. Sie wechseln die Religion mit derselben Leichtigkeit wie ihren Wohnort, hängen jedoch an keiner und bespötteln Alles, was für erhaben gehalten ist, sie begnügen sich mit wenig nur um nicht zu arbeiten; sie sind jedem Bestreben zur geistigen Ausbildung feind. In der Wallachei waren sie die Leibeignen, und wurden in der jüngsten Epoche emancipirt. Auf ihren Streifzügen tragen sie ihre Dienste als Thierärzte, Hufbeschlager, Verzinner, Musikanten und Henker an.

Die Mädchen sind mit dem eilften Jahre meist schon menstruirt, und bieten die Liebe oft feil, die Kinder betteln.

Die Zigeuner sind ein indisch-germanischer Stamm, Grellmann will durch ihre Sprache und Gebräuche beweisen, dass sie von Parias aus Hindostan 1408—9 bei dem Einbruche Timurs ausgewandert und über Asien nach Europa gezogen sind; in Bulgarien und Thracien gibt es Viele, weniger in Albanien und Bosnien; Constantinopel berühren sie im Frühjahre auf ihren Streifzügen. B o u é gibt ihre Zahl auf 200,000 an. Wir sind überrascht, wie er diese Summe festsetzen konnte, da sie nie gezählt wurden.

Aus unsern Bemerkungen über die Türken wurde schon ersichtlich, wie mächtig sich der Slavismus mit den Bewohnern des türkischen Gebietes verflochten hat. Wir erwähnten die historischen Nachweisungen F a l m e r e y e r s, wodurch zur Evidenz dargethan wird, dass die Neugriechen nicht mehr reine Nachkömmlinge der alten Hellenen, sondern nur Slavo - Gräcen seien. Hier berühren wir jedoch mehrere Nationen, welche die Länder zwischen dem adriatischen und dem schwarzen Meere bewohnen, und von den Ethnographen zu den südlichen Zweigen des ostslavischen Stammes gerechnet werden; da jedoch die Kroaten und die südlichen Wenden in ihren Hauptsitzen nicht türkische Unterthanen sind, so fassen wir nur ganz besonders die Servier in's Augenmerk, d. h. alle jene Slaven, welche zu dem servischen Zweige gehören, wie die eigentlichen Servier der nach ihnen so genannten Provinz, die Bosnier, die Bulgaren, die Morlachen (i. e. mehr am Meere, ola Serve, mors Meere), die slavischen Bewohner der Wallachei. Bekanntlich gehören jedoch zu diesem Stamme ausser dem türkischen Gebiete die Bewohner des östlichen und servischen Dalmatien mit Einschluss der ehemaligen Republik Ragusa und die in Ungarn und Siebenbürgen zerstreuten Servier.

D o b r o w s k y hat in seiner Geschichte der böhmischen Sprache und älteren Literatur (Prag 1808) deutlich nachgewiesen, dass die Meinung mancher Schriftsteller (D o l c i, K a n t a s i c h), diese slavischen Nationen seien die ursprünglichen Bewohner dieser Gegenden gewesen, auf der Nichtkenntniss des historischen Umstandes beruhe, dass die slavischen Stämme, welche jetzt das Land an der Donau und dem adriatischen Meere bewohnen, erst im sechsten Jahrhundert unserer Zeitrechnung in diese Gegend kamen. P r i c h a r d und W a g n e r (pag. 464) führen ausser D o b r o w s k y noch das Werk Constantins *de administrando imperio* und Adelung an; aus jenem geht hervor, wie A d e l u n g sagt,

dass Grossservien, aus welchem die Servier in den Süden
von der Donau gezogen sein sollen, nirgends anders gesucht werden könne, als über oder jenseits Ungarn in dem
nachmaligen Klein- oder Rothrussland an der obern Weichsel, in dem heutigen Ost-Galizien. Pannonien war im
sechsten Jahrhundert in Folge der Wanderung der Longo-
barden nach Italien leer gelassen; es kam in den Besitz
der Avaren, und bei dieser Gelegenheit liessen sich slavische Stämme in Kärnthen und Krain nieder. In der ersten
Hälfte des siebenten Jahrhunderts unter dem Kaiser Hera-
klius nahmen slavische Stämme Servien und Dalmatien in
Besitz; um dieselbe Zeit kamen mehrere Geschlechter nach
Bulgarien, und diesen wiesen die Bulgaren als Eroberer
des Landes im Jahre 679 Ländereien an; die Kolonien
dieses Volkes erstreckten sich vom schwarzen bis zum adriatischen Meere, sie setzten auch letzteres über.

Im neunten Jahrhundert waren die Bulgaren das herrschende Volk in Mösien. Es sprechen sich v. Egel, Adelung, Prichard und Wagner dahin aus, dass die Bulgaren eigentlich eine türkische Race gewesen sein, welche
ihren Namen von der Wolga, die sie Bolga nannten, an
welcher das alte Reich Bolgari lag, erhielten; jedoch waren
sie nicht so zahlreich als die unter ihrer Botmässigkeit befindlichen Slaven, wodurch sie nach und nach die Sprache
des Volkes, mit dem sie vermischt waren, angenommen
haben. Aus jener Zeit erhielten sich noch Türken, aus der
Kreuzung mit Slaven entsprungen, so wie viele Individuen
rein slavischen Ursprunges zum Islam übergingen. Aus
dieser Ursprungsweise erklärt sich auch die geringe Sympathie, welche die Türken Asiens und Rumeliens für einander haben, so wie die gleiche Bildung der meisten europäischen Türken und Slaven; also auch hier liefert ein
Schädelstudium unfruchtbare Resultate, der Unterschied
des Türken von den in Sprache stehenden Slaven besteht
nur in der Eigenthümlichkeit der Kleidung, der Sitten und
des ganzen Benehmens, das für den Eingeweihten ein so
sicheres Kennzeichen wird, dass es ihm nie schwer fallen
wird den Muselmann von dem Raja zu unterscheiden.

Die Glieder des servischen Zweiges, welche türkische Unterthanen sind, gehören in der Mehrzahl dem griechischen Ritus an; die übrigen und die Bewohner Dalmatiens zu dem römisch-katholischen; erstere sprechen fast durchgehends ausser slavisch auch neugriechisch. Der servische Stamm geht fortwährend mit den Zigeunern, Albanesen, Wallachen Kreuzungen ein; Verbindungen mit den Neugriechen verdienen diesen Namen nicht, da auch diese schon das slavische Element in sich tragen. Die Zahl dieser slavisch-türkischen Unterthanen können wir aus Mangel einer genauen Volkszählung nicht angeben, und Boué's Angabe auf 5,500,000 entbehrt jeder sicheren Stütze. Diese Slaven des servischen Zweiges unterscheiden sich von denen nördlicher Gegenden durch kastanienbraune oder schwarze, meist straffe Haare, obwohl auch blonde Färbung beobachtet wird; nur fällt diese weniger in die Augen, da sie sich fast durchschnittlich, wie der Türke, den Schädel rasiren lassen und den Schnurbart färben. Boué bemüht sich körperliche Verschiedenheiten zwischen den Serven (des Fürstenthums) und den Bulgaren heutigen Tags aufzufinden, jedoch allfällige physische Unterschiede deuten vielmehr auf vor sich gegangene Kreuzungen, die jedoch auf die Nationen im Ganzen keine Anwendung finden können. Der slavische Typus ist so vielfältig gekannt und studirt worden, und die Gelegenheit zur Beobachtung desselben ob der weiten Verbreitung dieses Stammes Jedermann so oft geboten worden, dass wir die physischen Merkmale derselben übergehen zu können glauben: Ergebenheit, Vorsicht, Ausdauer bis zur Hartnäckigkeit, Sparsamkeit und eine natürliche Anlage zur Verschmitztheit sind ihm auch im Oriente eigen; nur gewinnt er durch den Verkehr mit den Türken und durch ihr übles Beispiel einen Hang zur Trägheit und Sorgenlosigkeit, die den westlichen Slavenvölkern fremd sind. Die Mädchen werden zwischen dem 12.—14. Jahre zum erstenmale menstruirt.

Die in Europa gebornen und nur in Constantinopel ansässig gewordenen Individuen übergehend, berühren wir noch die Peroten (von Pera der Frankenstadt so genannt);

sie haben verschiedenen Ursprung: entweder sind sie Landeskinder, meist gewesene Raja's (Armenier, Griechen oder Juden), welche sich durch Verwendung einer europäischen Legation der türkischen Herrschaft zu entziehen und unter den Schutz ersterer zu setzen wussten, oder sie sind Kinder einer europäischen Familie, welche sich vor vielen Jahren in Constantinopel niederliess, oder sie entstanden aus Ehen, in welcher der Gatte ein Europäer war, der sich mit einer griechischen oder armenischen Frau verehelichte. Die Glieder dieser Familie 'gemischten Ursprunges verbinden sich fortwährend unter einander, so zwar, dass die perotische Bevölkerung das sonderbarste Gemische von Nordländern mit den Südländern und unter diesen wieder das bunteste Gemenge der verschiedenen Völker darbietet. Ueberblickt man den Stammbaum einer grösseren Familie, so findet man oft französisches, deutsches, italienisches, griechisches und armenisches Blut durch einander gemischt. Dass sich bei so vielen Kreuzungen kein physischer Grundtypus des Peroten herausfinden lasse, ist Jedermann einleuchtend. Im Allgemeinen ist er mittlerer Grösse, hager, falber Gesichtsfarbe und von kurzer Lebensdauer; Männer über 60 Jahre sind sehr selten. Eher lassen sich gewisse allgemeine physische und moralische Charaktere festhalten, welche sich bei Allen mit geringen Modificationen ziemlich gleich bleiben. Der Perot zeigt sich frühzeitig munter, lebhaft, fähig und talentvoll, jedoch bleiben seine schönsten Anlagen ob des Mangels gründlicher Unterrichtsanstalten unausgebildet. Mit einem Halbwissen und der unvollkommenen Kenntniss von 3 — 4 Sprachen (griechisch, türkisch, italienisch und französisch) betritt er das öffentliche Leben; in allen Zweigen seines Wirkens begleitet ihn ein grosser Eigendünkel, er glaubt sich für Alles fähig und zu jeder Stellung berufen. Früher vielfältig in der Diplomatie verwendet, wurden die Peroten in neuerer Zeit durch die Sendung von Beamten, welche der Nation, deren Interesse sie leiten sollen, selbst angehören, häufig verdrängt. Diese Umstaltung der Verhältnisse setzte viele Peroten in nicht geringe Verlegenheit, denn eine Familie, welche ihre Söhne in früheren Zeiten als

Dollmetscher in den verschiedensten sich oft feindselig ent-
gegenstehenden Gesandtschaften anstellte, sah sich gezwungen ihren Stolz und angeerbten Hochmuth zu mindern und
ihre Kinder in den Handelsstand treten zu lassen. Der
Perote ist hierzu der Mann, wie es dieser Erwerbszweig
hier fordert, herzlos, Egoist, besonnen, fein, schlau und
schlecht genug seinen eigenen Vater oder Bruder durch
falsche Fallimente zu ruiniren; auch im Handelsstande ist
er freundlich, gefällig, zuvorkommend gegen Jedermann,
von dessen Umgang er Nutzen erwarten kann; aufgeblasen
und hochmüthig gegen seine Untergebenen; für ein gemein-
nützliges philanthropisches Unternehmen Etwas zu thun ist
er unfähig. Viele Europäer werden von den Peroten um ihre
Habe gebracht, weil sie durch die gefälligen und freundli-
chen Manieren derselben verführt, in ihrem Vertrauen weiter
gingen als es diese Race Menschen verdient. Europäer,
welche sich durch lange Zeit in dieser Umgebung aufhalten,
werden am Ende, mögen sie die reinsten, besten und edel-
-sten Charaktere gewesen sein, so schlecht wie die Peroten
selbst; auch für sie wird wie bei diesen das Geld der Be-
stimmungsgrund zu allen Handlungen, mögen sie vor dem
Richterstuhle des Gewissens auch noch so verwerflich sein.
Der Türke steht in seinen moralischen Eigenschaften weit
über dieser Klasse Menschen, über die noch Alle, welche sie
zu beobachten Gelegenheit hatten, gleich berichteten. Das
von uns gegebene Charaktergemälde der Peroten wiederholt
sich in allen Punkten der Türkei in jener Kaste von Menschen, welche unter dem Namen von Levantiner bekannt sind,
wozu diese halbeuropäische Bevölkerung, die Malteser, die
Griechen, die Armenier und Juden gehören. Unter den
Peroten gibt es einzelne sehr lobenswerthe Ausnahmen, aber
sie sind selten. Die Frauen der Peroten sind auf einer niedern Stufe der geistigen Bildung, vorherrschend pietistisch,
träg, eitel und putzsüchtig; die Zurückgezogenheit, in der
sie leben, hält ihre moralischen Verirrungen in tieferes
Dunkel als jene der Frauen Europa's; sie zeichnen sich
durch eine grosse Kinderliebe aus, welche jedoch oft zum
Nachtheil dieser ist, da sie ihre Söhne lieber in Unwissen-

heit aufwachsen lassen, als sich von ihnen auf längere Zeit zu trennen; sie hängen an Constantinopel mit einer Wärme, dass nur Wenige in fremden Ländern zu gedeihen im Stande sind, die Macht der Nostalgie zwingt sie zurückzukehren, sie welken frühzeitig; in der Regel werden sie zwischen dem 13. — 15. Jahre menstruirt, selbst bei Mädchen, welche im Norden geboren und erst später nach Constantinopel verpflanzt werden, tritt diese Funktion zeitlicher ein als in ihrer Heimath. Ehen zwischen einem europäischen Mädchen und einem Raja sind höchst selten, da auch sie dann unter türkische Gerichtsbarkeit treten muss.

Wer diese Schilderung zu hart findet, lese die Gedichte Hammers oder Urquhart über die Peroten, oder „Prokesch Reise im Morgenlande," ein Werk, das mit viel Geist geschrieben ist.

Wir schliessen diesen Abschnitt mit der Bemerkung, dass die Peroten eine solche Empfänglichkeit für Alles, was man Vorurtheil nennt, in sich tragen, dass man unter diesen Familien all' die Lächerlichkeiten und Sonderbarkeiten, welche die Türken und Raja's in sich aufnahmen, vereint wiederfindet.

F.

Nahrungsweise der Orientalen.

Die türkische Küche hat in der Wahl der Zusammensetzung, der Aneinanderreihung der Nahrungsmittel solche Besonderheiten, dass sie bei Besprechung der auf das Wohl und Wehe der Bewohner Einfluss habenden Momente wesentliche Berücksichtigung verdient.

Als Brennmateriale dient meist Holz, obwohl wegen seinem zunehmenden Mangel auch die aus der Ferne gebrachte Holzkohle in Gebrauch kommt; da jedoch die Bauart der Küchen und die ganze innere Einrichtung der Gebäude nicht entsprechend ist, so leidet dadurch die Reinheit der Luft in den Hausräumen sehr.

Die frische Butter ist hier nicht gekannt. Hieran gewohnte Europäer bringen selbe aus den österreichischen und russischen Küstenstädten käuflich an sich; durch die Reise verliert sie jedoch viel an ihrer Güte. Der Türke bedient sich zur Bereitung seiner Gerichte des Schmalzes, dessen es drei Varietäten gibt:

a) Das *koiruk jagh*, welches man aus dem Fettschwanze des *Ovis tartaricus* zieht und mit Zwiebel versetzt.

b) Das *tschervisch jagh*, welches aus dem animalen Fette der verschiedensten Thiere gewonnen wird.

c) Das *deri jagh*, aus der Butter gezogen, kommt aus Russland.

Der Speck ist wegen der geringen Consumtion ein wenig beliebter Handelsartikel, da sich die Muselmänner und Israeliten — durch Religionsgesetze gebunden — desselben enthalten, und die Griechen und Armenier denselben eben nicht bevorzugen; in der Wallachei, überhaupt in den Donaufürstenhümern, ist er den Bewohnern eine gesuchte Nahrung

Die Milch wird von den Orientalen zum Caffee nie getrunken, und es macht einen sonderbaren Eindruck, selbst Frauen christlicher Nationen des Morgens geröstetes Brot in schwarzen ungezuckerten Caffee tauchen und mit sichtbarem Wohlgefallen verzehren zu sehen; ausserdem geniesst das weibliche Geschlecht als erstes Frühstück auch Salep-Abkochungen mit Zucker, Milch und Zimmt versetzt. Der aus der Milch gemachte Käse wird entweder gleich genossen — *mudurlu penir* (nach einem Orte in Kleinasien so genannt), oder mit guter Milch geknetet und in Hammelshäute gefüllt — *tulum penir*, — oder in Salzwasser getränkt — *tschair penir*. — Der getrocknete *tulum penir* kommt als *haschec* oder *kaskaval penir* in Handel (Ortschaften in Rumelien und Kleinasien, durch gute Käsebereitung ausgezeichnet); wird er gesotten und in Zungenform gebracht, so heisst er *dil penir*, gibt man ihm eine Kugelgestalt *lor penir*. Die frischen Käse sind gut, die alten geschmacklos. Die Milch wird sonst noch zur Bereitung des *Mahalevi* (aus Milch, Amylum und Reismehl bestehend), und des Milchreises verwendet; als sauergewordene (*Jaourt*) geniesst man sie in grosser Menge für sich, in der Suppe (*Airanitschorba* genannt), mit rohen Gurken oder mit dem Braten. Man beschleunigt die Käsebereitung durch Labmagen, die Erzeugung des *Jaourt* durch ein Ferment vom verflossenen Tage. Um letzterem eine grössere Consistenz zu geben, versetzt man die Milch mit Mehl oder Alaun, obwohl die öffentliche Gesundheitspflege diesen letzteren Unfug möglichst zu verhindern sucht. Das *Serum lactis* (*Surutka*) liebt das Volk sehr, und geniesst es als Arzneimittel im Mai oft ohne ärztlichen Rath; man bedient sich in solchen Fällen der Tamarinden, um die Säuerung zu erleichtern und die Wirkung zu steigern, auch Citronensaft oder *Cremor tartari* gebraucht man zur Milchzersetzung.

Ein der Butterbereitung ähnlicher Prozess ist der, wodurch man das *Kaimak* gewinnt; man siedet die Milch unter fortwährendem Umrühren, bis die wässerigen Theile sich zum Theile verflüchtigen; dann stellt man sie an einen warmen Ort, und hebt nach dem Erkalten die Fettschichte ab.

Die Schaf- und Ziegenmilch liebt man vor allem zu diesem Vorgange; man geniesst diese Substanz zum Frühstück, wie die Nordländer die frische Butter. Zur Bereitung der Speisen bedient man sich desselben nicht. Die Milch Constantinopels ist ein Gemische von Kuh-, Schaf-, Ziegen- und Büffelmilch. Die Eselsmilch wird wie in Europa vom Volke gegen Brustkrankheiten gelobt; die Verkettung derselben mit Lungensucht ist so eng, dass man jeden Kranken durch den Vorschlag Eselsmilch zu trinken tief erschüttert.

Die türkische Küche zeichnet sich durch einen vorherrschenden Gebrauch von Gemüsen, Pfeffer, Zwiebel, Knoblauch, Limoniensaft, Zucker und Honig aus. Letzterer ist noch in eben so grossen Ehren, wie bei den Römern, deren Küche sich übrigens vielfältig bei den heutigen Griechen erhält, wenn auch nur vielleicht ein Theil der Wallachen das Recht haben, sich als ihre Nachkömmlinge anzusehen.

Ohne die Güte einer türkischen Suppe in Abrede zu stellen, da hierzu nicht nur Schaffleisch, sondern auch Hühner verwendet werden, so zeichnet sie sich doch von der Mannigfaltigkeit der europäischen durch ihre Einförmigkeit aus, da nur Reis oder gegossene Nudeln verkocht werden; in sie gibt man immer Limoniensaft. Die Paradiesäpfel, welche hier in grosser Menge gebaut sind, und in vorzüglicher Qualität gedeihen, werden mit der Suppe versetzt, und geben ihr eine angenehme Färbung und guten Geschmack. Für Kranke bereitet man Suppe aus Fischen, Fröschen, Schildkröten, aus *Ocypoda eques* oder dem Nacken der Hammel; auch Schafs- und Hühnerfüsse werden zu diesem Zwecke verkocht.

Das in Constantinopel genossene Fleisch ist folgenden Thieren entnommen: *Bos taurus, bos bubalus* (Büffel), *Ovis aries* (gemeines Schaf), *ovis tartaricus* (Schaf mit dem Fettschwanze), *ovis tragelaphus* (Kurdenschaf), *capra hircus* (Ziege) auch das persische Schaf (weiss mit schwarzer Färbung des Kopfes und des halben Halses) kommt hin und wieder vor; *Sus scrofa, Cervus elaphus, Lepus timidus, Columba turtur* und *livia, Otis tarda* und *Tetrax* (Trappe) *Perdix graeca, Perdix coturnix, petrosa, Francolinus, Phasianus colchicus*, Hühner, Gänse, Indiane, Enten; das Rehfleisch ist selten.

Der Türke geniesst ausser den Hühnern nur Schaf-, Ziegen- und Lammfleisch; man bedient sich von jenen vorzüglich der Castrate (*kivirtschic*); die Weibchen liebt man nicht, weil das Fleisch leicht Diarrhöe macht, die Männchen, so wie überhaupt das Schaf mit dem Fettschwanze sind wegen des üblen Geruchs wenig geschätzt. Das Ochsenfleich zieht der Türke nicht in Gebrauch, und ein Kalb zu schlachten scheint ihm eine Sünde, da das Thier ohne Kosten erzogen, und zu hohen Preisen verkauft oder zum Ackerbau verwendet werden kann; es wird das Kalbfleisch daher nur von Europäern genossen, welche sich jedoch immer mit halberwachsenen Thieren zufrieden stellen müssen. Da die Consumption der Schafe sehr gross ist, so dürfen die Jungen nur zu einer gewissen Zeit des Jahres geschlachtet werden. Wer sich früher oder später betreten lässt, wird mit einer harten Geldstrafe belegt. Das Schweinfleisch, ein Spanferkel, der Schinken werden nur von Europäern, besonders den Slaven *) gegessen; das frische wird in Constantinopel nur zur Faschingszeit verkauft, wozu jährlich ein Firman erwirkt werden muss. Da einst ein Schwein sich in eine Moschee verlief, so dürfen diese Thiere nicht lebend in die Stadt gebracht werden. Enten, Gänse, Indiane und Wildpret findet man auf echt türkischen Tafeln selten, da letzteres — als nicht hinreichend ausgeblutet — für unsauber angesehen ist, und erstere unreinlich sind.

Das Fleisch wird nie gesotten genossen. Man liebt es nach dem ersten Sude, der zur Bildung der Suppe nothwendig wird, in seinem eigenen Fette, oder mit Zugabe einer kleinen Menge Schmalzes vielmehr zu dünsten. Wird das Fleisch ursprünglich zum Braten bestimmt, so wird es mit Salz, Knoblauch und Pfeffer verrieben; ist es ein Geflügel oder ein ganzes Lamm, mit Zwiebel, Gewürznelken, Pfeffer und Reis gefüllt, vor dem Feuer gedreht, bis es angebrannt erscheint. Wird das so zubereitete Fleisch in den Backofen gegeben, so gewinnt das Gericht an Geschmack, da der

---

*) Ich meine die Serven und Bosnier, da ja Falmerayer auch den slavischen Ursprung der Neugriechen nachweiset.

Saft nicht verloren geht. Diese Art Braten nennt man *kebab*; eine Varietät desselben ist der *Schisch-kebab*, der — mit Salz und Pfeffer verrieben — auf kleinen Spiessen gebraten wird; auch saure Milch giesst man darüber. *Külbasde* nennt man eine Cotelette.

Kapama ist ein Ragout, aus Schaf- oder Hühnerfleisch, Zwiebel, spanischen Pfeffer, Gemüse, Fett und Wasser bereitet; *Jachni* oder *Soesch* heisst es, wenn das Fleisch, in kleine Stücke zerschnitten, verkocht wird.

Küphte ist gehacktes Schaffleisch, mit Eigelb, Brot, Zwiebel, Salz, Pfeffer und Gewürznelken vermischt, welches, in rundliche Formen gebracht, gebacken und mit einer sauren Sauce übergossen wird.

Taukgöxi ist ein *Mahalevi*, mit den Fasern des weissen Fleisches an der Hühnerbrust innig vermischt.

Schafsfüsse werden gut gekocht und mit Eier und Essig gemengt, gegessen.

Chimakebab sind wurstähnliche Formen von gehacktem Fleisch, sie werden gebraten; man macht auch wahre Würste. *Basdirma* ist eingesalzenes, zwischen Steinen gepresstes Fleisch.

Eier werden in allen Zubereitungen genossen.

Aus den Meerthieren geniesst man den *Mytilus edulis*, *Ostria edulis*, *Sepia officinalis*, *Xiphius gladius* (Schwertfisch), *Scomber palamis* (*Palamide*), *Scomber* und *Pneumatophora* (*Makrele*), *Caviar*, *Astacus marinus* (Meerkrebs), *Inachus squinado* (die Meerspinne), *Palinurus quadricornis*, *Ocypoda eques* (Krabbe), *Calappa granulata* (Schildkrabbe), *Nica edulis* (Nicakrebs); Karpfen, Hechte, Welse, geben die um Constantinopel liegenden süssen Wässer *).

Die Türken consumiren hiervon nicht so viel, als die übrigen Bewohner; man versteht es nicht, die Fische gut zu bereiten.

Helix vermicularis, *adspersa*, seltener *pomatia*, werden zur Fastenzeit von den christlichen Nationen gegessen.

---

*) Die Luxusfische erwähne ich nicht.

Von Vegetabilien werden folgende in Gebrauch gezogen: Zucker, Caffee, Korn, Weizen, die Gurke, *Hibiscus esculentus* (*Bamia*), *Solanum Melongena* — *Lycopersicum tuberosum, Cynara cardunculus* (Artischoke), *Pisum sativum, Cicer arietinum* (Kichererbse, *Leblebi* genannt), Spinat, Spargel, Rettig, Weisskohl, rothe, weisse, gelbe Rüben, Malva, Linsen, Bohnen, Endivie, Salat, Reis, Zwiebel, Knoblauch, *Porre, Champignon,* Trüffeln, Morcheln, *Arrow-Root,* verschiedene Varietäten von *Cucurbita,* Erd- und Himbeeren, Kirschen, Maulbeeren, Aprikosen, Pfirsiche, Zwetschken, Zucker- und Wasser-Melonen, Trauben, Mispeln, Aepfel, Birnen, Quitten, Granatäpfel, Feigen, Kastanien, Datteln, Nüsse, Pistacien, Mandeln, Citronen, Orangen, Oliven. Die Manna, welche im Winter 1845—46 von den Landbewohnern Kleinasiens auf den Feldern nach erfolgtem starken Regen gesammelt wurde, ward von dem hier lebenden Botaniker Noë *Verrucaria meteorologica,* von Herrn Professor Endlicher in Wien *Parmelia esculenta* genannt.

Terrator als Sommerspeise, ist ein kaltes Gemisch von Gurken, Pfeffer, Oel, Knoblauch, Salz, Essig, Mandeln oder gestossenen Haselnüssen.

Linsen und Erdäpfel liebt der Türke nicht, letztere werden hier kaum gebaut, und von aussen nur der Bedarf für Europäer zugeführt. Obige Gemüse werden mit Fleischsuppe oder Fleischstücken verkocht (*Jachni*); sonderbar ist die Vorliebe, welche die Bewohner für Quitten oder Malva, mit Fleisch gedünstet, haben. Das Kraut wird mit Essig versetzt, und nach einiger Zeit roh verzehrt, was man auch mit Gurken thut. *Turschu* ist der Name für alle kalten sauren Eingemachten. Das Bohnen-*Purée* ist gebräuchlich. Salat macht man davon keinen; zum Salat gibt man hier statt des Essigs Limoniensaft. Eine Eigenthümlichkeit der Population ist die grosse Vorliebe, welche dieselbe hat, die Salatpflanze, so wie die Gurken, roh und ohne weitere Zubereitung zu essen; eine Sitte, welche bis in die höchsten Stände, ja in der untersten Klasse so weit verbreitet ist, dass viele Arbeitsleute im Sommer und Herbst mit diesen und den Früchten der Jahreszeit ihr Leben fristen.

Ein Hauptnahrungsmittel im Oriente ist der Reis. Ausser seinem häufigen Vorkommen in der Suppe wird er als *Pillav* genossen, welches man bereitet, indem man in das heisse Fett den gewaschenen Reis gibt, und ihn einige Zeit dunsten lässt. Man mischt ihn dann mit Saffran, Pfeffer, Paradies-äpfel-Sauce oder Honig, Früchtensaft, Maiskörnern oder *Leblebi*. Dieses Gericht fehlt auf keinem türkischen Tische, und wird immer gegen Ende des Diners aufgetragen. Wird der Reis auf obige Weise sehr weich gekocht, so dass die Körner zerfallen und eine Masse bilden, so heisst die Speise *Lapa*; wird dieses mit Hühnerbrühe gemacht, so ist es der *Risotto* der Italiener, nur gibt man hier niemals Käse darüber.

Kuskusu Pillav besteht aus Weizengrütze, Hefe und Fett ohne Reis; Frauen essen es, um fett zu werden.

Der Reis ist ein Hauptelement des unter dem Namen *Dolma* gekannten Gerichtes. Gurken, der essbare Nacht-schatten, gurkenähnliche Varietäten von *Cucurbita* (*Kabak* hier genannt), oder eine Milz werden — ausgehölt und mit dem *Lapa* gefüllt — gedünstet, oder letzteres wird in kleine Bissen abgesondert, diese mit Spinat, Weinlaub, Kraut, Salat umwickelt, und hierauf nochmals gekocht. Der *Mytilus edulis* wird auf diese Weise farcirt; thut man dieses mit der Bauchwand eines Schafes, so hat die Speise den Namen *Kaburga*.

Man bereitet auch ein *Dolma* aus Quitten, Aepfeln und Birnen; jedoch zieht man es vor, wenig oder keinen Reis, sondern nur gehacktes Fleisch in sie zu geben.

Mit Milch gekocht, hat der Reis den Namen *Sudliasch*. *Mahalevi* ist oben erwähnt.

Aus Wasser, Zucker, Weizenmehl, Amylum und Man-deln bereitet man ein fadschmeckendes kaltes Gericht, *Mustalevria* genannt.

Der türkische Weizen ist hier nicht so verbreitet als in den nördlichen Provinzen, am häufigsten wird er gesotten oder halbreif gebraten genossen. Als *Polenta a la italiana* wird er hier seltener als in Albanien und in der Wallachei gegessen, besonders liebt man ihn mit Milch vermischt. Die

Hafergrütze ist in der Hauptstadt wenig in Gebrauch, mehr in den nordwestlichen Gebirgen der Türkei und in Serbien.

Unter den Mehlspeisen haben die Türken den *Pidé*, eine aus Mehl und Fett bereitete, schwer verdauliche Masse. Man füllt sie mit einer Lage aus Eiern, Käse, Weinlaub und gehacktem Fleische.

Börec ist ein aus Fett und Mehl bestehender Kuchen, der — feiner als der frühere — mit denselben Stoffen, oder auch mit Früchtensafte gefüllt wird.

Man hat in der türkischen Küche eine Speise, welche dem vaterländischen Schmarn nahe kommt; jedoch mischt man Käse unter die Composition.

Lokma sind gebackene Bissen aus Mehl, Wasser, Eier und Hefe bereitet.

Göslemé ist eine Art Pfannenkuchen.

Kadaif besteht aus gerösteten, mit Hefe versetzten Nudeln, die mit *Kaimak*, Zucker, Mandeln, Nüssen und Honig innig gemischt sind. Man nennt dieses das *tell kadaif*, zum Unterschiede von *Ekmek kadaif*, was aus in Honig getauchten, durch eine *Kaimak*-Lage getrennten Brotschnitten, die durch eine halbe Stunde der Ofenhitze ausgesetzt werden, besteht.

Eine sehr hoch geschätzte Speise ist das *Bachlava*, eine dick geblätterte, mit Honig und Mandeln versetzte Torte. Man gebraucht hierzu öfters Oblaten (*Gullatsch*), welche aus Reisschaum gemacht werden, indem man ihn über erhitztes Eisenblech streicht.

Sehr beliebt in der orientalischen Küche ist die *Helva*, wovon es mehrere Arten gibt. Die Elemente desselben sind die Ueberbleibsel des ausgepressten Sesam's (*Tahiu* genannt). Maulbeersaft (*Bulama*) und Fett; man isst sie kalt, sie ist bräunlich, granulirt; man macht deren auch mit dem verdickten und mit Thon clarifizirten Traubensafte (*Petmes*); man mischt auch Haselnüsse, *Leblebi* oder Maiskörner hinein. Wird statt der oben erwähnten Stoffe Mehl, Honig und Butter zur Bereitung genommen, so zieht sich die Helva in Fäden und heisst *keten-helva*. Aus Mehl, Wasser, Zucker und Butter wird die *Sorchpet-helva* oder *Chosch-helva* ge-

macht; man isst sie warm; sie gewinnt durch die Beimischung von Milch. In die besseren Qualitäten mischt man
auch Zimmt, Rosen-, Moschus-Parfüm und andere aroma-
tische Substanzen. Für die Helva-Erzeugung ist Adrianopel
sehr belobt; man schickt sie von dort aus in alle Provinzen.

Elmasié ist ein *Gelée,* welch' immer Art. Man bereitete
es früher nur mit Schafsfüssen; jedoch jetzt gebraucht man
auch die *Ichthiocolla; Pelté* ist ein Gemisch aus Zucker,
Wasser und Amylum, oder *Arrow-Root.*

Aschuré ist eine Speise, welche die Türken beim Jahres-
wechsel geniessen. Mehl und Wasser wird gesotten, und
dann *Petmes,* Bohnen, Erbsen, Linsen, Nüsse, trockene Trauben, Pistazien hineingemischt.

Es besteht die Sitte, dass der Medicinalchef mit dem
Eintritte des Frühjahrs allen Grossen des Reichs ein Electuarium zur Sicherung vor Krankheiten zum Geschenke
macht; es besteht aus einer Menge von Gewürzen und
Honig, man heisst es *Nevrusié.*

Compots liebt der Türke; jedoch trinkt er nur den über
den Früchten befindlichen Saft *(hoschaf).*

Scherbet ist Wasser mit eingesottenen Früchten oder
ihrem Safte vermischt. Es wird durch eine Zugabe von
Schnee kühler gemacht; auch Rosen- und Kirschenwasser
gibt man dazu. Man labt damit im Sommer die Gäste, und
lässt eine Tasse Caffee folgen. Rosen-Conserve fehlt selbst
bei den Armen nicht; bei den höhern Ständen findet man
Weichsel, kleine unreife Citronen, Pomeranzen, Johannis-
beeren, Himbeeren, Aprikosen, Quitten, Bergamotten-Ein-
gesottenes; auch Moschus mischt man darunter. Man nennt
dieses Eingesottene *Datlü,* zum Unterschiede von *Retschel,*
was aus Stücken von Birnen, Aepfeln, Quitten, gelben Rüben,
andern Gemüsen und *Petmes* besteht.

Rahatlokum ist eine aus Amylum, Zucker, Gummi arabicum bestehende Masse, die — in viereckige Formen geschnitten — in Handel kommt; man mischt auch Mandeln
und Früchtensäfte hinein. Verzuckerte Mandeln und Po-
meranzen-Rinden, eine Paste aus Zucker und Bergamotten,
finden bei den die Süssigkeiten liebenden Orientalen grossen

Absatz. Europäische Zuckerbäckerkünste werden von den Einheimischen nicht geschätzt, so dass sich erst Zwei etabliren konnten.

Für Kinder wird in den Strassen in langen, engen gläsernen Röhren Honigwasser oder ein Aufguss von Korinther-Rosinen verkauft.

Das türkische Gefrorne ist nur ein mit Milch oder Früchtensafte vermischter Schnee *(Dordurma)*.

Das Brot wird fast durchschnittlich im Hause gemacht, und dem Bäcker zur Vollendung übergeben. Er selbst macht eine schwärzere Qualität *(Somun)* aus Weizen, Korn, Gerste, Erbsen, ohne die Hülsen sorgfältig zu entfernen, und eine bessere; erstere wird den Soldaten gegeben. Die hiesigen Semmeln lassen sehr viel zu wünschen übrig; man bestreut sie mit Sesam; auch Biscuit macht man. Zur Fastenzeit der Türken verkauft man eine Art Bretzen, welche jedoch kreisrund sind *(Limit)*; das flache, nur fingerdicke, in kreisrunden Flecken gebackene Brot heisst *Fodla*.

In Bosnien macht man Kornbrot, grösstentheils in Form der Galette, welches wegen seiner Kruste allgemein Gefallen findet.

Trotz der grossen Menge von Fontainen ist doch die Qualität des Wassers so verschieden, dass ein gutes, frisches Trinkwasser ein einträglicher Handelsartikel wird. Dieses wird meist aus den Quellen am asiatischen Ufer des Bosphorus nach Constantinopel gebracht.

Wer von der Einrichtung europäischer Caffee- und Gasthäuser einen Schluss auf dieselben in der Türkei machen wollte, würde sich selbst bei den bescheidensten Ansprüchen noch sehr getäuscht fühlen. Eine Bude mit ungepolsterten Bänken im Umkreise, ein Kohlenfeuer in der Mitte mit ein paar Dutzend Pfeifen, *Narkilé*, Caffeeschalen und Kannen zur Bereitung desselben bilden ein *Café turque*. Wer also seine Bequemlichkeit dort pflegen, Zeitungen finden, Billard oder Karten spielen, Gefrornes, *Scherbet* oder gutes Wasser geniessen wollte, darf nicht dahin gehen, da der Orientale sich mit Politik nicht beschäftigt, in vollkommener Gleichgiltigkeit über die Ergebnisse der Aussenwelt lebt, der

Pfeife, des Caffee's, so wie der Ansprache wegen den Ort
besucht, das Billard nicht kennt, das Kartenspiel nicht liebt,
und die erwähnten Erfrischungen auch auf der Strasse feil
geboten werden. Das Triktrakspiel ist das einzige, welches
vom Volke gekannt und geliebt ist. Spieler, die — hingerissen von ihrer Leidenschaft — Vermögen und Ehre in
Gefahr setzen, existiren unter den Türken nicht, wohl aber
unter den Griechen und Wallachen.

Eine türkische Restauration ist ein hölzerner Laden an
einer Strassenecke. Im Vordergrunde finden sich mehrere
über Kohlenfeuer ruhende verzinnte Kupfergefässe mit zwei
bis drei Arten von *Ragout*, gebratenen Fischen, gebackener
Schafsleber, einem *Pillav*; über einem kleinen Feuer macht
man *Kebab*, bratet Schafsköpfe oder Würste. Im Hinter-
grunde sind Sitze angebracht, wo ohne Tischtuch und Serviette, so wie ohne Messer und Gabel, ausgespeist wird;
geistige Getränke werden dort nicht ausgeschenkt. Gasthöfe bestehen nur in den grössern türkischen Städten; sie
sind von Europäern gehalten. Der Fremde muss in den
übrigen Gegenden entweder die Gastfreundschaft in Anspruch nehmen, oder sich in den von der Regierung zur
Beherbergung errichteten Chan's einquartiren, wo jedoch
nur ein leeres Zimmer dem Reisenden angewiesen wird.

Bei den mittleren Ständen bildet ein kleines *Tabouret*,
über welches eine kreisrunde Tafel von Holz oder verzinn-
tem Kupfer gestellt wird, den Esstisch; um ihn setzen sich
die am Mahle Theilnehmenden mit gekreuzten Füssen auf
den Fussboden, der selbst bei Unbemittelten wenigstens mit
einer Strohmatte überzogen ist, oder das erwähnte *Tabouret*
ist etwas höher, und die Familie sitzt um dasselbe auf niederen *Tabourets*.

In den höheren Ständen ist es Sitte, dass der Herr des
Hauses vom Harem abgesondert sein Mahl geniesst; er bewegt sich nicht von der Ottomane, indem ihm das Diner
auf obiger Tafel, die über einen ihm zur Seite gestellten,
flachen Polster gelegt ist, servirt wird, so dass neben ihm
noch ein bis zwei Personen bequem zu demselben Zwecke
Platz nehmen können. Gilt es, eine grosse Gesellschaft

einzuladen, so wird nach europäischer Sitte der Tisch vorbereitet; auch Messer und Gabel fehlen da nicht, obwohl es nur Wenigen möglich wird, sie bequem handhaben zu können. In dem gewöhnlichen türkischen Haushalte ist nur der Löffel im Gebrauch, da der Braten mit den Fingern in Stücke losgerissen zum Munde geführt wird, und selbst die Gemüse mit kleinen Brotportionen unter Nachhilfe der Finger ergriffen werden. Eben so wenig kennt man einen Teller, da jeder seinen Antheil mit dem Löffel aus dem Suppentopfe nimmt; dasselbe findet auch bei den übrigen Gerichten statt.

Der Türke trinkt meist erst nach genossener Mahlzeit. Der Wein, mehr jedoch noch der Branntwein, haben unter der türkischen Nation nicht nur Eingang gefunden, sondern werden, besonders der letztere, mit vieler Vorliebe getrunken. Diese geistigen Getränke werden jedoch erst als Dessert aufgetragen, und nur in der Absicht sich zu betäuben getrunken. Nie wird man einen Türken stehend trinken sehen; man glaubt, es bringe den Füssen Schaden. Flaschen und Gläser sind auf einem echt türkischen Tische nicht zu sehen; wer trinken will, verlangt Wasser, was Allen aus e i n e m Glase gereicht wird.

Für Jedermann ist ein Stück Brot vorbereitet; ist es an der Zeit, so schmücken den Tisch Blumen.

So wie in Europa nach der Rangordnung servirt wird, so folgen sich in entsprechender Reihenfolge die Löffel in der Suppe, an das *Pillav* oder die Finger an den Braten, jedoch stets nur jene der rechten Hand, da die linke, als bei der Reinigung der Geschlechtstheile und des Afters thätig, zum Ergreifen der Nahrungsmittel nie gebraucht wird, und es ist dem Türken ein Grauen, mit einem Europäer zu essen, der — aus Unkenntniss dieser Sitte — mit der linken Hand an den Braten greift.

Der Türke raucht des Morgens seine Pfeife mit einer Tasse Caffee, gegen Mittag nimmt er ein aus drei bis vier Speisen bestehendes Frühstück zu sich, und bleibt dann — mehrere Schalen Caffee abgerechnet — bis Sonnenuntergang ohne Essen; diese Abendmahlzeit ist — nach den Mitteln — aus zwei bis 12 Speisen zusammengesetzt*).

Um nur eine Idee von der sonderbaren Zusammenstellung eines türkischen Diners zu geben, diene folgendes Tableau. Auf dem Tische stehen Tellerchen mit Oliven, Caviar, Käse, getrockneten Zungen, Conserven verschiedener Früchte, mit welchen das Diner beginnt; spanischer Pfeffer fehlt auch nicht. Aus der Küche werden servirt: Suppe, gesottene Fische, *Börec*, Huhn-Ragout, eine andere Art *Börec*, *Bamia*-Ragout, *Kebab*, Bohnen-Ragout, *Dolma*, *Kadaif*, eine andere Art *Dolma*, gebratene Hühner, Ragout, *Külbasde*, *Pillav*, *Hoschaf*, *Pillav* mit Honig, *Bachlara*, Früchte, *Raki*.

Im *Ramadan*, d. i. dem Fasten-Monate, ist von Sonnenauf- bis Sonnen-Untergang Speise, Trank, Pfeife, Caffee und Liebe untersagt; daher die gewöhnliche Ordnung der Dinge dahin verändert wird, dass zwischen Abend und Morgen zwei Mahlzeiten genossen werden. Vor Sonnenaufgang wird zu Bette gegangen, um die Hälfte des Tages über in Schlaf zuzubringen. Der vom täglichen Lohne lebende Türke schläft nur einige Stunden zwischen dem ersten und zweiten Mahle, und bringt den Tag über, trotz der grössten Hitze und Kälte (da das türkische Jahr um zehn Tage weniger hat, als das unserige; so fällt der Ramadan successive in alle Jahreszeiten, und kehrt nach 36 Jahren zur selben zurück) in der Betreibung seines Berufes zu. Obwohl Kranke nicht verpflichtet sind zu fasten, so finden sich doch deren, welche sich nicht entschliessen können, im Verlaufe des Tages ihre Arzenei zu trinken. In dem Einhalten der Fasten sind die Griechen und Armenier unendlich streng; sie nähren sich da nur von in Wasser gekochten Hülsenfrüchten, gesalzenen Fischen; man bedient sich — wie die Juden — statt des Fettes des Sesamöles.

*) Boue's Artikel über die Nahrung der Türken in seinem Werke über „die europäische Türkei," Paris 1840, enthält unverzeihliche Sprach- und Sach-Unrichtigkeiten, woraus ersichtlich ist, dass einige Monate zu reisen nicht hinreichen, um ein Volk kennen zu lernen.

Die europäischen Familien machen ihr Diner erst gegen Abend. Dem beschäftigten Arzte wird es leicht, von Morgens bis Abends auszuhalten, da er bei seinen Krankenbesuchen mit Conserven, Caffee und Pfeife erquickt wird. Nach der Mahlzeit wird Jedermann ein Lavoir mit Gieskanne vorgehalten; man seift sich die Hände, die Zähne und den Bart ein, reinigt sich, schlürft aus der flachen Hand Wasser, um sich den Mund auszuspülen, trocknet sich ab um die schon in Bereitschaft stehende Pfeife in Empfang zu nehmen, welcher. der Caffee folgt.

Die Reinigung der Zähne geschieht des Morgens mit dem Misfac, d. i. den jungen Zweigen der zu den *Thymeläen* gehörigen *Salvatora persica**). Wir übermachten hiervon Herrn Primarius Haller mehrere Exemplare. Nach Entfernung der Rinde fasert sich das Holz in Form eines kleinen Bürstchens, welches — unbrauchbar geworden — durch eine tiefere Stelle ersetzt wird; die Anschaffung von Zahnbürstchen in den Spitälern fand viele Hindernisse, da sie aus Schweinsborsten bestehen, und selbst die Berührung des Thieres vom Coran abgerathen ist.

Bei der Mahlzeit ist der Türke ganz vom Augenblicke gefesselt; er antwortet auf die an ihn gestellten Fragen kurz oder gar nicht; während derselben laut zu rülpsen gilt für keine Unart. Guten Appetit zu wünschen ist nicht gebräuchlich; man setzt sich mit den vor jeder Arbeit gesprochenen Worten: „Mit der Erlaubniss Gottes sei es begonnen." Zum Ende des Gastmahls sagt der Untergebene oder Gast zum Herrn des Hauses: „Gott überhäufe Dich mit Segen."

Eine Eigenthümlichkeit ist die Schnelligkeit, mit welcher servirt wird. In einer halben Stunde werden zehn bis zwölf Speisen zu- und weggetragen, welches mit um so grösserer Leichtigkeit bewerkstelligt wird, da die Dienerschaft allseitig eine sehr grosse ist: so dass in den ersten Häusern oft

---

Dr. Pruner (l. c. p. 45) führt eine *Sulvadora persica* auf; vielleicht ein Druckfehler, obwohl er nicht erwähnt ist. Noë ist über das *Genus* sicher.

30 — 40 Bediente bereit stehen. Jeder dieser lässt sich in seinem häuslichen Kreise wieder eben so bedienen, wie er einige Augenblicke früher seinem Herrn diente; Gold- und Silber-Service sind selbst in den höchsten Kreisen eine Seltenheit, da sie das Gesetz verbietet. Die Speisen werden in verzinnten Kupfergeschirren, in Steingut- oder Porcellan-Schüsseln aufgetragen. Auf das Verzinnen verwendet man grosse Aufmerksamkeit; es wird längstens jeden zweiten bis dritten Monat erneuert; man gebraucht hierzu Salmiak.

Wer die türkische Küche prüft, wird wenig Feinschmekerei darin finden. Nur in den höchsten Kreisen finden sich Personen, die durch ihren vieljährigen Aufenthalt in Europa Gourmands geworden — mit fremden Köchen versehen sind, um ihre verwöhnten Gaumen auch im Vaterlande noch hin und wieder zu kitzeln. Vielesser sind unter den Türken sehr häufig, daher auch gastrische Zufälle nie fehlen. Wirft man überhaupt einen Blick auf sämmtliche oben erwähnte Nahrungsmittel und ihre Bereitungsweise, so ist nicht zu läugnen, dass der grosse Verbrauch von Reis in der Suppe, im *Pillav*, im *Dolma*, der bedeutende Genuss von Brot und Gemüse einerseits die Zugabe von Knoblauch und Pfeffer erheischen, andererseits jedoch als stickstofflose Stoffe bei der ruhigen, jede andauernde Bewegung scheuenden Lebensweise und dem natürlichen Pflegma der Bewohner das Blutleben zur Fettabsonderung stimmen müssen, und da die Armenier in ihrer natürlichen Anlage, ihrem Körperbau, ihren Sitten und Gebräuchen den Türken theils ähnlich sind, theils sich ihres Interesses wegen nahe anzuschliessen suchen, so finden sich bei ihnen die runden strotzenden Formen eben so ausgebildet, als bei den Türken, ja man kann sagen, dass das türkische Weib in seinen Blütejahren ob des zurückgezogenen Haremlebens und der dort herrschenden Leidenschaften viel weniger gedeiht, als die in grösserer Freiheit lebende armenische Frau.

Der Grieche nährt sich viel von der türkischen Küche; jedoch spielen in seinen Mahlzeiten die Fische, Oliven, Käse, Caviar und das Oel eine vorwiegende Rolle. Bei seiner angebornen Regsamkeit und der Beweglichkeit seines

Charakters wird er nur selten fettleibig. Es gibt unter ihnen viele Säufer. Die vielen Fasttage der Griechen werden Ursache bedeutender gastrischer Zufälle. Der vielfache Genuss von Fischen könnte ein Grund der grossen Fruchtbarkeit griechischer Frauen sein; es wurde dieses schon von mehreren Seiten behauptet.

G.

Familienleben der Türken.

Der Familienchef ist bei den Türken der Vater; nach dem Hintritte desselben der älteste Sohn oder Anverwandte, welches Verhältniss auch bei den Armeniern, Griechen und Israeliten statt findet. Bei den Slaven und Albanesen ist nicht immer das Alter das Bestimmende; die Familie wählt sich einstimmig ein Oberhaupt, beauftragt es mit der Leitung seiner öffentlichen und Privat-Interessen, und wechselt es auch im Falle rege werdender Unzufriedenheit. Im Oriente herrscht zwischen Vater und Sohn, d. h. vom Sohne zum Vater, nie jene zärtliche Beziehung, wie im Occidente; der letztere sieht in ersterem seinen Herrn und Gebieter, wagt es nie, ohne ausdrückliche Erlaubniss' sich an seine Seite zu setzen, sondern steht vor ihm, in bescheidener Entfernung mit gekreuzten Händen, seine Befehle erwartend. Da es unter den Türken keine Familiennamen gibt, sondern nur der des Vaters mit dem Sohne fortlebt *), so bedient man sich zur Unterscheidung der Personen, die gleiche Namen tragen, ihrer Eigenschaften, wie: der schwarzbärtige, der einäugige, der närrische, der hinkende, der kleine, der lange, der buckelige. Wir kannten einen Obristen, welchen man dem Napoleon ähnlich hielt, und ihn daher von andern gleichen Namens den Bonaparte Mustapha-Bey nannte.

Die türkischen Frauen, so wie die der heretischen Armenier tragen den Schleier (*yaschmak*), letztere nur auf der Strasse, erstere sind jedoch auch in den innern Hausräumen nur für die nächsten Familienglieder sichtbar, ja so mancher

---

*) Heisst z. B. der Vater Achmet, so heissen seine zwei Söhne Méhémet und Mustapha: Méhémet-Achmed und Mustapha-Achmed.

ist es verboten, ihren Vater oder ihren Bruder unverhüllt zu sprechen. Der Schleier besteht aus drei Mousselintüchern in länglich viereckiger Form, wovon eines über das Gesicht gelegt und am Hinterhaupte geheftet ist; das zweite bedeckt die Stirne und wird am Nacken befestigt; das dritte und längste umhüllt das zweite, geht zur Seite des Kopfes herab, wird am Gesichte gekreuzt, und überzieht dann noch den Busen. Auf diese Weise bleiben nur die Augen sichtbar; die jungen Frauen müssen sich so weit verhüllen, dass nur eine sehr kleine, zum Sehen unumgänglich nothwendige Spalte offen steht. Die Strenge der Sitten ist so gross, dass jeder Verstoss gegen sie scharf geahndet wird. Tugendhafte Frauen Europa's haben gewiss mehr Verdienst als die des Orientes.

Geboren unter diesen Gebräuchen, auferzogen in dem Vorurtheile, als seien diese zur Aufrechthaltung der Moralität durchaus nothwendig, und befangen von der, den Bewohnern des Südens besonders eignen Eifersucht, sieht der echte, in seinem Glauben nicht erschütterte Türke in jeder europäischen Frau ein verworfenes Wesen, um so mehr, da die Freudenmädchen der Nation, wenn auch den Schleier tragend, ihr *Métier* durch eine ungewöhnliche Lüftung desselben kundgeben. Die Zahl dieser ist im Verhältnisse zu den der griechischen, wallachischen, armenischen, italienischen und deutschen Nation angehörigen eine geringe, weil die Polizei sie strenger im Auge hält, und ihrer Zunahme kräftig entgegenarbeitet. Da jedoch dieser Zweig der Gesundheitspflege von der Regierung noch wenig in Berücksichtigung genommen wurde, die Bordelle nicht überwacht sind, so nehmen die syphilitischen Formen täglich zu. Fremde, welche zu jedem Opfer bereit sind, um das Bewusstsein zu haben, in den Armen einer Türkin geschwelgt zu haben, werden durch Vermittelung der Lohnbedienten häufig von einer Armenierin um Geld und Gesundheit betrogen.

Eine türkische Frau auf der Strasse zu fixiren oder zu verfolgen, kann zu unangenehmen Berührungen führen, da sich im gegebenen Falle jeder Eingeborne als Protektor auf-

wirft, und dem Fremden die Unkenntniss der Landesge-
bräuche thätlich fühlen lässt. Ist es ein Wesen höheren
Ranges, so beweiset ihm die Peitsche des Eunuchen, wie
sehr es an der Zeit ist, das Weite zu suchen.

Der Schleier wird meistens vom zehnten Lebensjahre
an getragen. Die ärmste in Lumpen gekleidete, und die
von Altersschwäche gebeugte Frau verhüllt sich eben so,
wie die im Ueberflusse von Gütern oder körperlichen Reizen
schwelgende. Ihre Kleidung lässt die Form des Körpers
nicht erkennen, da sie weite, aus Merinos angefertigte Mäntel
(*Feredgè*) tragen, welche stets einfärbig sind. Ihr sonstiger
Anzug besteht aus einem Hemde, einer Gattie (halb Seide,
halb Wolle), einer weiten wollenen oder seidenen Ueberhose
(*Chalwar*), einer eng am Körper anliegenden, mit Wolle
oder Pelzwerk gefütterten Jacke und einer Leibgurte (bei
Reichen ein Shawl); der Busen wird, nur von dem oben
erwähnten Mousselin-Tuche bedeckt, zur Schau getragen.
Socken, gelblederne *), bis zur halben Wade gehende Stiefel
bilden die Beschuhung; diese wird durch Pantoffel gleicher
Farbe beim Ausgehen vor dem Schmutze gesichert. Die
Haare hängen, in mehrere Zöpfe geflochten, nach der Länge
der Wirbelsäule herab. Vermögliche zieren sich den Kopf
mit Perlen, mit Diamantenschmuck, worunter Sterne, ein
Halbmond, eine Sonne eine grosse Rolle spielen; an die
Ohren wird wenig verschwendet, eher noch an den Hals,
eine Bracelette sieht man selten. Alle türkischen Frauen
färben sich die Nägel der Finger und Zehen, die Hohlhand
und Fusssohle mit dem Wurzelpulver der *Lawsonia inermis*
(*Kinà* oder *Hennà* genannt), die Augenbrauen mit dem
Rastic; sie schminken sich mit Bleipräparaten.

Auch Dienstmägde, seien sie frei oder Sclavinnen, dürfen
sich dem Schleier nicht entziehen. Während sich einzelne,
dem Islame angehörige Stämme der Albanesen von dieser
Sitte losrissen, ist der Schleier unter den heretischen Arme-

---

*) Ein ausschliessendes Vorrecht der türkischen Frauen; die armenischen
tragen rothe oder schwarze, so wie nur Türkinnen grüne *Feredgès*
haben können.

niern (wie oben erwähnt), ja selbst von den Katholiken in
Albanien in ihre Sitten aufgenommen, obwohl er bei ihnen
die Augen und die Nase offen lässt.

Jedes türkische Haus ist in zwei streng geschiedene Abtheilungen getrennt, wovon die eine, für den Harem bestimmt, streng verschlossen bleibt, und auch durch enge
Holzgitter an den Fenstern von der Neugierde der Vorübergehenden gesichert ist, während die andere dem Zutritte
frei steht. In jene haben nur die Eunuchen oder durch ihre
Decrepidität Vertrauen einflössende Bediente, und hin und
wieder die Anverwandten Zugang. Die Verbindung beider
besteht darin, dass die männliche Dienerschaft im Hofraume
an einer dem Harem zunächst liegenden Breterwand durch
Klopfen die Aufmerksamkeit erregt, und das Verlangen der
Ankommenden meldet, denen nun auf dieselbe Weise die
Antwort oder die Erlaubniss des Zutrittes ertheilt wird.
Kommt der Arzt in den Hofraum des Harems, so sieht er
die Bewohnerinnen desselben allseitig sich verbergen oder
verhüllen, und der ihn begleitende Verschnittene oder Haus-
intendant geht ihm die Stiegen voran, die Worte rufend,
dass sich Niemand sehen lassen solle. Der Eingeweihte
hütet sich, Zeichen von Neugierde durch Wendungen des
Kopfes von sich zu geben, sondern verfolgt, ruhig vor sich
hinblickend, den ihm vorgezeichneten Weg. An dem Orte
der Bestimmung angelangt, findet er die Kranke im Bette,
was stets am Boden angebracht ist, oder auf der Ottomane
tief verschleiert; in der Umgebung sind die nächsten Ver-
wandten und die Dienerschaft. Ist der Herr des Hauses
krank, so werden die Frauen nicht immer sichtbar, kennt
der Harem den Arzt seit Jahren, so lüftet sich der Schleier
bei Erörterung des gegebenen Falles gänzlich, weniger,
wenn er der Familie fremd ist, obwohl auch diesem die
Gesichtszüge der Kranken nie entgehen können, denn er
muss ja doch die Zunge ansehen. — Gilt es, sich über ein
ernstliches Leiden Aufschluss zu verschaffen, so wird sich
selbst in den höhern Zirkeln nie Jemand der Percussion oder
Auscultation entgegensetzen, wollte man letztere auch unmittelbar machen. Eben so sind der Betastung, Beschauung

und Untersuchung des Körpers selten Hindernisse in den
Weg gelegt, indem man eine vielseitig verwendete Aufmerksamkeit, wenn sie mit der entsprechenden Ruhe an den Tag
gelegt wird, nur gut deutet. Es kommt freilich auch der
Fall vor, dass an einer Thüre nur ein Arm herausgestreckt
wird, um zu bestimmen, wie das Befinden sei; naiv ist auch
die Zumuthung, aus dem Pulse zu bestimmen, ob die Frau
schwanger sei oder nicht, ob das Kind ein Knabe sein wird
oder nicht. Gut traf es ein schon verstorbener Arzt, der
in einem Falle um eine entscheidende Aeusserung bedrängt
war; er sagte kurz: es sei ein Knabe, schrieb jedoch seine
Meinung, es werde ein Mädchen, in die Ecke des Eintritts-
zimmers. Die Frau kam mit einem Mädchen nieder; sieh
da den Praktiker glänzend gerechtfertigt, und noch für seine
Zartheit belohnt, dass er — den unerwünschten Fall voraus-
sehend — die Schwangere mit dem wahren Stande der Dinge
nicht betrüben wollte.

Der Orientale, der die Mittel besitzt, verehelicht sich
zeitlich (mit 17 — 18 Jahren), oder kauft sich eine Sklavin;
bedenkt man jedoch die Sitte, dass das Mädchen nur wenig
Aussteuer erhält, da vom Gesetze die männlichen Nachkommen und die Moscheengüter unverhältnissmässig mehr
begünstigt sind, ferner, dass der Bräutigam sämmtliche
Kosten der Trauung tragen, vielfältige Geschenke machen,
und allein für die Einrichtung des Hauses, so wie für die
Verpflegung sorgen, ja der Frau eine bestimmte Summe *)
festsetzen muss, die er ihr im Falle der Trennung sich zu
zahlen verpflichtet, übrigens den grossen Hang der Frauen,
sich sowohl im Harem, als im öffentlichen Auftreten an
Luxus gegenseitig zu übertreffen, endlich den hohen Preis
einer hübschen Sklavin (2000 — 10,000 fl. C. M.), welche

---

*) Sie ist nach den Vermögensumständen verschieden, und steht nie
unter 50 fl. C. M., übersteigt aber 1000 fl. C. M. nicht; ausserdem
muss die Frau durch drei Monate und einen Tag verpflegt werden,
während welcher Zeit sie keine neue Verbindung eingehen darf, damit im Falle einer Schwangerschaft kein Streit entstehe. Entlassene
Frauen stellen stets bescheidene Bedingungen.

nach dem ersten Kinde in die Rechte einer Gemahlin tritt;
so lässt sich die grosse Menge als *Garçons* lebender Männer
erklären, die eben in der Verkehrtheit ihrer Ansichten und
Verlangen, im Onanismus und der Sodomie einen Ersatz
suchen; jedoch sind auch Personen, denen reich besetzte
Hareme zu Gebote stehen, diesem Laster ergeben, daher
die Syphilis oft in Kreisen erscheint, wo sie nicht geahnt
wird, weil die Knaben nicht so streng überwacht werden.
Zu diesem Handwerke leihen sich Knaben der verschiedensten Nationen, worunter die öffentlichen in reicher Tracht,
mit falschen Haaren umlockt singen, tanzen, und sich zu
jeder Art Dienstleistung willig bieten. Die Vereinigung der
Geschlechter auf unerlaubtem Wege ist seltener als bei den
Europäern. Der Grund davon mag in dem abgeschlossenen
Familienleben liegen; ungelegene Schwangerschaften unter-
bricht man gewaltsam. Ward ein türkisches Mädchen ge-
schändet, so kann das Uebel nur durch eine Heirath gut
gemacht werden; da übrigens in der Türkei kein Adel besteht, ferner die Erziehung des weiblichen Geschlechtes
allseitig auf demselben Fusse ist, so erheben sich dagegen
nie grosse Hindernisse. In Albanien wird die Verführung eines Mädchens, wenn die Heirath nicht zu Stande
kommt, die Ursache einer tödtlichen Feindschaft zwischen
den Familien, die nur mit Blutvergiessen endet. Der Ehe-
bruch war in früherer Zeit mit der Todesstrafe belegt, meist
durch Einnähen der Individuen in einen Sack und Ertränken
derselben, im Innern des Landes durch Erwürgen; die menschenfreundlichen Gesinnungen des jetzigen Grossherrn haben
die Strafe in's Exil umgewandelt. Wer sich mit türkischen
Freudenmädchen betreten lässt, kommt jedoch mit Lösegeld
davon.

Kinder auszusetzen, verträgt sich mit der, den Orientalen eigenen Kinderliebe nicht; kurz für den Säugling verwendet man die grösste Sorgfalt, ja nicht selten sieht man
vor den Häusern Nischen errichtet, um jungen Hunden den
nöthigen Schutz zu geben. Gilt es jedoch in Berücksichtigung der bedrängten Finanzen, oder aus Furcht zu schnell
zu verblühen, die Schwangerschaft zu hintertreiben oder zu

unterbrechen, so sind die türkischen Frauen hiezu eben so
sehr bereit. Meist sind es israelitische Weiber, welche mit
ihrem Rathe beistehen, jedoch wird diess in ehelichen Verhältnissen bei der ersten Schwangerschaft nie der Fall sein,
da eine kinderlose Ehe als Strafe des Himmels angesehen
ist. Im Betretungsfalle übt die Regierung grosse Strenge
gegen den Verabreicher des Medikaments. Wer sich die
türkischen Frauen zu fortwährendem Gefängnisse verurtheilt
denkt, irrt sich; die Vermöglichen machen ihre Fahrten,
die andern Klassen gehen zu zwei und mehreren unter Aufsicht einer älteren Person durch die Strassen, besehen sich
Waaren, machen Einkäufe und Besuche. Sie erlaubten sich
so viele Freiheiten, dass zur Zeit Sultan Mahmud's den
Kaufleuten aufgetragen wurde, sich alte Commis zu halten,
so wie den Frauen befohlen war, sich bejahrte Kutscher zu
nehmen, und eine Stunde vor Sonnenuntergang nach Hause
zu gehen. Die dem Palaste des Grossherrn angehörigen
Frauen sind in strengster Isolirung gehalten.

Der Orientale, insbesondere der Muselmann, nimmt sich
eine Frau zur Ergänzung seiner physischen Genüsse; sie
ist ihm eine Sache, ein Gegenstand, der sich willenlos seinen
Bestimmungen ergeben muss. Darum wird auf die geistige
Bildung der Mädchen nichts, hingegen auf die Kunst zu
gefallen, durch zarte Aufmerksamkeiten, liebevolles Benehmen und freundliches Entgegenkommen, die Neigung
des Mannes zu fesseln, Alles verwendet. Frauen, die lesen
und schreiben können, sind höchst selten; von weiter um-
fassender Bildung ist keine Spur gegeben. Auch auf orien-
talischem Boden gewinnt die Frau mit ihrer reinen Natur-
anlage nach und nach einen Einfluss, eine Macht, wodurch
der Mann trotz des Stolzes seiner Selbstbestimmung und
Unabhängigkeit, zum Spielball ihrer Launen wird.

Die Monogamie ist unter den Türken viel häufiger, als
man in Europa glaubt; der Grund ist der Kostenaufwand,
den ein zahlreicher Harem verursacht. Da übrigens die
Oeffentlichkeit sehr wenig Zerstreuung und Unterhaltung
darbietet, so ist der Orientale nach Vollendung seiner Geschäfte auf seinen häuslichen Kreis beschränkt. Die Poly-

Verschwendungssucht, oder einen unleidlichen Charakter, motivirt sein. Nicht selten wird dieselbe Frau später wieder aufgenommen; keine kann jedoch das drittemal angenommen werden, wenn sie nicht in der Zwischenzeit mit einem anderen Manne lebte.

Wenn der Türke auch sehr zum Geschlechts-Exzess geneigt ist, und in dem Uebergenusse der Venus, des Tabaks, Caffees und der geistigen Getränke der Grund des frühzeitigen Alterns des männlichen Geschlechtes und des zeitlichen Erlöschens seiner Sexualkraft gesucht werden muss, so zeichnet wieder andererseits die türkische Nation eine formelle Reinheit in allen Gesprächen aus; im Verborgenen ist sie jeder Art Verirrung der Triebe fähig, nie wird man vor Fremden davon Erwähnung thun. Ueber Frau und Kinder Erkundigung einzuziehen nimmt kein Türke gut auf.

Mahommed räth, die Krähe in drei Dingen nachzuahmen; sich im Verborgenen zu begatten, zeitlich auf den Beinen zu sein um Nahrung zu suchen, und ihr an Klugheit zu gleichen.

Der Geschlechtstrieb ist beim Türken gross; sein Sehnen und Trachten ist, jene Theile in möglichster Integrität und Energie zu erhalten, und um nichts ist der Arzt mehr vexirt, als um *Aphrodisiaca*; um so mehr als die Sexualfunktion noch im Jenseits — den Versprechungen des Korans gemäss — in voller Thätigkeit sein wird; nie alternde Frauen von der üppigsten Form, und anmuthige Knaben sollen dort die Gerechten erwarten, Speise und Trank, so wie fortdauernde Jugendkraft sollen ihren Genuss erhöhen, und zwar ohne je durch natürliche Ausscheidungen belästigt zu werden.

Boué (*la Turquie d'Europe* pag. 468) hat die kühne Idee, dass sich durch die fortwährende Präoccupation mit der Geschlechtssphäre in den letzten Generationen das Hinterhaupt mehr wölbte, und überhaupt sich die Sexualorgane an Kraft steigerten. Hätte Boué als Arzt hier gelebt, so würde er grosse Geschlechtskraft mit schwachem Occiput und complete Impotenz mit bedeutendem Hinterhauptshöcker bei Individuen von 25 — 30 Jahren in Menge gesehen haben.

Die türkischen Frauen haben einen weissen Teint, da ihr Hals und Gesicht der Sonne wenig ausgesetzt sind; die Menstruation beginnt meist um das 13. — 14. Lebensjahr.

Die durch den Schleier mehr oder weniger beeinträchtigte Freiheit der Respiration, das träge Haremleben, und besonders die zur Bethätigung der Regeln, der Unterdrückung einer Leukorrhoë, zur Begünstigung der Befruchtung oder Abtreibung der Leibesfrucht in Anwendung gezogenen Mittel erklären hinlänglich das frühzeitige Welken ihrer Reize, die Bleisucht, die nervösen Zufälle, die Scropheln und *Uterus*-Affektionen, an denen sie oft leiden; nur scheint die krebsige Entartung in dieser Sphäre beinahe eben so selten vorzukommen als im Auge, öfters an der Brust. Knochenkrankheiten werden bei ihnen sehr häufig beobachtet; in wiefern durch diese das Becken in seinen Dimensionen verkleinert werde, und den Geburtsakt erschweren, werden wir im Kapitel der Krankheiten in der Geschlechtssphäre noch näher besprechen.

Menstruirende Frauen dürfen die Moschee nicht betreten. Alle Frauen haben ein unangenehmes gellendes Sprachorgan.

Wenn schon überall das weibliche Geschlecht eine grössere Lebensdauer als das männliche hat, so ist dieses im Oriente besonders auffallend. Ersteres hat im vorgerückten Alter eine vorherrschende Disposition, fettleibig zu werden. Exzessive Ueppigkeit einer Frau erscheint Manchem als das Ideal weiblicher Schönheit; indessen im Allgemeinen weiss der Orientale einen schlanken Wuchs, einen reichen Haarboden, ein dunkles, glühend lebhaftes Auge, längliche, ausdrucksvolle und Jugendfrische an sich tragende Züge, einen schwellenden Busen, mässig üppigen Bau, und eine natürliche Grazie in den Bewegungen eben so gut zu schätzen als der Occidentale.

Die Gesegneten und Gebährenden werden zur Vernichtung des Einflusses der bösen Geister mit Amuletten überhäuft; über diese hängt man ein Stück Knoblauch, welcher nach der Meinung des Volkes eine besondere antidiabolische Kraft und Wirkung hat. Glaubt man, dass eine Schwangerschaft für den Gesundheitszustand der Mutter üble Folgen haben werde, so finden sich *hodscha's* (türkische Priester), welche behaupten, durch ein Amulet, auf dem ein Vogel mit grossem Schnabel verzeichnet, und mit verschiedenen Sprüchen umgeben ist, den *Abortus* sicher bewirken zu können. Dieses Vorurtheil gründet sich auf die Ansicht, dass mit dem *Fötus* zugleich auch ein Vogel entstehe, welcher sich später wieder verliere; durch dieses Zaubermittel wird dieser zur Thätigkeit bestimmt und die Eihäute zerrissen.

Die Kinder werden von den Müttern meist selbst gesäugt, nicht selten bis zum zweiten Lebensjahre; für das dritte Jahr muss eine spezielle Erlaubniss vom Magistrate genommen werden; was in so ferne eine kluge Einrichtung zu nennen ist, da denn doch in der grösseren Anzahl der Fälle während des Säugungsgeschäftes die Befruchtung nicht zu Stande kommt. Bei Frauen, welche das Säugungsgeschäft sehr in die Länge ziehen, beobachtet man öfters Albuminurie. Im Falle, dass die Mutter ihr Kind nicht säugen kann, nimmt man Ammen, meist aus dem Archipelagus; die Insel Tino liefert die meisten; sie unterhalten auf der Reise die Milchabsonderung durch Anlegen junger Hunde. Der Mangel einer Gebäranstalt ist unstreitig eine grosse Schattenseite Constantinopels; die Schuld liegt jedoch gewiss nicht an der Regierung, sondern an den Vorurtheilen der Population.

Auch die Neugebornen werden mit Amuletten gegen den Einfluss der bösen Geister und das *cattivo occhio* behängt; Bildungsfehler werden als Versehen oder häufiger als Strafe des Himmels angesehen, daher sich Wenige entschliessen, selbst bei heilbaren Formen Hand anlegen zu lassen.

Die an den Kindern angebrachten Maschen lassen sich meist als *Masch Allach* lesen, was so viel sagen will, als: „das ist das Werk Gottes, das ist bewunderungswürdig." Man wickelt die Kinder sehr fest ein, so dass sich die Muskularkraft nur spät und sehr träge entwickelt. Bedenkt man die Sitte, den Säuglingen der Reinlichkeit wegen einen

Ballen Wäsche an's Mittelfleisch zu binden, welchen man selten wechselt, ferner die geringe Uebung, welche die Extremitäten der höheren Classen erfahren, da sie ⹀den grössten Theil des Tages mit gekreuzten Füssen auf der Ottomane zubringen, durch Kähne, Pferd und Wagen jede Anstrengung zu vermeiden suchen, so lassen sich auch die vielen Säbelfüsse, und besonders das Einwärtstreten unter den Türken erklären. Das fortwährende Tragen von Ueberschuhen macht den Gang noch hässlicher.

Die türkische Population ist im Widerspruche zur Meinung Mehrerer in steter Zunahme, jedoch geschieht diese nicht so rasch wie jene der Raja's; als wichtige Umstände sind hervorzuheben, dass die Last des Militärlebens fast ausschliesslich auf den Osmanli's liegt, da nur erst in der jüngsten Zeit Griechen für den Marinedienst genommen wurden, so wie die harte Strenge, welche gegen die Bildung von Bastarden geübt wird; übrigens verdienen in dieser Hinsicht auch die Polygamie als ein die Sexualkraft frühzeitig erschöpfendes Verhältniss; die Onanie, Sodomie, die absichtliche Unterbrechung der Schwangerschaft, der Missbrauch des Tabaks, Caffee's, Branntwein's und der warmen Bäder nicht minder Berücksichtigung.

Die von den Orientalen in Gebrauch gezogenen betäubenden Mittel.

Die den Aether-Einathmungen zu Grunde liegende Idee ist nicht neu: denn bei den Indiern war seit ältester Zeit eine Arznei im Gebrauch, welche den zu operirenden der freien Ausübung seiner Sinne beraubend, und auf eine kurze Zeit unempfindlich machend, den blutigen Vorgang leichter ertragen liess; sie hiess *Esrar* (ein arabisches Wort, und der Plural von *sir*, das Geheimniss), und ist längst schon als die früher den *Urticeen* und in neuester Zeit den *Cannabineen* angehörige *Cannabis indica* (türkisch *hintkenevi**) erkannt. Diese Pflanze — wenn auch in Constantinopel wachsend — entwickelt in sich doch nur in arabischen und indischen Standorten das die betäubende Kraft äussernde Harz, welche sie zu dem erwähnten Zwecke tauglich macht; in den jungen Sprossen ist das wirksame Prinzip noch nicht enthalten, und sie werden wie Spargel genossen. Es ist nach Roxburgh, Hamilton und Husson als erwiesen anzusehen, dass die *Cannabis indica* nur eine durch das Clima veränderte 'cannabis sativa sei; die günstigsten Verhältnisse zur Entwickelung des narkotischen Stoffes soll ein an *Nitrum* reicher Boden sein. Die Volkssage behauptet, dass die *cannabis indica* durch Inoculation des Mohnsamens auf den von *cannabis sativa* entstanden sei. In Ostindien wurden mit dem Hanfe durch die Doktoren O'Birest, Esdale, O'Shaugnessy, Ley therapeutische Versuche bei Neuralgien, beim Husten der Phthisiker, bei *Agrypnie*, bei chro-

---

*) Bouchardat in seinem „*Manuel de matière médicale*" nennt sie *Konnab*, welches, so wie vieles Andere, der Wahrheit nicht gemäss ist. Linné reihte sie mit der *Cannabis sativa* in die Klasse *Dioecia, Pentandria,* und bemerkt schon die berauschende Wirkung eines Dekoctes. Schubarth erwähnt in seiner Naturgeschichte ihrer narkotischen Wirkung ebenfalls.

nischem Rheumatismus, bei der Hundswuth, Cholera, beim
Delirium tremens, bei *Eclampsie*, bei *Tetanus* gemacht, deren
Resultate in den englischen Blättern nicht ungünstig geschildert wurden. Wir wandten eine saturirte Abkochung
der *cannabis indica* in 5 Cholera-Fällen und bei einem Teta-
nischen (rheumatischer Ursache) an, jedoch alle starben.
Leider konnten wir uns kein reines Harz der Pflanze verschaffen, welchem nach M. Donovan ganz besonders die
gerühmte Heilwirkung zukommen soll. James Murray
lobt sie im *Tic douloureux*, M. Donovan in neuralgischen
Affektionen in den verschiedensten Körpertheilen. Der preus-
sische geheime Sanitätsrath Wolff lobt die *cannabis* in
subakuten und chronischen von lebhaften Schmerzen beglei-
teten Rheumatismen, rheumatischen Neuralgien, Krebs innerer
Organe(!); von unserm Standpunkte können wir diese gerühmten Heilkräfte nicht bestätigen. — Die von Lieutaud
an Thieren gemachten Versuche beweisen, dass die Pflanzen-
fresser durch die stärksten Dosen nicht beunruhigt werden,
während bei Carnivoren eine geringe Dosis schon Schwin-
delbewegungen erregt.

In dem Munde älterer hier lebender türkischen Chirurgen überliefern sich die tollsten Geschichten von chirur-
gischen Wunderdingen, die unter dem Einflusse der *Cannabis*
verrichtet worden sein sollen; keiner von ihnen hat sie jedoch
selbst gesehen. Die jetzt lebende Generation macht vom
indischen Hanfe Gebrauch, jedoch nur zur Benebelung der
Sinne, um — der lästigen Gegenwart entschlagen — in einer
Traumwelt zu schwelgen, und wenigstens in dieser sich der
Realisirung sehnlichster Wünsche zu erfreuen. Herodot
erzählt, dass sich die Scythen durch Aufstreuen von Hanf-
samen auf glühende Steine eine heitere Laune bringendes
Dampfbad bereiteten. In Kurdistan lebte gegen Ende vorigen Jahrhunderts ein Schech (Anführer), welcher durch
dieses *Esrar* einen so wichtigen Einfluss auf die Seinen
ausübte, dass die ihm gezollte Verehrung an eine göttliche
gränzte, und — obwohl vielseitig angefeindet und bekriegt —
sich durch den wilden Fanatismus der Bergsöhne lange Zeit
unbesiegt erhielt. Er stand in dem Rufe, die Kraft zu be-

sitzen, jenen, welche ihm dienen, Freuden bereiten zu können, welche den himmlischen zunächst kämen, Jung und Alt drängte sich zu ihm in's Gebirge, wo sie — durch Anwendung des *Esrar* in einen vorübergehenden Taumel versetzt — beim Erwachen ihrer umnebelten Sinne durch Gesang, Musik und Tänze, Speisen und Blumenduft, schöne Frauen und Knaben umgaukelt, sich in Genüssen bewegten, welche — den mahommedanischen Begriffen gemäss — jene des Himmelreiches sind. Nach Sättigung jedweden Begehrens wurde ihnen eine zweite Dosis beigebracht, um sie in der prosaischen Wirklichkeit erwachen zu lassen.

In Constantinopel prahlen sich arabische Derwische (Bettelmönche) häufig mit dem Vermögen, jedermann durch 24 Stunden in die Verwirklichung seiner Wünsche versetzen zu können. Das Mittel hierzu ist auch *Esrar*. Wer Lust hat, kann in der Verwirrung der Ideen über einen reichen Harem gebieten, als Grossvezier Tractate abschliessen und Krieg erklären, oder als Finanzminister über Millionen verfügen, bis ihn der düstere Morgen eines Besseren belehrt. Diese ephemere Stellung wird durch besondere Vorbereitungen an hierzu bestimmten Orten wahrscheinlicher gemacht.

Eine Eigenthümlichket der Wirkung der *Cannabis indica* (welche wir nach Versuchen an uns selbst und Anderen bestätigen können), ist, dass sie nicht, wie bei geistigen Getränken, in der Periode Ider Aufregung bei allen Individuen gleich heitere, muntere Gedanken schafft, geschwätzig, gemüthlich und aufrichtig macht; ihre Action ist — dem Temperamente nach — verschieden, und stellt sich als Potenzirung der gewöhnlichen Gedankenreihe dar. Der von Natur aus Düstere wird noch verstimmter, weint, ächzt, und seine Lage scheint ihm an Verzweiflung grenzend; der Heitere fühlt sich aller irdischen Fesseln ledig, und sieht Traumbilder an sich vorüberziehen, welche ihm die genussvollste Existenz bereiten. Die erregende Wirkung auf die Geschlechtstheile ist unläugbar*).

---

*) Die Mittheilungen, welche S t e e g e in B u c h n e r's Repertorium machte, muss er nur auf's Hörensagen hin zusammengestellt haben. Sehr richtig sind die von Professor B e c h (*Journal de Montpellier Decembre 1847*).

Männer, welche oft davon Gebrauch machten — und zwar in starken Gaben — versicherten uns, dass in der Erstwirkung das Gefühl des Grösser- und Dickerseins (auf einzelne Theile des Körpers nur beschränkt) oft die süssesten Gedanken trübe. So erzählte uns Einer, dass er seine Unterlippe bis zur Höhe der Nase angeschwollen glaubte, und, um sich zu beruhigen, wiederholt an dieselbe greifen musste. Ein Anderer hielt seine Nase so vergrössert, dass sie ihm die Aussicht auf die Umgebung trübte; diese Erscheinung dürfte sowohl durch abwechselnde Trübung des Sehfeldes und theilweise vorübergehendes Erlöschen der optischen Kraft, als auch durch partielle Hyperästhesie der nach Bell und Romberg den Muskeln speziell zukommenden Gefühlsnerven, die uns über jedwedes Verhältniss ihrer Substanz benachrichtigen sollen, zu erklären sein.

Schwindel, Trübung der Selbstbeurtheilung und jener der Aussenwelt, Photopsie, erschwertes Athmen, grosse Wärmebildung, rascher Blutlauf, ein leichter, über die ganze Hautoberfläche verbreiteter Schweiss, Tenesmus sind die Erscheinungen, welche sich, fast unmittelbar nach dem Genusse des Mittels in höherer Dosis, einstellen, und — gradativ gesteigert — in einen Zustand vollkommen geistiger und körperlicher Anästhesie übergehen.

Schwerer Kopf, Stumpfsinn, Baryecoia, Schwachsehen, heftiges Brennen auf der Brust, Formication und grosse Muskelschwäche begleiten das Erwachen. Das Opium ist, besonders, wenn es geraucht wird, unverhältnissmässig stärker, und der Gesundheit viel schädlicher, als die *Cannabis*, welche übrigens die Ausscheidungen nicht anhält und die Esslust steigert.

Von der *Cannabis indica* werden die Blätter und Spitzen in Anwendung gebracht, und zwar wird sie — als grobes Pulver mit dem Tabak vermischt — aus gewöhnlichen oder aus über Wasser stehenden Pfeifen geraucht, wo schon eine geringe Menge hinreicht, die betäubende Wirkung zu äussern; oder man macht aus ihr mit Honig, Datteln, oder Feigen und Mohnsamen (*Hasch haschdohumu*) ein Electuarium (*Mad-*

jun), welches nach der Individualität in verschiedener Menge genossen werden muss, um Narkose herbeizuführen; diesem wird jedoch auch Opium, *Nux vomica, Canthariden* und rother Pfeffer beigemischt. Das unter dem Volke in Gebrauch stehende *Electuarium aphrodisiacum* enthält nebst Zimmt und Nelken auch *Cannabis,* zu welchen Substanzen bei Reichen auch *Moschus* und *Ambra* gegeben wird. Man kocht das Pulver auch mit frischer Butter und Oel, welches Gemenge dann zur Bereitung von Speisen benützt wird. Die mit Zucker versetzte Abkochung des indischen Hanfs heisst *gunjah;* auch ein alcoholisches Extract wird davon bereitet, welches sich in ätherischen Oelen (besonders in Cajeputöl) sehr leicht löst, und — zum Unterschiede von dem verfälschten — weisses Papier smaragdgrün färbt, während letzteres auf demselben braune Flecken macht. Durch Auflösung des Extractes in Weingeist bildet man sich eine Tinktur; auch die resinöse Ausschwitzung der Blätter wird gesammelt, heisst *Churrus,* kommt jedoch höchst selten nach Constantinopel. Die mit dem Namen *Hachich**) unter den Orientalen bezeichnete Masse ist eine Art Kuchen, dessen Hauptbestandtheil ebenfalls *Cannabis* ist; die übrigen Bestandtheile sind nicht mit Gewissheit ausgemittelt**). Von diesen wird eine kleine Quantität abgeschabt, und mit dem Rauchtabak vermischt.

In Constantinopel bestehen drei von Arabern gehaltene Kaffeehäuser, in welchen *Esrar* und *Hachich* geraucht, so wie die erwähnte Latwerge verkauft wird; häufigen Ge-

---

*) Die Bedeutung von *Hachich* ist Kraut; man setzt im Arabischen die Worte: *el fakir,* d. i. für die Armen, dazu, weil sie sich wenigstens etwas träumen lassen können. Schubarth nennt es auch *Beng,* was ein Irrthum ist, denn *Beng* der Perser und *Bengalic* der Türken bedeutet *Datura Stramonium.*

**) Schubarth hält sie für *Opium, Helleborus* und äthiopischen Pfeffer; Baitar (*Traité des médicamens simples*) für Sesamkraut und Zucker. Wir trauen uns keine chemische Untersuchung zu; jedoch, in wieferne sich aus dem Geschmacke ein Urtheil fällen lässt, so besteht die Masse aus Gummischleim und *Cannabis.*

brauch macht man jedoch von diesen Substanzen in Syrien und Egypten.

Viel hängt von der Qualität dieser Pflanze und der individuellen Empfindlichkeit ab; da ein und dieselbe Dosis bald heftigere und anhaltende, bald höchst milde Wirkung hervorbringt. 1 *Scrupel* des Pulvers; $\frac{1}{2}$ Drachme *Hachich* mit Tabak vermischt; $1\frac{1}{2}$ Drachme im Dekoct; $1\frac{1}{2}$ Drachme des *Electuariums*; 15 Gran alcoholisches Extract*) (von M. Donovan gelobt, welcher sich in Dublin um die Anwendung dieses Medicamentes viele Verdienste erwarb); 30 Tropfen der Tinctur; $1\frac{1}{2}$ Gran *Resina* in *Emulsion* mit *Carbonas sodae* (so rathen es die ostindischen Aerzte) genügen im Anfange der Versuche; in kälteren Climaten darf die Dosis grösser sein. Antidotum gegen zu heftige Wirkung sind vegetabilische Säuren.

An diese Betrachtungen reiht sich das O p i u m , von dessen Missbrauch im Oriente so vielfach erzählt und geschrieben wird. Das Opiumrauchen ist vorzüglich auf China, Persien und das tiefe Arabien beschränkt; es wird stückweise, ohne weitere Vermengung oder mit wenig Tabak vermischt, auf die Pfeife gelegt und angezündet. Hier sind nur wenige diesem Laster ergeben, jedoch — um die Betäubung des Tabaks zu steigern — legt man in Constantinopel sehr häufig unter seine oberste Schichte eine Composition von Ambra, Moschus, Rosenöl und Gummischleim (man nennt sie *Kurs*); der narkotische Effekt erscheint in sehr kurzer Zeit.

Opiumesser (*tiraki*) gibt es sowohl in der Hauptstadt, als in mehreren Provinzen Kleinasiens; besonders in jenen, welche sich durch die Opiumcultur auszeichnen, wie *Aphion karahissar* (d. h. schwarze Opiumburg), obwohl sich ihre Anzahl nach der Unterdrückung der Janitscharen (1826) bedeutend minderte; wir mussten mehrere Soldaten wegen

---

*) C o u r t i v e nennt das resinöse Prinzip *Cannabine*, 5 — 20 Centigram sind gleich 3—4 Gramen *Extracti aquosi* und 20 — 30 Gramen *Electuarii*.

der durch diesen Missbrauch entstandenen Folgen invalidi-
siren.. Im gewöhnlichen Laufe der Dinge greifen die Muselmänner (denn diese allein prakticiren es) nach dem Opium,
wenn geistige Getränke nicht mehr die erwünschte Wirkung
hervorbringen. Nach und nach die Dosis dieses Narkotis-
kums steigernd, gelangen sie bis auf 2 Skrupel Opium (in
lacrymis); von schlechter Qualität vertragen dieselben selbst
2 bis 3 Drachmen. Es wird ihnen so zum Bedürfniss, dass
sie — gleich den Säufern — des Morgens zur Arbeit unfähig
sind, bevor sie nicht die entsprechende Menge zu sich genommen haben. Wird der Gebrauch durch längere Zeit
fortgesetzt, so erscheint das Individuum als ein mageres,
blassgelbliches, hohläugiges Wesen mit vorwärts überhän-
gendem Körper, stets belegter Zunge, Appetitlosigkeit,
Schwellung der Leber und Milz, aufgetriebenen Unterleib,
hartnäckiger Constipation, sparsamen, trübem Urin, erstor-
benem Geschlechtstriebe, trockener, schlaffer Haut, seltenem
langsamen, schwachen Pulse; ihre äusseren Sinne sind ge-
schwächt, sie selbst vergesslich, träge, indolent, für Ehrgeiz,
Liebe und Freundschaft unempfindlich, melancholisch in
der Abspannung, ausgelassen in der Ekstase, und eben
darum in Gesellschaften beliebt. Der Genuss des Opiums
verlangt die Pfeife, Caffee und süsse Getränke. Nahrungsmittel — besonders Fleisch — nehmen sie sehr wenig zu sich.
Da ihre Existenz ein Traumleben ist, so stellt sich auch
bei ihnen ein geregelter, durch mehrere Stunden andauern-
der Schlaf nicht ein; sie schlummern in steter Unterbrechung, welche sie zum Rauchen und Caffeetrinken benützen.
Während des Fastenmonats (*Ramadan*), in welchem es dem
Türken verboten ist, von Sonnenauf- bis Untergang*) Speise,
Trank, Caffee, Opium und die Liebe zu geniessen, nehmen
die Opiophagen vor Tagesanbruch drei Opiumpillen zu sich,
wovon die eine nackt, die zweite einfach, die dritte doppelt
in Papier wohl gehüllt ist, und glauben sich durch die suc-

---

*) Wie steht es mit dem Ramadan in den Polarländern, wo die Sonne
Monate am Horizonte steht, lässt V o l n e y in seinem classischen
Völker-Congresse die Türken fragen? —

cessive Durchdringung des Ueberzuges einen bis Abend
dauernden Narkotismus zu sichern. Wir kannten mehrere,
welche sich des Opiumgenusses nach einer überstandenen,
durch *Laudanum* geheilten Diarrhöe nicht mehr entschlagen
konnten, und, im Verlangen nach einem erhöhten Vergnügen, die Dosis *gradatim* steigerten. Frühzeitiger Marasmus
mit Hydropsie im Gefolge sind die natürlichen Wirkungen
dieser Excesse.

Erschöpft sich bei Opiumessern die Empfänglichkeit
für diesen Stoff, und findet sich keine Qualität desselben,
welche das erwünschte Behagen zu bedingen im Stande ist,
dann greifen sie zum Sublimat, welcher, von 1 Gran begonnen, in stufenweiser Zunahme mit dem Opium vermengt — dem Bedürfnisse vollkommen entspricht: und so
gelangten in den verflossenen Decennien viele, und auch
jetzt noch einzelne Individuen auf eine Quantität von ½
Drachme wahren, guten Sublimats *pro die*. Es scheint
unglaublich, übertrieben, und doch ist es so;
sie äussern sich, dass der Sublimat schon an und für sich
ein unbeschreibliches Gefühl von Wohlbehagen errege, sich
besonders aber durch die Wirkung auszeichnenden narkotischen Effekt des Opiums festzuhalten. Jene, welche sich
an diese Verbindung des Quecksilbers gewöhnten, vermögen
es auch allein zu sich zu nehmen, ohne hierdurch die mindesten Beschwerden zu erfahren. Es ereigneten sich zur
Zeit der Janitscharen und jetzt noch in dieser Hinsicht die
sonderbarsten Geschichten in den hiesigen Apotheken. Ein
Mann trat ein, verlangt den Sublimat zu sehen und den
Preis zu wissen; im Streite über die Möglichkeit denselben
ohne Rezept zu verkaufen, nahm jener ein Stück, warf es
in den Mund, und empfahl sich, nach einigen Tagen wieder-
kehrend, um das Präparat ob seiner Güte zu loben oder
zu tadeln. Allein sah ich den Sublimat nie geniessen, jedoch
1 Skrupel mit 70 Gran Opium gemischt, verschlang ein
44jähriger Mann mit sichtbarem Vergnügen. Es sind seitdem fünf Jahre verflossen, er lebt noch und befindet sich
wohl.

Es ist Sache der Chemie, diesen in der That interes-

santen Gegenstand näher zu untersuchen; eine Dekompo-
sition des Sublimates durch das Opium scheint zur Erklärung dieser Thatsachen am nächsten zu liegen, so wie auch,
dass die Magenschleimhaut im Verlaufe der Zeit eine solche
Umänderung erleide, dass die bei Metallvergiftungen statt-
findende Verbindung des genommenen Körpers mit der organischen Materie in solchen Fällen in einem, das Leben
nicht weiter gefährdenden Grade vor sich gehe.

Das Tabakrauchen kam in der Türkei im Anfange
des 17. Jahrhunderts in die Mode, d. i. 1603 unter Sultan
Achmet I. In der ersteren Zeit waren die dagegen er-
lassenen Befehle so streng, dass die Uebertreter des Gesetzes mit dem Leben bestraft wurden; eben so sehr waren
Caffee und Opium untersagt. Im Jahre 1633 unter Sultan
Amurat waren diese Befehle erneuert, und Mehrere büss-
ten das: „*Nitimur in vetitum*" mit ihrem Kopfe. Vor der
Tilgung der Janitscharen wurden häufig Caffeehäuser nieder-
gerissen; jedoch war dieses weniger eine Sanitäts- als po-
lizeiliche Massregel, um die in solchen Zusammenkunfts-
orten geschmiedeten Verschwörungen in ihrer Wurzel anzu-
greifen und auszurotten.

Eine Eigenthümlichkeit des Orientes ist das *Narkilé*,
eine Vorrichtung, deren Bestimmung ist, den durch Wasser
gehenden Tabakrauch durch ein langes Rohr noch mehr
abgekühlt in den Mund gelangen zu lassen. Die in einen
langen Hals auslaufende Thonpfeife sitzt auf einer, zur
Hälfte mit gewöhnlichem oder Rosenwasser angefüllten, an
den Boden des Zimmers gestellten Flasche; ein vom Pfeifenträger bis unter das Niveau des Wasser reichendes Me-
tallrohr zwingt den Rauch durch dasselbe zu gehen. Am
oberen Seitentheile der Flasche befindet sich eine Oeffnung,
in welche ein mehrere Ellen langes, aus mit Leder umwun-
denem Eisendrathe angefertigtes Rohr gesteckt wird, an
dessen Ende ein Mundstück (aus Holz, Bernstein oder auch
nur ein metallener meist silberner Ring) angebracht ist.
Diese Art Tabak zu rauchen erfordert zeitweise tiefgezogene
Inspirationen, durch welche der Dampf in die Lungen und
den Magen gelangt, um ihn mit vorgeblich unbeschreiblichem

Vergnügen durch den Mund und Nase wieder zu entfernen, daher der Türke sagt: „Tabak trinken" und nicht
rauchen. —

Der mit dem *Narkilé* gerauchte Tabak scheint auch
dem *Genus Nicotiana* anzugehören; der hier lebende Bota
niker N o ë bestreitet die Meinung S t e e g e's (in B u c h n·
Repertorium XXXVII. 228), dass er einer sehr narkotischen
Lobelienspezies entnommen sei. Die beste Qualität (*Tömbeki* genannt) gedeiht in dem enormen Landgebiete zwischen
dem caspischen und persischen Meere, besonders ist jener
von Chiras berühmt, welcher — äusserst aromatisch — nur
selten im Handel hierher gelangt, sondern nur den Grossen
des Reichs als Geschenk zukommt. Das *Narkilé* hat ausser
Frankreich, welches mit Afrika so vielseitige Berührung hat,
in Europa wenig Eingang gefunden; der Grund hiervon
mag sowohl die grosse Anstrengung sein, welche das Rauchen verlangt, und dem Ungewohnten den Genuss verbit-
tert, als auch, dass die hierzu nöthige besondere Tabak-
qualität in den Ländern Europa's theils wegen Mangel an
Zufuhr, theils wegen Regierungsvorschriften nicht zu haben
ist. Das *Narkilé* ist ein Gegenstand des grössten Luxus;
die Flasche ist bald in ein silbernes Gehäuse gehüllt, bald
ist der Pfeifenträger von Silber, ja vergoldet mit Edelsteinen, darunter selbst mit Diamanten besetzt. Es gibt auch
Hand-Narkilé's, bei welchen das Rohr zwei Schuh Länge
hat und aus Holz angefertigt ist; die in Syrien gebräuchlichen haben eine hohle Cocusnuss als Wasserbehälter.
Welch' grosses Vergnügen übrigens in dieser Art zu rauchen gefunden werden könne, kann daraus entnommen
werden, dass in Syrien, Egypten und Persien europäische
Frauen — in Gesellschaft auf Ottomanen ruhend — im Genusse des *Narkilé* schwelgen. Unterhaltend ist für die
Raucher das fortwährende Gegurgel, welches die gegenseitige Berührung der Luft und des Wassers verursacht,
so wie die tanzende Bewegung von Kirschen, welche hierzu
in letzteres gelegt werden.

Wer den Mechanismus dieses Rauchens bedenkt, wird
die Häufigkeit der in Lungen-Emphysem ausartenden Ca-

tarrhe begreiflich finden; zwar freilich ein Präservativ gegen Tuberculose, jedoch mir scheint das Urtheil schwer, welchem dieser Leiden den Vorzug zu geben sei. Geschieht auch — wie so häufig — gleichzeitig Missbrauch mit geistigen Getränken, so sieht man das erwähnte Kranksein in Kürze einen hohen Grad der Entwickelung erreichen.

Mit dem Tömbeki besonders werden das *Esrar Hachich* und die *Kurs* (wovon oben die Rede war) vermischt; die Opiumraucher wenden ebenfalls das *Narkilé* an. Auch *Datura Stramonium* und *Metel* so wie Aloëholz werden mit diesem Tabake vermengt geraucht; sie sind unter dem Volke als *Bengelic* oder *Bengelicottu* (betäubendes Kraut) gekannt. In Persien — behauptet man — berauschen sich die Diener durch den Genuss des Urins ihrer narkotisirten Herren. Statt der *Datura* wird auch der Same des *Hyoscyamus niger* in Gebrauch gezogen. Von den Schwefeläther- und Chloroformdämpfen sagen die Türken: „die Franken haben 2 Arten *Bengelicruchu* (betäubenden Geist) erfunden."

In Constantinopel ist der Gebrauch der *Nicotiana Tabacum* und *rustica (Tütin* genannt) ungleich häufiger, und wird aus langen Pfeifen geraucht. Mit wenigen Ausnahmen — worunter sich aber auch Türken befinden — rauchen alle hier lebende Nationen; der Türke zeichnet sich jedoch durch besondere Vorliebe dafür aus, und ist unfähig ein Geschäft zu beginnen, zu unterhandeln, oder von den Mühen des Tages auszuruhen, wenn nicht die dampfende Pfeife ihm zur Seite liegt. Im Gefolge der höheren Personen befindet sich ein Bedienter, der den Herrn mit zwei fertig gehaltenen in einem Tuchsacke verschlossenen Pfeifen und mit einer tüchtigen Tabakprovision begleitet; der Mittellose trägt dieselbe in mehrere Stücke zerlegt bei sich. „Nie ohne dieses." Die Tabaksbeutel sind eine Viertel Elle lang, sehr weit, meist aus Merino und mit Stickereien bedeckt. Der Pfeifenkopf ist im Oriente keine Sache des Luxus; er ist bei allen Ständen gleich aus Thon, ohne Deckel, bei Reichen meist leicht vergoldet; nur in Albanien und Montenegro schneiden sich ihn die Bewohner aus Holz und füttern ihn mit Messingblech. Die Röhren sind bei Armen aus Ahorn,

bei Vermögenden aus Weichsel oder Jasmin. Die Mund-
stücke tragen in sich einen hölzernen Cylinder, der hohl
ist, und in das Pfeifenrohr passt; sie sind aus Bein, Glas,
Stein oder Bernstein angefertigt. Die letzteren sind die
gesuchtesten, da sie sich am leichtesten reinigen lassen.
Ihr Preis steigt nach ihrer Grösse, Form und Farbe; man
sieht sie bei Wohlhabenden von Diamanten, selbst Brillant-
Ringen umschlossen: so dass dafür oft eine Summe von
1000 fl. C. M. und mehr verschwendet ist. Geschenke der
Reichen unter einander werden meist in dieser Form gegeben.

Die Pfeife trägt zur Verherrlichung des orientalischen
Glanzes unendlich viel bei; sie passt zu dem bärtigen, ernst-
blickenden, würdevoll auf der Ottomane sitzenden Bewohner
des Ostens sehr gut; sie gibt ihm denselben Vortheil,
den der Nordländer im Tabakschnupfen hat, die Zeit zu
gewinnen, um eine kluge Antwort zu geben, ein unzeitiges
Lächeln, einen Ingrimm, eine Verlegenheit zu verbergen;
sie gibt ihn Ersatz bei Hunger, Feuchtigkeit und Kälte,
kühlt ihn bei der drückenden Sommerhitze, stärkt seinen
Muth im Drangsale; kurz ist sein Trost, sein Labsal in
allen Lagen des Lebens. Bei Abstattung von Besuchen
(dienstlicher oder nicht dienstlicher Art) wird dem Ankömmling (wenn es sein Rang zulässt) Pfeife und Caffee
gegeben, dem Arzte nicht minder, bevor er in das Zimmer
des Kranken geführt wird; selbe ablehnen ist unhöflich,
selbst wenn man nicht Raucher ist. Der Bediente tritt mit
glimmender Pfeife, das Mundstück gegen sich haltend, in
das Empfangszimmer; in der linken Hand trägt er eine
aus Messing gemachte Tasse, welche unter die Pfeife gelegt
wird, um das Verbrennen der Teppiche durch Abfallen von
Funken zu verhüten. Ist er in der Länge des Pfeifenrohres
vor dem Fremden angelangt, so setzt er den Kopf derselben
auf den Boden, in sicherer Wendung das obere Ende an
den Mund des Gastes bringend; dann erst legt er die Pfeife
auf das erwähnte Versicherungsschüsselchen (*tepsi* genannt).
Türkische und armenische Frauen rauchen sehr häufig.

Das Cigarrenrauchen ist unter den Türken wenig in

Gebrauch; thun sie es, so ziehen sie die *ex tempore* aus spanischem Papiere gemachten denen aus gerollten Tabaksblättern vor. Das Tabakkauen findet man im Oriente nur unter den Negern, besonders unter ihren Frauen.

Die Qualität des Tabaks ist, obwohl nur wenigen Species entnommen, nach seinem Standorte und nach der Art seiner Zubereitung verschieden, und die Macht des Bodens auf Bildung von Varietäten tritt da recht deutlich in die Augen; eine Beizung, welcher der Tabak in Europa unterworfen wird, kennt man im Oriente nicht.

Die dem Uebergenusse des Tabaks zuzuschreibenden Folgen sind: ein frühzeitig sich entwickelndes Pflegma, und zwar in einem Lebensalter, wo Individuen anderer Nationen noch am Gipfel der sanguinischen Stimmung sind, schlechte Zähne, chronische Catarrhe, Lungen-Emphysem, stets belegte Zunge, Störung der Verdauung, Trägheit der Stuhlausleerungen, und nicht minder vielleicht eine geringe Zeugungsfähigkeit.

Der Schnupftabak ist gleichfalls im Gebrauch, jedoch seltener als in Europa. Die hierzu gebräuchlichen Dosen sind aus Zinn, Buchsbaum oder Papiermaché, und häufig mit einem Spiegelchen versehen, um den Schnurbart in gehörigem Stande erhalten zu können; jedoch verwendet man auch auf Tabatieren viel Geld; die Geschenke des Grossherrn an seine treuen Diener geschehen meist in Form von Dosen, die mit seiner Chiffre in Diamanten oder Brillanten versehen sind. Die Montenegriner haben statt der Tabatieren kleine Ledersäckchen.

Eng mit dem Genusse des Tabaks ist jener des Caffee's verbunden. Er ist im Osten ein integrirender Theil der nothwendigsten Bedürfnisse des Lebens, und im Sinne der Orientalen ist ohne ihn und die Pfeife kein Wohlbehagen, keine Erquickung denkbar; sind diese beiden gegeben, so vergisst sich das Bitterste, und in den durch sie erregten lebhaften Fantasiebildern liegt das höchste Glück (*kef*). Mit ihnen bewirthet der Freund den Freund, durch sie wird der Gast ausgezeichnet, und unter ihrem Einflusse schliessen sich die wichtigsten Angelegenheiten des Staates, so wie des engen Privatlebens.

Abgesehen von der vortrefflichen Qualität des Caffee's liegt es besonders in der Art und Weise der Bereitung, dass sich mancher Europäer leicht an die türkische Bereitung desselben gewöhnt. Der gebrannte Caffee wird gestossen, in reichlicher Menge in das siedende Wasser gegeben, dasselbe nochmals ans Feuer gestellt, und nach ein- bis zweimaligem Aufwallen mit einigen Tropfen kalten Wassers versetzt, hierauf umgerührt und ungezuckert in kleinen, auf metallenen (aus Blech, Silber, Gold, mit Edelsteinen besetzten) Gestelle ruhenden Schälchen (Objekte grossen Luxus) servirt. Der Bediente überreicht diese Tasse mit der rechten Hand, die linke an sein Herz drückend. Man kann also sagen, dass der Caffee in Substanz verschlungen wird, eine Methode, welche die Vermischung mit Milch nicht zulässt, jedoch dem Gaumen nicht übel behagt, wenn Zucker hineingegeben und dieser damit gekocht wird, vorausgesetzt, dass der Caffee an und für sich gut, und nicht durch die so häufige Verfälschung mit gestossenem Ziegelpulver verdorben sei.

Berücksichtigt man die enorme Consumtion an Caffee, welche von den Individuen verschiedensten Ranges den Tag hindurch gemacht wird, da von den kleinen Tassen zu 25 — 30 genossen werden; ferners den hohen Concentrationsgrad, die an und für sich stärkere Beschaffenheit desselben, so ist nicht zu läugnen, dass er die früher beim Genusse des Tabaks besprochenen Folgen verstärken müsse.

Der Thee ist in Constantinopel nur von den Europäern in Gebrauch gezogen, jedoch wird damit nicht jener Missbrauch gepflogen wie in nördlichen Gegenden.

Die geistigen Getränke sind im Oriente weit verbreitet, und im Verhältnisse, dass andererseits wohlthätige Mässigkeitsvereine diesem Laster Einhalt zu thun sich bemühen, nimmt ihr Gebrauch im Osten zu; hieran nehmen die Türken, Armenier, Griechen und die gemeinere Klasse der hier lebenden Europäer den lebhaftesten Antheil.

Dem Muselmanne ist — wie bekannt — der Wein durch

den Koran verboten; daher wendet er sich zum Branntwein' dessen Genuss er für weniger sündhaft hält. Die Regierung ist tolerant genug, in den Militärspitälern die Verabreichung des Weins in den hierzu für vortheilhaft gehaltenen Fällen zu erlauben. Der meiste in der Türkei getrunkene Wein ist roth; weisser findet sich nur in der Wallachei und dem westlichen Bulgarien. Die besten rothen Weine, ähnlich dem von *Cahors* und *Radicofani* in den römischen Staaten, kommen von Macedonien, von der Umgegend *Scutaris* und *Prissen* in Albanien, von *Mostar* in der Herzegowina, *Lovdscha* in Bulgarien, aus Thrazien und Thessalien. In der Hauptstadt wird der rothe Wein von *Tenedos* und der weisse von *Samos* sehr viel getrunken, obwohl auch Malaga, Bordeaux, Champagner seine Käufer findet. Grossen Absatz, sowohl hier als im Auslande, haben die Weine von Siliri am Marmora-Meere und von Brussa (am Fusse des mysischen Olympus in Kleinasien gelegen). Aus Mangel guter Keller erhält sich der Wein meist nur ein Jahr, und in Nieder-Albanien, in Thessalien und Griechenland verpicht man die Fässer, in der Meinung, der Wein verderbe ohne diese Vorsicht; daher die Weine dieser Länder stets einen höchst scharfen, unangenehmen Geschmack haben, welchen noch die zur Verführung angewandten Schläuche vermehren. Man versetzt die hiesigen Weine, in der Absicht sie länger halten zu machen, mit Weingeist, wodurch sich ihre betäubende Kraft zwar steigert, jedoch werden sie für den Feinschmecker jeden Aroma's verlustig.

Der Cider ist nur in Nieder-Bosnien, Serbien und Bulgarien gekannt; durch die Fermentation wilder Aepfel in Wasser bereitet, ist er unter den Türken als *Boza,* den Slaven als *Vodnika* bekannt.

Das aus Europa zugeführte, so wie das in Constantinopel gebraute Bier findet unter den Franken grossen Absatz, den Einheimischen mundet es weniger.

Der auf türkischem Gebiete getrunkene Branntwein ist aus Weintrauben, aus Zwetschken, aus Traubensaft, Getreide und Birnen gemacht. Um ihm einen bessern Geruch und Geschmack zu geben, wird er mit verschiedenen gewürzhaften und harzigen Stoffen versetzt, wie: mit Anis, Zimmt, Nelken, Rosen, bitteren Citronen, Mastix; es ist diesem Getränke dann der Name *Raki* beigelegt, ein Wort, welches der arabischen Sprache entnommen, in die neugriechische, türkische und slavische übergegangen zu sein scheint.

Der Gebrauch des *Raki* beschränkt sich hier jedoch nicht auf eine kleine vor dem Mahle zur Anfachung des Appetites genossene Menge; er wird als Dessert aufgetragen, und dann bis zur Betäubung genossen, wobei die Pfeife nie fehlt; die ächten Branntweintrinker ziehen das *Narkilé* vor. Es herrscht noch ein zu grosser Wohlstand im Lande, die Mittel, den Unterhalt zu erwerben, sind zu reichlich, als dass Jemand sich aus Verzweiflung um sein Elend, seinen Jammer zu vergessen, diesem Laster ergeben könnte; man thut es aus Vergnügen an der Sinnesbetäubung, und — sonderbar genug — nicht nur bei fröhlichen Gelagen, sondern auch in strenger Einsamkeit. Die Folgen für die Gesundheit bleiben nicht aus, frühzeitig treten Gedächtnissschwäche, Schwindel, Mangel an Appetit, Erbrechen, Zittern, Schwellung der Leber, übermässiges Fettwerden und Bronchial-Catarrhe auf, welche zu hypostatischen Pneumonien, Lungeninfarctus, *acuten* und chronischen Lungenoedem, so wie zu Emphysem Veranlassung geben. Bei zwei Säufern sah ich durch Berstung der emphysematosen Lunge nach innen *Pneumathorax* entstehen, wovon sich einer zeitlich wiederherstellte. Die Leber, oft primär leidend (*cyrrhose*), ist es noch häufiger secundär durch die Menge von Herzkrankheiten und die besonders frequente Insufficienz den Aorta-Klappen, auch die Tuberculose hat vielfach in dem Missbrauche gebrannter Wässer ihren Grund. Die Bright'sche Nieren-Krankheit sahen wir primär seltener hiedurch zur Entwickelung kommen. Apoplexien beobachteten wir mehrmals; es war jedoch bei Allen das Herz schon lange krank. *Delirium tremens* und *ebriosum* werden allerdings hier beobachtet, jedoch ist die Häufigkeit desselben im Verhältnisse zur unglaublichen Zahl von Säufern sehr gering; vielleicht liegt die Erklärung in den zur Bereitung benützten Substanzen, Erdäpfel gebraucht man hierzu nicht; in den von mir be-

obachteten Fällen trat das *Delirium* nach der Erkrankung
durch Pneumonie auf, so wie überhaupt jede acute Krankheit das *Delirium* leicht erregt. Dr. Warthbüchler sah
eines primitiv entstehen. — Steinbildung, welche sich in anderen Gegenden durch Uebergenuss von geistigen Getränken
entwickelt, gehört zu den Seltenheiten; bei gegebener Gelegenheit lässt sich nur selten eine ursächliche Verbindung
nachweisen; desgleichen ist das sogenannte gichtische Leiden
selten, häufiger entstehen Blasen-Blennorhöen und Herzkrankheiten mit constanter Albuminurie. Die Zeugungsfähigkeit des Mannes scheint durch Missbrauch von Branntwein zu leiden. Die Kinder solcher Väter sind fast durchgehends rhachitisch; die geistigen Getränke stumpfen die
Kinderliebe und den Ehrgeiz ab; sie machen den Menschen
zu seinen Geschäften untauglich, sie berauben ihn des Gefühls, des Rechtes und der Billigkeit und brechen die Bahn
zur Ausbildung von Geisteskrankheiten. — Von Selbstver-
brennung sollen hin und wieder Fälle vorkommen.

J.
Beschneidung der Türken.

Die älteste Urkunde über die Beschneidung bei den Israeliten findet sich in der Genesis; denn im zehnten Vers des siebenten Capitels heisst es: „Alles, was männlich ist unter Euch, soll beschnitten werden." Sie wurde als durch göttliches Gesetz anbefohlen, und als ein Merkmal des zwischen Gott, Abraham und seinen sämmtlichen Nachkommen abgeschlossenen Bündnisses betrachtet; ja ihre Unterlassung als ein mit der schärfsten Strafe zu belegendes Verbrechen geahndet [*]).

Bemerkenswerth ist es, dass sich das beschnittene Volk zur Zeit der Makkabäer [**]) seiner kurzen Vorhaut zu schämen begann. Da es unter Antiochus Epiphanes nebst anderen griechischen Sitten auch mit den Ringspielen in der Palästra vertraut wurde, bei welchen es nackt erscheinen musste, so suchte es durch Ziehen mittelst eines Instrumentes (*Epispaster*) oder eines blutigen Verfahrens, das von Celsus in seiner „*Medicina lib. cap.* 25. §. 1" mitgetheilt wird, und in einer Lostrennung des inneren Blattes von der Eichelkrone bestand, die verkürzte Haut zu verlängern, welchem Umgehen des religiösen Gesetzes nebst den Talmudisten auch der Pseudo-Messias *Barkochba* durch die Anordnung eines im Akte der Beschneidung nebst dem Transversalschnitte auch zu führenden longitudinalen Einhalt that.

Der Streit, ob die Operation der Beschneidung von den Egyptiern den Israeliten (wie Herodot und unter den Kirchenvätern Origenes und Spencer behaupten), oder

---

*) Die Beschneidung von Dr. Bergson, Berlin 1844, pag. 5.
**) *J. Lossius de epispasmo judaico Jen. 1665. 4.*

von diesen jenen überliefert worden sei (welch' letzterer Ansicht L e y d e c k e r, C a r p z o w, D e y l i n g etc. sind), ist noch nicht geschlichtet; so viel wird klar, dass sie das Gemeingut von den verschiedensten Menschenracen, die auf den entferntesten Puncten der Erde dem heterogensten ˈCultus leben, sei, da sie nicht nur bei den Israeliten, Türken, Arabern, Westasiaten (die der Arianischen Race angehören, wie Kurden, Perser), sondern auch bei Mexikanern, den Bewohnern der Südsee, so wie bei den Negern, Kaffern, Egyptern und Aethiopiern gefunden wird.

Nach dem Justinian'schen *Codex* wurden römische Bürger, welche sich oder ihre Sklaven beschneiden liessen, ihrer Güter verlustig und exilirt, die Aerzte hingerichtet; die Israeliten, welche die Operation an fremden Sklaven verrichten liessen, deportirt oder zum Tode verurtheilt.

Der Beschneidung wurden verschiedene Bedeutungen zu Grunde gelegt:

In der religiösen Auffassung soll sie die Israeliten als eine von den übrigen Völkern isolirte Nation bezeichnen (B e r g s o n); da sie jedoch nicht nur eine Eigenthümlichkeit der Abrahamiden, sondern auch der eben erwähnten Völker bildet, so ist diese Erklärung nicht hinreichend, um so weniger, als sie weder der Israelite, noch der Mohammedaner durchaus an sich verüben lassen muss; es ist nur räthlich, den Sitten der Vorfahren nachzukommen.

Vom Apostel P a u l u s *), welcher den Abscheu, welchen die zum Christenthume übertretenden Heiden vor der jüdischen Beschneidung hatten, berücksichtigen zu müssen glaubte, wird an verschiedenen Stellen behauptet, die Beschneidung sei r e i n g e i s t i g aufzufassen, indem sie als Glaubensweihe, als Sündenreinigung, als Tilgung böser Leidenschaften gedeutet werden müsse, und in diesem Sinne ward von ihm, so wie von den Kirchenvätern T h e o d o r e t, E u s e b i u s und O r i g e n e s die schon im Oriente gebräuchliche Taufe in die christliche Religion statt der wirklichen Beschneidung

---

*) Röm. 2, 29, 4, 11. Ephes. 2, 11.

aufgenommen. Die neutestamentlichen Stellen nehmen das Wort Vorhaut in der hebräischen Sprache metaphorisch, indem hiermit der Ueberzug des Herzens gemeint sei; da jenes so viel als verstopft bedeutet, so wäre die metaphorische Bedeutung: verstockt, hartnäckig und bösen Herzens (Philo), und die Operation das Mittel, diese Eigenschaften abzulegen.

Die von den Mohammedanern angenommene Bedeutun der Beschneidung ist die diätetische. Eine gewisse Reinlichkeit geht dem Orientalen über Alles; ja es ist strenges Religionsgesetz, sich vor dem täglich fünfmal zu verrichtenden Gebete das Gesicht, die Hände und Füsse zu waschen. Die beiden Hauptsekten des Islams unterscheiden sich nur in der Art, wie sie dies bewerkstelligen (die Anhänger Omer's von den Zehen zu den Knöcheln, die des Ali in umgekehrter Richtung); nach willkürlichem oder unwillkürlichem Samenverluste muss der Muselmann seinen ganzen Körper reinigen; die zum Ergreifen der Nahrungsmittel bestimmte rechte Hand darf weder die Genitalien berühren, noch zu der nach Stuhl- und Urinabsetzung üblichen Waschung benutzt werden. Nach genossener Mahlzeit reinigt er sich den Mund und die Hände. Da nun bei Unbeschnittenen die Ansammlung von Hautschmiere und Samen die Reinlichkeit erschwert, so deuten die Moslimen die Circumcision diätetisch, wie Philo nebst seiner symbolischen Auffassung auch für die Israeliten gethan.

Philo's vorgegebener Nutzen der Beschneidung, als ein Mittel zur Erleichterung der Befruchtung, kann nur in jenen Fällen angenommen werden, wenn durch complete Phimosis die Ejaculation des Samens gehindert wird, da ja übrigens bei den unbeschnittenen Raja's (Griechen, Armeniern), trotz der mangelnden Vielweiberei, die Vermehrung des Volkes unverhältnissmässig zahlreicher geschieht, als bei den beschnittenen Türken; gewiss hat jedoch die Circumcision, als Mittel gegen die rasche Verbreitung syphilitischer Geschwüre, gegen Ulcus-Bildung bei bestehendem Tripper, als wesentliche Erleichterung bei Behandlung dieser Leiden, Unmöglichmachung der durch verspätete Hülfe oft übel endenden *Paraphimosis* den grössten Nutzen, in ihr findet L'Alleman d*) das Heil für unfreiwillige Samenentleerungen; ihr Nutzen gegen Onanie ist noch sehr problematisch; wir erinnern an den von Dieffenbach in seiner operativen Chirurgie (1 Band 5. Heft, Pag. 517) erzählten Fall, dass ein junger Mann mit unbedeckter Eichel an starker Empfindlichkeit dieser und krampfhaften Erektionen litt. Unter Türken sahen wir etwas Aehnliches nicht; der Onanismus jedoch ist sehr verbreitet.

Lund, Spencer, Michaelis, Salvador deuten die Beschneidung politisch, da jeder Fremdling, welcher israelitischer Unterthan werden wollte, sich derselben unterziehen musste, ohne sich noch hierdurch zum Israeliten zu machen; daher auch bei mit kurzer Vorhaut versehenen Individuen dieselbe wenigstens aufgeritzt wurde. Da Mohammed (selbst beschnitten) dieselbe nicht als göttlichen Befehl seinen Glaubensanhängern mittheilt, sondern sie als *Sunet* (d. i. Volkssitte) in diätetischer Hinsicht anräth, welcher nachzukommen für jeden Moslem wünschenswerth ist, so entbehrt sie bei den Türken jeder politischen Bedeutung. Der Christ wird zum Türken, wenn er im Beisein wenigstens zweier Muselmänner die Worte: „Gott ist gross und barmherzig; er ist der einzige Gott, und Mohammed ist sein Prophet!" ausspricht, es wird an ihm später die Beschneidung vollzogen; er kann jedoch hierzu nicht gezwungen werden. Da der Uebertritt zum Islam nur mit Einvernehmen der griechischen und armenischen Patriarchen oder des Ober-Rabbiners (bei den Raja's), und der europäischen Gesandten (bei Europäern) geschehen kann, so wird sich jeder Chirurg, aus Furcht vor Unannehmlichkeiten, wohl hüten die Operation eher zu verüben, als bis die gerichtliche Entlassung des türkischen Neophyten aus der christlichen Diöcese erfolgt ist.

Durch den in Frankfurt am Main gebildeten Reform-Verein wird die Beschneidung der Israeliten als Nebensache

---

*) *Des pertes séminales involontaires* 1842, vol. 2. pag. 161.

erklärt, und ihre Abschaffung vorgeschlagen. Unter den von ihm angeführten fünf Gründen ist der letzte am meisten zu berücksichtigen, dass der Eintritt der Töchter in das Judenthum durch nichts bezeichnet wird, übrigens die Geburt den Israeliten macht, und der von jüdischen Eltern Abstammende zum mosaischen Glauben gehört, selbst wenn er kein einziges Ceremonialgebot beobachtet, so lange er nicht die Grundlehre von einem einzigen Gott und der Offenbarung läugnet (Bergson). Dr. Riesser bezeichnet sie als eine leere, aber unschuldige Ceremonie, die dem Gewissen Vieler entbehrlich scheint.

Den Studien der biblischen Archäologie gemäss, welche von Daumer, Ghillany und Nork bearbeitet wurde, unterscheidet sich der Jehova-Cultus, oder die israelitische Religion, von den in der heiligen Schrift erwähnten Idolen (die alle nur modifizirte Benennungen eines und desselben Gottes *Moloch* sind), dadurch, dass er die Beschneidung an die Stelle der Anbetung des Schöpfers in dem Organe des männlichen Gliedes setzte (Nork), nach dem heiligen Thomas besonders darum, um den alten Cultus durch Verstümmelung des angebeteten Theils zu verspotten, da sich die Israeliten sowohl zu Moses Zeiten, als zur Zeit des Königs Josias demselben ergaben. Nach Ghillany ist die Beschneidung als Ersatzmittel für den Knabenmord zu betrachten, da dem Moloch alle erstgebornen Knaben dadurch geopfert wurden, dass man sie in die erhitzten metallenen Hände des ursprünglichen Gottes *(Moloch)* der alten Hebräer warf*). Desgleichen wurde die Circumcision mit einer Art des *Tetischismus* und dem *Lingam*-Dienst der Indier in Verbindung gebracht; bei diesem wurden die äusseren männlichen Geschlechtstheile als Symbol der schaffenden Natur verehrt, wie es von den Egyptiern in der Form des Osiris, bei den Phöniciern unter den des Adonis, bei den Babyloniern unter jener der Myletta, bei den Assyriern unter dem Namen Phegor oder Peor, bei den Griechen unter dem des

---

*) Dem Brutus gleich, welcher als erster Consul statt der Kinder Mohnköpfe zu opfern befahl, da die Götter nur Köpfe verlangt hätten.

Phallus, bei den Römern unter dem des Priapus gebräuchlich war. Meiner's sieht in der Beschneidung einen jener
Gebräuche, wodurch man im Alterthum und noch heute bei
wilden Völkerstämmen die bösen Geister zu versöhnen
suchte. Strabo und Origenes scheinen dieser dämono-
logischen Ansicht gehuldigt zu haben, welcher auch Spencer beitritt. Diese mystischen Ansichten, welche nach
Bergson in einem grossen Theile von Deutschland, Russland und Polen bei den Israeliten bestehen, fehlen den
Türken ganz, jedoch die unter den Abrahamiden gebräuchlichen Zettel für die Säuglinge, welche im Wochenbettzim-
mer an allen 4 Wänden aufgehängt zu werden pflegen
(Bergson), finden sich im Oriente wieder. Die über die
Beschneidung gehegte dämonologische Ansicht begünstigten
mehrere den wilden Völkerstämmen eigene Sitten, den Un-
willen zürnender Götter durch an den Neugebornen angebrachte Verwundungen abzuleiten, wie die Hindus die Ohren
der Säuglinge durchbohren; um den Gottheiten Wischnu
und Essara zu gefallen; wie die von den Mexikanern, den
Wilden am Orinoko und Apure an den Geschlechtstheilen der
Säuglinge gemachten Einschnitte; wie das Durchtreiben eines
zinnernen Nagels durch die Eichel des Knaben (bei den Bewohnern der Insel Capul, einer der Philippinen, gebräuchlich); wie die von den Hottentotten einseitig verübte Ka-
stration (Bergson).

Autenrieth*) führt aus der Bibel die Gründe an,
dass die Beschneidung sowohl in Egypten als bei den Israeliten als Ehrenvorzug betrachtet wurde, da Unbeschnittenen der Eintritt nach Egypten versagt worden ist, wes-
wegen auch eine 500 Stadien lange Mauer von Sesostris
erbaut wurde. — Die Circumcision diente den Kriegern als
Kennzeichen ihres Standes; sie war, wie Bergson sagt,
eine militärische Dekoration. Diese Operation scheint aus
der Sitte des Alterthums, sich nach erfochtenem Siege über
die Zahl der Erschlagenen durch die Menge abgeschnittener
Geschlechtstheile auszuweisen, hervorgegangen zu sein; ver-

*) Abhandlung über den Ursprung der Beschneidung. Tübingen, 1829.

langte doch Saul von David eine Morgengabe für seine
Tochter Michol, bestehend aus 100 Philister-Vorhäuten;
die gemachte Erfahrung, dass die Sieger aus Ehrgeiz ihren
gefallenen Kameraden die männlichen Glieder abschnitten —
wie die Griechen im letzten Befreiungskriege den Türken
den Vorwurf machten, ihren Glaubensbrüdern Nasen und
Ohren abgenommen zu haben, um sie als Trophäen nach
Stambul zu schicken — erheischte ein Unterscheidungsmerk-
mal, welches man in der Beschneidung fand; galt es, mit
beschnittenen Stämmen zu fechten, so schlugen sie die Hände
ab, wie sich die nordamerikanischen Wilden mit den Kopf-
häuten der Erschlagenen brüsten.

Bekanntlich bestreitet v. Flatt die Ansicht Autenn-
rieth's, ihm entgegnend, dass bei einigen Nationen auch
das weibliche Geschlecht, ja bei dem Volke *Panos* in der
Provinz *Maynas* dieses allein mit vollkommener Ausschlies-
sung des männlichen beschnitten werde. Die Sitte der Beschneidung an beiden Geschlechtern findet sich bei den äthiopischen Völkern mit der Morgenröthe ihrer Geschichte
(Pruner l. c. pag. 63); auch unter den heidnischen Negern findet man sie, wahrscheinlich von den Aethiopern er-
erbt (derselbe pag. 68). Nach Virey besteht die Beschneidung der schwarzen Frauen in der Verkürzung der oft
excessiv langen *Nymphen* und *Clitoris.* Sonnini machte
schon 1799 darauf aufmerksam. Bei der Infibulation der
Mädchen wird Etwas von der *Clitoris* und den *Nymphen*
weggeschnitten, was von Aegypten schon Niebuhr abbildet,
die Scheide wird verschlossen, trotzdem ist der Beischlaf
möglich, bei der Geburt muss sie aufgeschnitten werden,
später vernäht man sie wieder.

Bei den Türken wird die Beschneidung nicht nur im
13. Lebensjahre vollzogen, wie Bergson behauptet, sondern es steht den Aeltern frei, sie zwischen dem 8. und 13.
machen zu lassen, später wird sie bei Renegaten oder bei
jenen Moslimen vorgenommen, welche durch die isolirte
Stellung ihres Geburtsortes (wie es in vielen Punkten Al-
baniens der Fall ist), der Gelegenheit entbehren, dieser religiösen Sitte nachzukommen. Bei vermögenden Familien

ist der Tag der Circumcision ein festlicher, welcher ob des
hierbei gebräuchlichen Prunkes nicht unbedeutende Kosten
verursacht; bei dieser Gelegenheit werden auch 6 — 12
Knaben aus ärmeren Familien beschnitten. — Der Held des
Tages wird (mit seinem schönsten Kleide angethan, seine
rothe Mütze mit antidiabolischen Münzen behängt) auf ein
Pferd gesetzt, welchem ein mit mehreren Handtüchern be-
decktes Kopfkissen vorgetragen wird; ihm folgen die Schul-
collegen singend und lärmend, Segen vom Himmel für den
zu verübenden Akt erflehend; so bewegt sich dieser Zug
vom Hause zur Moschee, von dort durch das ganze Quar-
tier zurück, einer Hochzeit gleichend, und wird auch in der
türkischen Sprache mit dem für die Vermählungsfeierlich-
keiten gebräuchlichen Ausdrucke „düün" belegt. — Die ge-
ladenen Gäste werden vor und nach erfolgter Operation bewirthet, eine Sitte, welche schon zu Zeiten der *Thanaim*
bekannt gewesen ist; es erfordert jedoch auch die Artig-
keit derselben, dem zu Beschneidenden Geschenke, wie süsse
Gerichte, Stoffe zu Kleidungsstücken, ja auch bares Geld
mitzubringen.

Die Operation selbst besteht, nach erfolgter Entkleidung
des Knaben, welcher auf den Füssen stehend von einem
sitzenden Gehülfen festgehalten ist, in der Abtragung des
vordern Theils der Vorhaut und dem Verbande; — dass
die Extremitäten in heftigen Bewegungen gehindert werden,
versteht sich von selbst. Das, was wir bei der Taufe, und
die Israeliten bei der Beschneidung Gevatter nennen, ist
unter den reichen Türken weniger, jedoch mehr unter den
armen gekannt, die aus Ermangelung der Mittel sich einen
Protektor suchen, der die Ausgaben bezahlt, er heisst *Saatischi.*

Die von den Israeliten gebräuchliche longitudinale Trennung des Vorhautrestes, welche, wenn sie nicht mit den
Nägeln (Sitte der Abrahamiden), sondern mit einer Scheere
oder dem von Bergson vorgeschlagenen *Posthétome caché*
oder dem von *Terquem* angegebenen *Posthétome mobile* bewerkstelligt wird, höchst zweckmässig genannt werden muss,
so wie das bei den Israeliten übliche Aussaugen der Wunde
und Bespülen mit dem im Munde gehaltenen Weine sind

den Türken fremd. Die Folgen der Unterlassung ersterer ist die häufig nach erfolgter Heilung der Wunde noch bestehende Enge des inneren Vorhautblattes, so dass der Háuptzweck, d. i. die Reinlichkeit der Eichel und ihrer Krone in vielen Fällen nicht erreicht wird. — Uebrigens gehen die Türken nicht so weit wie die Söhne Abraham's, zu behaupten, dass das Präputium ihrer Glaubensgenossen wie durch Vererbung schon an und für sich kleiner sei, noch weniger lassen sie, wie diese die berühmtesten Männer ihrer Geschichte mit schon verschnittener Vorhaut zur Welt kommen.

Ist der Gesundheitszustand der örtlichen, zunächst bei der Operation interessirten Theile, so wie das allgemeine Befinden des Knaben ein befriedigendes, so wird die Beschneidung mit den erwähnten Festlichkeiten an einem Donnerstag Nachmittags (Vorabend des türkischen Feiertags) um die Gebetstunde vorgenommen.

Die nöthigen Instrumente sind: eine 4 Zoll lange, leicht gekrümmte, an der concaven Seite mit einer flachen Aushöhlung versehene, aus Stahl angefertigte *Pincette*, deren $\frac{1}{2}$ Zoll breite und $\frac{1}{4}$ Zoll dicke Arme nicht federn und scheerenartig mit einander verbunden sind; ferner ein Rasiermesser und ein geknöpftes beinernes Stäbchen; mit diesem untersucht man, ob das innere Blatt nicht an der Eichel angewachsen ist, und vermag auch leichte Adhäsionen zu trennen.

Die Abtragung der Vorhaut wird bei den Türken auf folgende Weise vorgenommen:

Die Daumen und Zeigefinger beider Hände bringen das innere Vorhautblatt so weit als möglich über die Eichel, während ein Assistent das äussere Blatt zurückzieht, die jene überragende Präputiumpartie wird mit der über ihr geöffneten *Pincette* von dem Gehülfen der Art eingeklemmt, dass die concave Seite gegen das Glied steht, und die Eichel, sich in die dort befindliche Vertiefung senkt; ist sie durch festen Druck auf die Enden der Branchen fast unempfindlich gemacht, so hält sie der Operateur mit dem beinernen Stäbchen fest, und trägt sie im raschen Zuge mit dem Rasiermesser gegen das geschlossene Ende der *Pincette* ab. —

K.

Die türkischen Bäder.

Die Bäder spielen im Oriente eine so grosse Rolle, dass sie in der Reihe der auf körperliches und geistiges Wohlsein, so wie auf Bildung und Heilung von Krankheiten Einfluss habenden Sitten der Bewohner eine besondere Berücksichtigung verdienen.

Nebst den in der Hauptstadt nahe an 300 bestehenden öffentlichen Bädern, ist jedes bessere Privathaus der Türken und Armenier mit einem solchen versehen; die Construction ist immer dieselbe.

Ein orientalisches Badhaus besteht aus drei Gemächern; das erste heisst *Tschamigian* — Vorhaus — diess ist bei öffentlichen Anstalten sehr geräumig, und hat in der Mitte eine Fontaine, an dem Umkreise der Wände sind Ottomanen angebracht, wo die entkleideten Gäste ausruhen, Kaffee trinken und Tabak rauchen, bevor sie sich in das Innere begeben; die Geschlechtstheile werden mit einer langen, bis zu den Knieen reichenden Serviette bedeckt, so wie eine solche in Turbansform gewunden den Kopf umschlingt, die Füsse ruhen beim Gange in die eigentlichen Badezimmer auf hölzernen Sandalen, welche durch zwei querstehende Brettchen zwei Zoll vom Boden erhoben sind. Die zwei inneren Gemächer unterscheiden sich durch verschiedene Temperaturgrade; das erstere kühlere heisst *Soukluk*, das zweite wärmere *Halvet*. Die Beheizung geschieht folgendermassen: die Badezimmer sind von doppelten steinernen Mauern umschlossen, die einen drei bis vier Schuh breiten Raum zwischen sich lassen, eben so ist der mit Quadern gepflasterte Boden unten hohl; an einer Seitenwand befindet sich

zwischen dem zweifachen Gemäuer der Beheizungsapparat,
d. i. ein Ofen, wie ihn Bäcker haben, über welchem ein mehr
oder weniger mächtiger Wasserbehälter angebracht ist, der
fortwährend genährt werden muss. Vom Ofen aus laufen
irdene Rauchfänge bis an den Seitentheil des Daches; ist
das Wasser erhitzt, so dringt der Dunst sowohl unter den
Boden als auch in die Räume zwischen den Seitenmauern
der Badezimmer, und in die selbst durch eine in der Nähe
des Ofens in der Höhe von drei bis vier Schuh angebrachte
Fensteröffnung. Da das *Soukluk* vom Beheizungsapparate
ferne steht, so ist auch die dortige Temperatur verhältnissmässig geringer; diese ist in den verschiedenen Bädern nach
Massgabe des Bedürfnisses ungleich; gut gehaltene Bäder
haben im *Halvet* 38° R. In den Ecken der Gemächer sind
kaltes und warmes Wasser gebende Fontainen angebracht,
wovon letztere aus dem grossen Wasserbehälter kommen,
die Beleuchtung geschieht vom mittleren Theile des ge-
wölbten Daches durch kleine, runde, mit dicken oft verschieden gefärbten Gläsern geschlossene Oeffnungen.

Ist die Haut durch das Verweilen im *Halvet* in Transpiration gekommen, so übergibt man sich den Händen eines
Badedieners, dessen Geschäftes ist die Haut zu reinigen und
die zugänglichen Muskellagen methodisch zu kneten. Dieser
Akt besteht in dem successiven Drücken sämmtlicher an
der Oberfläche liegender Muskeln, indem er dieselben mit
den Fingern nach und nach abgreifend, bis zur schmerzhaften Empfindung zerrt und dehnt; nicht mindere Aufmerksamkeit ist den einzelnen Gelenken geschenkt, welche,
einzeln durchgegangen, zu forcirten Bewegungen bestimmt
werden. Die Arme werden sowohl am Rücken als nach
vorne gekreuzt, im letzteren Falle setzt er seine Knie an
die Wirbelsäule des Badenden, und zieht mit seinen Händen
die Schulterhöhen rückwärts; der Unterleib in seiner ganzen
Ausdehnung hat nicht minder zu leiden. Der Nutzen dieses
Knetens ist für Rheumatismen unläugbar, und im Falle vollkommener Gesundheit vermehrt dasselbe die Elasticität der
Muskeln. Im Jahre 1845 liess sich ein italienischer Arzt
ankündigen, dass er im Stande sei, durch dieses metho-

dische Massiren*) alle Unterleibskrankheiten zu heilen; wie
hier Alles Ausserordentliche durch einige Zeit seinen Vortheil findet, so ward auch er durch mehrere Monate sehr
gesucht, um dann in sein früheres Dunkel zurückzusinken.

Wurde der Körper auf die erwähnte Weise behandelt,
so beginnt der Akt der Reinigung. Der Badediener seift
den mit warmen Wasser mehrmals übergossenen, in profuser
Schweissabsonderung begriffenen Körper ein (hierzu bedient
man sich eines Bündels Bastes und gemeiner Natronseife),
und reibt sämmtliche Theile mit einem aus Rosshaar gemachten, an seiner rechten Hand getragenen Handschuh;
die Haut wird hierdurch in einen Zustand von Reinheit
versetzt, welcher nichts zu wünschen übrig lässt; hierauf
begibt man sich in das *Soukluk,* wo der Kopf in eine frische,
erwärmte Serviette gehüllt, die Brust, der Rücken, die oberen und unteren Extremitäten nach entfernter Feuchtigkeit
mit warmen Tüchern bedeckt werden, um so geschützt in
das erste Gemach zurückzukehren, und dort auf dem hierzu
bereit gehaltenen Bette der Ruhe zu pflegen.

Haben die Erscheinungen der Gefässaufregung nach-
gelassen, ist die Transpiration vermindert, so kleidet man
sich an, und erlegt die Badetaxe; für den Armen 2 kr.
W. W., wer die Hilfe der Diener und die Wäsche der Anstalt in Anspruch nimmt zahlt 1 fl. W. W.

Es gibt eigene Bäder für Frauen, oder ein und dasselbe
ist zu gewissen Tagen der Woche nur für das weibliche
Geschlecht geöffnet.

In den Bädern wird niedere Chirurgie getrieben. Dort
werden bei chronischen Leiden Blutegel und Schröpfköpfe

---

*) Das französische Wort *Masser* ist wahrscheinlich aus dem arabischen
abstammend, da *Mass* in letzterer Sprache das Kneten bezeichnet,
und dieser Vorgang doch vom Oriente ausgegangen ist; — er ist in
Würtemberg und Niedersachsen nach O s i a n d e r (Volksmittel etc.
Tübingen 1844 p. 147), so wie in Hamburg (R a m b a c h's Beschreibung dieser Stadt 1801 p. 379) sehr gebräuchlich. Die Chinesen
lassen sich, wie S a a r s (Ostindianische Kriegsdienste, Nürnberg 1672
p. 30) erzählt, von Knaben mit Fäusten schlagen, und die Haut am
Bauche reiben.

gesetzt; erstere besonders im Frühjahre am After, als Mittel gegen die Hämorrhoidalbeschwerden, letztere bei Rheumatismen, chronischen Hautleiden, wie: *Psoriasis*, *Eczem*, *Rupia*, *Erythem* etc. Die Türken entfernen sich die Haare der Geschlechtstheile, des Afters und der Achselhöle im Bade; sie wenden hierzu (wie bekannt) die Mischung von einem Theil Realgar und acht Theilen *Calx viva* an, und heissen sie *ott**) (was die Bedeutung Kraut hat); das Pulver wird mit Wasser gemengt auf die Theile eingerieben, und nach einigen Sekunden versucht, ob die Haare sich durch leichten Zug entfernen lassen, um in diesem Falle die Stelle mit warmen Wasser schnell zu reinigen. Die Haut wird hierdurch so glatt, wie sie es nie durch ein Rasirmesser werden kann; zu langes Verbleiben des Pulvers zerstört sie natürlich. Die türkischen und armenischen Frauen wenden den Kalk in obiger Absicht auch auf den Brustkorb und die Arme an; französische Industrie zog hiervon Nutzen, und verkauft denselben in gefälligen Büchsen; die Salbe der Pariser *bains épilatoire* zu hohen Preisen; sie soll *sulfuré de calcium* enthalten.

Die Männer (nicht nur Türken, sondern auch viele Griechen, Armenier und Israeliten) lassen sich im Bade die Kopfhaare rasiren; die Muselmänner lassen jetzt noch den einst vorschriftsgemäss gewesenen Zopf am Scheitel stehen, welcher in früheren Zeiten dem Henker zur Festhaltung des ihm verfallenen Kopfes diente. Der Bart wird vom Civile ohne Unterschied getragen; im Militär dient der Backen- und Kinnbart als Auszeichnung für den Feldmarschall-Lieutenant, der Feldzeugmeister trägt ihn etwas länger, der Schnurbart ist auch dem Gemeinen gestattet, er wird sorgfältig gepflegt. Die Gesichts-, Nasen- und Ohrenhaare werden beim Rasiren sorgfältig mit einer *Pincette* von Zeit zu Zeit entfernt. Zum Reinigen der Haare bedient sich das Volk des Taufsteines, den es *Kill* nennt.

---

*) Der von den Europäern für diese Mischung gebrauchte Name *Rusma* ist den Türken gänzlich unbekannt.

Die türkischen und armenischen Frauen färben sich die Nägel, die Hand und Fusssohle mit dem Wurzelpulver der zu den Rubiaceen gehörigen, in Syrien und Kurdistan wachsenden *Lawsonia inermis (alba* nach K o t s c h i) von den Türken *henna* genannt, indem sie einen mit Wasser angemachten Brei durch eine Nacht über an den betreffenden Stellen aufgebunden lassen, es gibt diesen eine braunrothe Farbe; man findet die Sache schön, übrigens soll die Haut dadurch gestärkt, und übermässige Transpiration abgehalten werden. Die Perser färben damit ihren Bart roth, auch die Schweife der Schimmel liebt man damit fuchsbraun zu färben.

Zur orientalischen Toilette gehört auch das Färben der Augenbrauen. Hierzu bedient man sich eines Färbemittels, das unter den Namen *Rastic* bekannt ist; es besteht aus 15 Drachmen Schwefelkupfer (O s i a n d e r l. c. sagt pag. 85 fälschlich, es sei Schwefelspiessglanz), 5 Drachmen Salmiak, 40 Stück schwarze Galläpfel, 1 Esslöffel Olivenöl; die Galläpfel werden mit dem Oele geröstet, bis sie zerfallen; erkältet mischt man sie mit den anderen Ingredienzien, reibt das Gemenge zu einem sehr feinen Pulver, das vor der Anwendung mit Spiritus zur gehörigen Consistenz gebracht wird. Mit dieser Composition werden am Gesichte einzelne Punkte angebracht, die Augenbrauen verlängert und an der Nasenwurzel vereinigt; es gibt dem Antlitze einen gewissen Ernst, welcher dem Orientalen gefällt, dem Europäer lächerlich erscheint. Auch die Kopfhaare färbt man sich mit diesem Rastic, vermischt es jedoch mit dem Wurzelpulver der *Lawsonia*. Jeden dritten Monat muss die Anwendung erneuert werden; das gefärbte Haar wird im Uebergange zum ursprünglichen Colorit grün, was dem Türken nicht übel erscheint, da der Koran den Rechtgläubigen im Himmel ewig grünende Haare verspricht.

Die Armenierinnen kleben an hohen Festtagen an die Stirne verschiedene, aus schwarzem Papiere geschnittene Figuren, meist Blumen vorstellend.

Weisse und rothe Schminke *(düsgün* genannt), aus Bleipräparaten angefertigt, haben in der türkischen Toilette

ihren Platz, und werden oft Ursache von Koliken, so wie von schwarzer Färbung der Zähne.

Falsche Haare sind unter den Türken nicht, wohl aber unter dem weiblichen Geschlechte der Griechen, Armenier und (wie überall) der Juden in Gebrauch.

Berücksichtigt man die strenge Reinlichkeit des Orientalen, der sich nach der mindesten Beschmutzung, nach dem Essen, nach seinen natürlichen Verrichtungen *), vor dem Gebete, nach erlittenem Samenverluste reinigt, stets mit Ueberschuhen die Strasse betritt, somit sein Haus nie verunreinigt; ferners: dass er den Verstorbenen vor der Beerdigung sorgfältig reinigt und mit Rosenwasser besprengen lässt, was übrigens auch bei Juden und Armeniern gebräuchlich ist, so steht er — in der Masse zu den Europäern verglichen — in vortheilhaftem Lichte. Da der Türke nach dem *Coitus* in's Bad geht, so hat das Verbot des Bades die Bedeutung, sich von dem Haremsgenüssen zu enthalten. Von Pollutionen sagt der Türke: „der Teufel habe ihn betrogen" oder: „mir ist das Wasser nothwendig geworden" da er sich waschen muss.

Nach einem Bade entsteht eine moralische und physische Ruhe, eine süsse Mattigkeit, ein Wohlbehagen, ein Gefühl von Leichtigkeit in der Bewegung der Gliedmassen und Vollführung sämmtlicher Funktionen, die Haut befindet sich in einem Zustande sammtartiger Weiche und ist lebhaft gefärbt. Jedoch möchten wir — so unverkennbar auch der Nutzen der orientalischen Bäder ist — aus der übermässigen Anwendung derselben zum Theil jene Schlaffheit, jenes Phlegma, jene Gleichgültigkeit herleiten, welche den Bewohnern des Orients eigenthümlich sind, worauf übrigens auch die Pfeife, der Caffee und die geistigen Getränke grossen

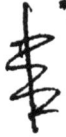

*) Zur Reinigung des Afters bedient sich der Türke der nackten linken Hand und des Wassers, welches auf jedem Aborte bereit gehalten wird, ja bei diesem Acte wird das letzte Glied des Zeigefingers in den After geschoben um diesen zu reponiren. Von den Europäern dasselbe voraussetzend findet man es unschicklich mit der linken Hand den Puls zu greifen.

L.

Beheizung.

————

17 *

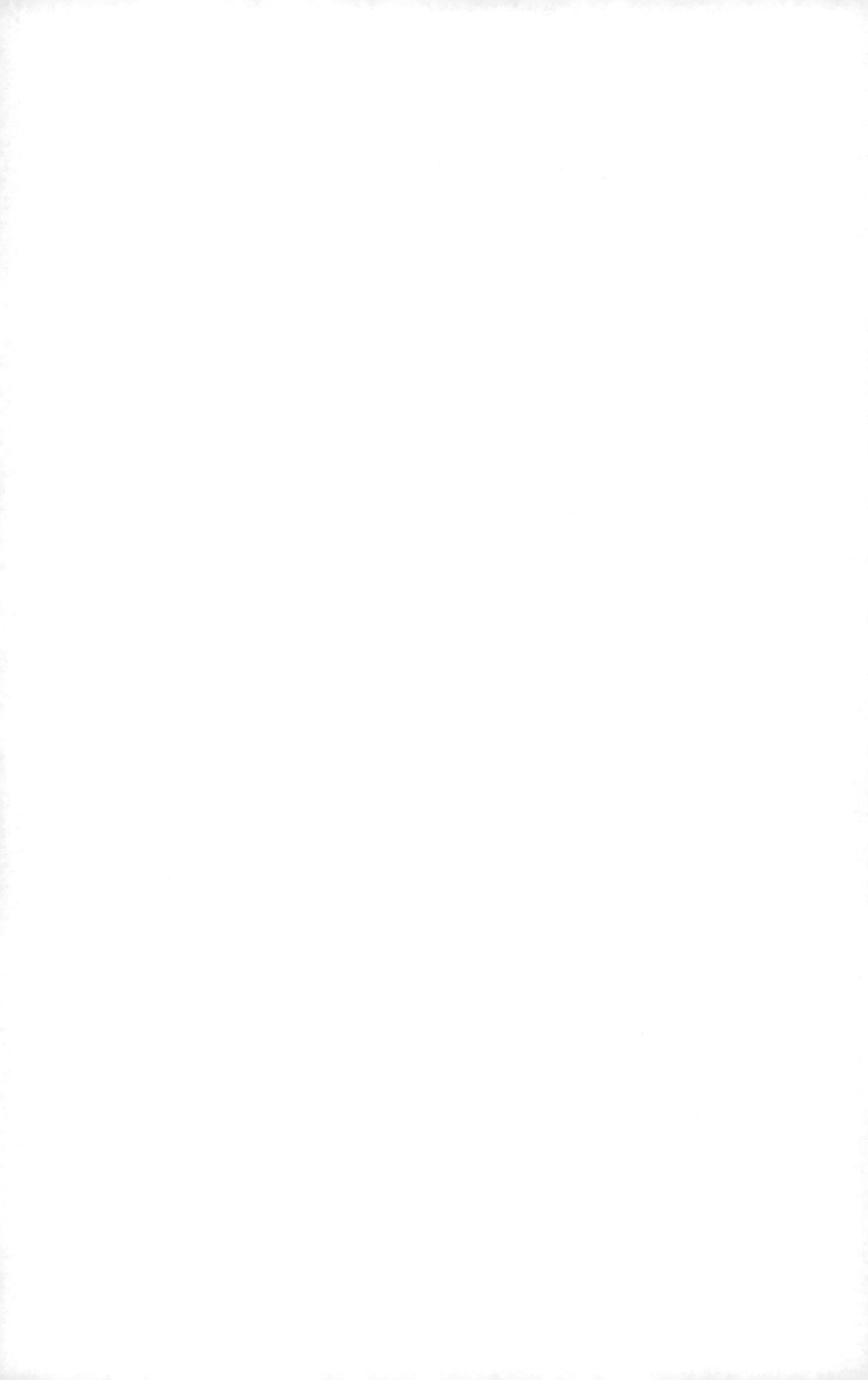

Zur Erwärmung der Zimmerräume bedient man sich seltener der Oefen, da sie bei der fast allgemein eingeführten Bauart der Häuser aus Holz nur mit grosser Feuersgefahr in Anwendung kommen können. Die Beheizung mit erwärmter Luft wurde in Constantinopel zuerst in dem 1848 erbauten Artillerie-Hospitale eingeführt. Arm und Reich bedient sich daher zur Erhöhung der Zimmertemperatur des Feuers von Kohlen, welche gut ausgeglüht, mit Asche bestreut, und worüber man zur Vermeidung üblen Geruches noch Citronenscheiben legt, in eisernen oder kupfernen oder irdenen eigens hierzu verfertigten Gefässen (*Mangal*), in die Mitte des Zimmers gestellt und nach Bedürfniss erneuert werden. Eine Besonderheit ist der *Tandur*; dieses ist ein runder oder viereckiger Tisch, unter welchen man einen Topf (aus Kupfer oder Erde) mit gut ausgeglühten Kohlen gefüllt (*Mangal*) stellt; der Tisch ist mit mehreren Decken überzogen, wovon eine am längsten bis zur Erde reicht und so die Hitze nicht so leicht entweichen lässt. Ein Sopha, um jenen gestellt, erlaubt mehreren Personen sich an denselben zu setzen, ihre Füsse bis an den Mangal zu bringen, und sich so bis an die Hüften zu erwärmen. Sobald die Kälte eintritt, verlassen die Frauen nur selten mehr den *Tandur*; an diesem bringen sie die ganze Winterszeit zu, empfangen ihre Visiten und nehmen ihre Mahlzeit ein.

In ökonomischer Hinsicht ist der Nutzen des *Tandurs* gross, da mit einer sehr geringen Quantität Kohlen eine Familie sich den Tag über angenehm erwärmt halten kann; weniger scheint uns derselbe der Gesundheit vortheilhaft zu sein; in den untern Extremitäten entwickeln sich mit der

Zeit bedeutende Varicositäten; die Füsse schwellen um die Knöchel, so dass das Tragen der Schuhe nach europäischem Gebrauche unmöglich wird; daher man der elegantest gekleideten Frau in ihrem Hause stets mit Pantoffeln begegnen wird; die Menstruation wird oft übermässig stark, und schwangere Frauen abortiren leicht; jedoch ist die Gewohnheit so tief eingewurzelt, dass keine Familie, selbst nach sichtbar gewordenen Folgen dieselbe abzulegen geneigt ist; wir erinnern uns übrigens zweier Fälle von Apoplexien, welche am *Tandur* statt fanden, so wie mehrerer Beispiele von Verbrennungen, die übles Ende nahmen. — Die Jugend findet diese Erwärmungsmethode ob des erleichterten gegenseitigen Einverständnisses ebenfalls sehr angenehm.

Olivier beschreibt den *Tandur*, ohne jedoch auf seine Nachtheile aufmerksam zu machen.

Aus der Sitte die grösste Zeit des Lebens mit gekreuzten Füssen sitzend zuzubringen, erwachsen auch für die Männer grosse Uebelstände; die äusseren Bänder des Knie- und Fussgelenkes werden ausgedehnt, die inneren erschlafft, so dass sich nothwendig Säbelbeine ausbilden müssen; die Gelenke verlieren die Leichtigkeit der Bewegungen, die Füsse ermüden leicht, so wie sich andrerseits durch die Gewohnheit in dieser Stellung zu lesen, zu schreiben oder weibliche Arbeiten zu verrichten, der Rücken krümmt, und nur zu häufig entstehen in früher Jugend seitliche Abweichungen der Wirbelsäule. Man muss besonders dem weiblichen Geschlechte Glück wünschen, dass sie diese körperlichen Gebrechen durch ihren weiten Anzug leicht verbergen können, denn die hübscheste Orientalin verliert durch den europäischen Anzug all ihren Reiz; das Aneinanderschlagen der Füsse, der plumpe schwere Gang, der Mangel jeder Anmuth in den Bewegungen beleidigt das Auge des Europäers.

M.

Der Charakter des Türken.

Um den Türken in seiner gemüthlichen und geistigen Richtung erfassen zu können, muss man durch Jahre mit ihm gelebt, und denselben in den Epochen seines Glückes und Missgeschickes ohne vorgefasste Meinung beobachtet haben. Es ist unstreitig, dass sich der Türke durch die immer inniger werdende Berührung mit den Europäern und die durch sie auf's türkische Gebiet verpflanzten Kenntnisse in seinem primitiven Charakter wesentlich geändert habe; vergleicht man jedoch die Urtheile, welche in der letzten Zeit über ihn gefällt wurden, so sind sie so widersprechend, dass es dem ferne Stehenden schwer wird, sich hierüber in's Klare zu bringen.

Der Stolz der türkischen Nation ist die Religion, da der Koran selbe als die einzig wahre, als die allein seligmachende darstellt; sie hält fanatisch an den von Mohammed überlieferten Glaubenslehren, welche die Handlungsweisen für alle Lagen des Lebens vorschreibt. Auferzogen in der Verachtung aller Jener, die einer anderen Richtung folgen, ist der einzeln stehende Muselmann, so lange er dem Kreise der Seinen nicht entrückt wurde, und keine Gelegenheit hatte, mit vorurtheilsfreiem Auge eine Einsicht in die allgemeinen Lebensverhältnisse des Menschen zu gewinnen, gewiss zu entschuldigen; sagt ihm doch der Koran: „Suche nicht die Freundschaft der Ungläubigen, du wirst sonst ihnen gleichen; meide sie, sie könnten dich verwirren; setze Grenzen deiner Neugierde, sie wird Ursache von Untreue." An einer anderen Stelle: „Verachte die Juden ob ihres Wuchers; der Muselmann bedarf keines Freundes oder Schützers unter den Ungläubigen, wenn einer derselben stirbt, bete nicht für ihn, halte an seinem Grabe nicht an, da er sich weigerte, an Gott und an seinen Propheten zu glauben; ihrer wartet die Hölle."

Verkehr mit der Welt, Erkenntniss der Schöpfungen des menschlichen Geistes, und der Rückblick auf die niedere Stufe der physischen Ausbildung, auf welcher seine Glaubensgenossen in ihrer strengen Abgrenzung von der menschlichen Gesellschaft stehen, minderte bei so Manchem den Religionshass; sie betraten den Weg der höheren Ausbildung, und ernteten vielfältige Früchte. Der Türke, frühzeitig strenger und rationeller Anleitung unterworfen, ist willig, gelehrig, eifrig, durch gutes Gedächtniss und eine schnelle Auffassungsgabe bevorzugt, daher sich eine nicht unbedeutende Anzahl derselben durch gründliche Kenntniss fremder Sprachen, der Medicin, Physik, Mathematik, Mechanik, Taktik und Nautik auszeichnet.

Der Türke wurde in den letzten Decennien toleranter gegen den übrigen Religionskultus; allerseits erheben sich katholische, protestantische, armenische, griechische und israelitische Kirchen, in welchen die Ceremonien ohne Hinderniss vor sich gehen, und wenn sich in Albanien und Kurdistan in der jüngsten Zeit Greuel gegen Christen ergaben, so ist diess eben nur die letzte Reaction ihres politischen Fanatismus, welcher durch die philanthropischen Ansichten des derzeitigen Grossherrn in nicht ferner Zeit auf unschädliche Grenzen zurückgewiesen werden wird.

Wer übrigens die feindliche Gesinnung beobachtet, welche zwischen den in der Türkei lebenden Katholiken, den Armeniern (katholisch und heretisch), den Griechen und Israeliten herrscht, wird das Benehmen der Türken weniger hart beurtheilen, besonders dann, wenn man berücksichtigt, wie sehr fremde Nationalitäten die Schwächen derselben zu benützen, und sie auf jede Weise zu hintergehen suchen. Hierdurch wurde der Muselmann misstrauisch, sieht mit Unbehagen auf seine europäische Umgebung, und, sonderbar genug, klebt allen Türken, welche einige Jahre in Europa gelebt haben, eine Abneigung gegen die Franken an. Begegnen sich Muselmänner, so rufen sie sich freundliche Grussworte zu, und begleiten selbe mit einer Bewegung der

rechten Hand vom Munde zur Stirne; letzteres thuen sie
jedoch dem Europäer gegenüber eben so wenig, als sie die
ihnen dargereichte Hand zu ergreifen und zu drücken sich
herbeilassen; unter der jüngeren Generation finden sich einzelne Ausnahmen. Der Türke erinnert sich mit Stolz der
Ereignisse in der Vorzeit, wo seine Nation — überall sieg-
reich vorrückend — Gesetze gab; er hört es gerne, dass
sein Volk, einst gross und mächtig, der Schrecken aller
übrigen gewesen ist; überhaupt liebt er es, seine Eigenschaften und Leistungen in vortheilhaftes Licht gesetzt zu
sehen.

Dem Türken können Herzensgüte und Wohlwollen nicht
abgesprochen werden; er ist vorsichtig in der Aeusserung
derselben, er prüft lange und urtheilt spät; ist er jedoch
von der Rechtlichkeit und Biederkeit der Person überzeugt,
so ist er einer Anhänglichkeit und Dankbarkeit fähig, die
alle Achtung verdient. Findet er sich später enttäuscht,
so weiss er auch sehr klug seine Gesinnungen zu verbergen;
er vermag den Schmerz über ein ihm angethanes Unrecht,
über die Verletzung des ihm schuldigen Respektes oder
seines Ehrgeizes lange unter der Maske der grössten Freund-
lichkeit zu verdecken, bis ihm Zeit und Gelegenheit günstig
scheinen, dem langgehegten Grolle freien Lauf zu lassen.
In den Spitälern erfordert seine grosse Verstellungskunst
Umsicht von Seite des Arztes.

Der Türke ist mitleidig für seine Glaubensgenossen;
selbst der wenig Bemittelte wird keinen Armen ohne Unterstützung von sich weisen. Thiere zu martern ist er unfähig; es befiehlt ihm schon der Koran: Bienen, Ameisen,
Krähen, Schwalben und Frösche zu schonen; hingegen
Raben, Schlangen, Skorpionen, wüthende Hunde und wilde
Esel zu tödten. Er wird auf sich gefundenes Ungeziefer
lieber von sich werfen, als es vernichten; er ist gastfreund-
lich, wird jeden Fremdling willig beherbergen, und ihn mit
Aufmerksamkeiten überhäufen, wodurch allein die Reisen
im Innern des Landes, wo Gasthöfe nicht bestehen, möglich
gemacht sind. Im gewöhnlichen Leben einsilbig und ernst
blickend, belebt er sich in der Conversation leicht, wird

fröhlich und durch seinen Mutterwitz sehr unterhaltend. Er gibt seiner Sprache sehr kluge Wendungen, die bald ob ihres Doppelsinnes, bald ob der daran geknüpften zarten Schmeichelei überraschend sind; er ist fähig, für seine Günstlinge Alles zu wagen, und fühlt in der Beglückung eines Untergebenen sein höchstes Vergnügen. Der vielseitig an ihm getadelte Wechsel seines Benehmens hängt weniger von ihm als von den öffentlichen Ereignissen ab; dem er jedoch sein Herz geöffnet, dem bleibt er in jeder Lage des Lebens gewogen, so wie der treue Diener seinem Herrn mit gleicher Liebe in's Exil folgt. Er hat ein scharfes Beobachtungsvermögen, und sieht oft ein politisches Ungewitter nahen, wo sich ein nicht Eingeweihter von keiner Gefahr bedroht glauben würde. Er ist zart, zuvorkommend, dienstfertig gegen Obere und Niedere; wenigstens ist es nicht Sitte, wem immer ein Ansuchen direct abzuschlagen; kann demselben nicht Folge geleistet werden, so findet die Zeit Entschuldigungsgründe in Menge. In Amtsverhandlungen lässt er sich leicht durch die Umstände beherrschen; er vermag selbst im heftigsten Zornanfalle die ihm eigene Würde zu behaupten; seine Flüche stehen den italienischen nicht nach; traf die Beleidigung nicht sein Interesse, so ist er leicht versöhnlich.

Die Masse der Nation ist von Vorurtheilen der seltensten Art befangen. Sie glaubt an Geister, Hexen, an das Erscheinen der Verstorbenen; sieht in einem Irrlichte die Anzeige eines vergrabenen Schatzes u. s. w.; sie besitzt eine Leichtgläubigkeit, eine Empfänglichkeit für Alles, was fremd, ausserordentlich, mystisch und wunderbar klingt, so dass sich nur hierdurch die sonderbare Gestaltung erklären lässt, welche die Medizin unter ihr angenommen hat.

Das Volk hat wenig Sinn für Symmetrie, und den Franken gegenüber manchen Contrast *) in den Sitten. Sein

---

*) Das Pferd wird von der rechten Seite aus bestiegen; die Schreibfeder wird geschnitten, indem sie — in der rechten Hand gehalten — über das in der linken Hand ruhende Messer gezogen wird; man schreibt von rechts nach links; der Titel eines Buchs ist nach un-

Geschmack in Farbe der Kleidung und Zimmereinrichtung ist bizarr; es hängt an dem Grellen und Lebhaften; es liebt Verzierungen, Blumen, glänzendes Spielzeug und Musik mit eben so grosser Leidenschaft, als süsse Gerichte; am Tanze ergötzt es sich lieber durch Zusehen als durch Selbstantheil; es huldigt der Pfeife, dem Kaffee, und — mit wenigen Ausnahmen — den geistigen Getränken; es ist genügsam, und verzichtet lieber auf einige Bequemlichkeiten, als selbe durch vielfache Bemühungen zu erkaufen. Die Sorgenlosigkeit — dieser Hauptzug der türkischen Nation — mag ihren Hauptgrund in dem glücklichen Klima und den reichen Ernten haben, die selbst der mässigen Bearbeitung der Felder folgen; sie hasst die Bewegung und anstrengende Arbeiten, ein Charakter, der schon bei den Knaben deutlich sichtbar ist, nur wenige finden am Schlitten, am Laufen, gymnastischen Uebungen etc. Gefallen, die *Gamin's* *(sensu proprio)* fehlen der Nation fast ganz, sie liebt, wenn der Glückstern scheint, das Gepränge, besonders eine bedeutende Dienerschaft, lebt in ruhiger Behaglichkeit im Familienkreise dahin, ohne sich weiters um die politischen Ergebnisse der äusseren Welt, besonders jene entfernter Gegenden zu bekümmern, und stellt eben darum in Geographie und Geschichte höchst naive Fragen; aus diesem Grunde verlässt der Türke die Vaterstadt nur im Drange der Verhältnisse, oder in dem Wunsche, dem Befehle seines Propheten — einmal im Leben nach Mekka zu wandern — nachzukommen; die Emigrationslust ist ihm ob der glücklichen Beschaffenheit seines Bodens fremd; er ist nicht modesüchtig; die Aeltern tragen ausser ihrer mit einem wollenen Tuche *) umwundenen rothen Mütze, Hemden und Gattien

serem Begriffe auf der letzten Seite; der Schlüssel wird bei türkischen Schlössern in einer für uns umgekehrten Richtung zu- und aufgedreht; der Türke wird nie stehend trinken noch uriniren, die Schiffer sitzen mit dem Rücken gegen den Vordertheil des Kahnes.

*) Die Farbe desselben ist weiss; für jene, welche Abkömmlinge der Familie des Propheten zu sein glauben, grün; Armenier, Griechen und Israeliten dürfen nur schwarze oder blaue Tücher tragen.

(aus halb Seide, halb Wolle), eine sehr weite tuchene Hose, ein Gilet, eine mit Baumwolle gefütterte Jacke, einen Leibgürtel und einen Ueberwurfmantel aus Tuch oder Pelz; die Füsse bekleiden wollene Socken, die der gemeine Mann im Frühjahre ablegt; rothe oder schwarze sehr bequeme Fussbedeckung mit Ueberschuhen bilden den Rest des Anzuges*); Handschuhe zu tragen ist unschicklich; in den Händen tragen sie einen Kranz kleiner Kügelchen **) *Tespich* — einem christlichen Rosenkranze ähnlich — und unterhalten sich in freien Stunden mit demselben. Die jüngere Generation kleidet sich europäisch; nur unterscheidet sie ein Rock mit stehendem Kragen und die rothe Mütze von den Franken. Das Militär zeichnet ausser den Waffen eine Messingblechplatte am Scheitel der rothen Kappe aus. Der Muselmann (orthodoxer Art) wird nie einen Regen- oder Sonnenschirm tragen, da es ihm sündhaft scheint, den Segen Gottes von sich abzulenken; er schützt sich nur durch eine Kaputze vor dem Regen, durch ein Tuch oder die Seidenquaste seiner Mütze vor der Sonne. Er zieht Kleiderbürsten vegetabilischen Ursprunges den gewöhnlichen vor, da ihm der Koran die Berührung Alles dessen, was vom Schweine entnommen ist, verbietet; unter den Bemittelten sind Kamehlhaarbürsten in Gebrauch. Erst in der jüngsten Zeit wagte man es, gegen die herkömmliche Sitte Porträte anfertigen zu 'lassen; sie sind — wie Statuen — vom Koran untersagt; nur am Vordertheile türkischer Schiffe findet man hin und wieder Löwen oder Adler.

Der Türke hat im Durchschnitte scharfe äussere Sinne; da er sich nur den bequemsten Beschäftigungen widmet, so leiden seine Hände nur selten, sein Auge ist vortrefflich (die Brillenträger sind leicht zu zählen); Gehör und Geruch sind meist scharf; er hat wenig Lust für tiefe, anhaltende Studien, besonders wenn sie nur leere Speculationen

---

*) Daher auch unter den älteren Türken die Folgen einer engeren Fussbekleidung wie: Hühneraugen, Veikrümmung der Zehen, Subluxation im ersten Phalanx Metatarsul-Gelenke nie beobachtet werden.

**) Sie sind von Aloeholz, Dattelkernen, Korallen, Glas oder Perlen.

sind, er besitzt eine praktische Tendenz; indessen zeichneten sich unter denen der Vorzeit Mehrere durch sehr gerühmte Poesien, so wie durch metaphysische Betrachtungen aus. ·

Die Idee des Fatalismus setzt dem tiefen Forscher, der vielseitigen Prüfung eines Gegenstandes, grosse Hindernisse entgegen, daher auch das türkische Gebiet keine selbständigen Neuerungen, keine Verbesserung, keine Erfindung aufzuweisen hat, welchen Uebelstand die Sprache vermehrt, da ohne Kenntniss fremder Sprachen die Fortschritte der Kunst und Wissenschaft auswärtiger Länder gar nicht oder nur sehr spät zur Kenntniss der Muselmänner gelangen. Die in dieser Hinsicht von der Regierung getroffene Massregel, welche der französischen Sprache allseitigen Eingang in die Schulen verschaffte, greift den Fehler in der Wurzel an, und so geht die türkische Nation zwar langsam, jedoch sicheren Schrittes den Weg der Civilisation.

Der Türke liebt die militärische Auszeichnung, ist muthig und persönlich tapfer; wenn auch jetzt durch die Friedensverhältnisse vielfach verweichlicht, hat er doch eine Vaterlandsliebe, die bei gegebenen Unruhen die Unterdrükkung derselben um so mehr erleichtert, als jene nie unter den ächten Osmanli's, sondern vielmehr unter den ihnen sowohl in Sitte als Sprache fremd stehenden Arabern, Albanesen und Kurden ausbrechen.

Die Eunuchen zeichnet noch eine Vorliebe für Waffenschmuck und Pferde aus, und in sonderbarem Contraste hierzu steht das Interesse, welches sie an weiblichen Handarbeiten haben; übrigens ist diess nichts so Ausserordentliches, da man auch türkische Soldaten in freien Stunden stricken sehen kann. Die Verschnittenen haben übrigens Eigenschaften, welche sie weit hinter den Türken setzen; ihr Neid, ihre Gehässigkeit, Hoffart, Rachsucht, ihre geistige Beschränktheit, ihr Eigensinn machen den Verkehr mit ihnen unendlich schwierig. Man irrt sich, wenn man bei ihnen eine Verflachung oder Verkümmerung des Hinterhauptes voraussetzen wollte.

Ob seines festen und unerschütterten Glaubens an ein

Fatum*) ·fügt sich der Muselmann in alle Lagen des Lebens
mit einer Ruhe und einem Gleichmuthe, die eben so überraschend sind, als sie andererseits jede kräftige Reaction
gegen einstürmendes Missgeschick verhindern. Ergeben in
Alles, was über ihn kommen mag, lebt er ruhig dahin, im
Bewusstsein, dass ihm die Gegenwart nur das längst Bestimmte **) gebracht, seine grösste Genugthuung, den sichersten Trost findend. Der Minister stürzt, der Vater verliert
seinen einzigen Sohn, sein liebstes Kind, seine theuerste
Gattin; Unglück macht ihn verarmen, und zwingt ihn, seit
Jahren gewohnte Bequemlichkeiten aufzugeben, nie wird er
murren, oder den ersten gerechten Schmerz in seiner Brust
auf eine der Gesundheit nachtheilige Weise nähren. Die
Worte: „Gott ist gross! er gab es, er nahm es auch!" beruhigen ihn vollkommen, und in dieser Hinsicht befördert
dieser Glaube die Zufriedenheit seiner Anhänger. Politische
und commercielle Ereignisse, Missgeschick in der Amtsverwaltung, betrübende Ergebnisse im häuslichen Kreise haben
daher auf den Geist und das Gemüth der Türken nie jenen
Einfluss, den sie auf andere Wesen zu üben im Stande sind,
da selbst die für manche andere Sätze ihrer Religion nicht
Empfänglichen in dieser Hinsicht in ihrem Glauben nicht
wanken. Dauernde moralische Leiden, und die aus ihnen
sich so häufig entwickelnden zeitlichen oder bleibenden Störungen der Geistesthätigkeiten sind hiermit im Oriente seltener als in Europa. Die vorkommenden Alienationen der

---

*) Das *Fatum* zerfällt in jenes für die Schicksale während des Lebens —
kismet — und das für die Todesart — *etschel* — was zweifach ist:
etschel musemà — natürlicher Tod — und *etschel kasa* — durch einen
Zufall, wie im Kriege, durch Blitz, Feuer, Wasser.

**) Der Koran drückt sich hierüber so aus: „Das Ende des Lebens ist
festgesetzt, keiner kann es beschleunigen oder verschieben, es kann
sich nur das ergeben, was der Ewige bestimmt hat, alles Unglück,
was Euch widerfährt, war geschrieben in dem Buche, bevor es Euch
traf;" über die Völker sagt er: „kein Volk kann die für seinen Untergang fixirte Zeit in ihrem Laufe aufhalten, jede Nation hat ihr
gestecktes Ziel, und der Himmel widerruft die Bestimmungen, die er
getroffen hat, nie.

Intelligenz entspringen vielmehr aus *acuten,* die vegetative Seite des Gehirns primär oder sekundär afficirenden Leiden und äussern sich bei der vorwaltenden Richtung des Türken meistentheils als *Melancholia religiosa.*

Die im Leben sich kundgebende Resignation verlässt den Türken auch in den schmerzlichsten Krankheiten und in den letzten Augenblicken seines Lebens nicht. Ohne Widerrede bat in früherer Zeit der Statthalter, dem ein gewaltsamer Tod zugedacht war, nur um die nöthige Zeit, sein Gebet zu verrichten, und seine Familienangelegenheiten in Ordnung zu bringen. Es ist übrigens für die Charakteristik der Türken interessant zu wissen, dass jene Gouverneure, welche sich durch List oder Gewalt der zugesandten Schnur zu entziehen wussten, wenige Beispiele ausgenommen, entweder Albanesen oder Kurden waren, also Nationen angehörten, die sich durch ihren Ursprung, Sitten, und Sprache jetzt noch von den Osmanli's bedeutend unterscheiden.

Das Duell scheint dem Türken lächerlich, da der im Rechte Stehende und Beleidigte noch überdiess sein Leben einbüssen kann; übrigens verbietet es das Gesetz und die Religion, und es scheint ihm klüger sich zu rächen, ohne dass seine Person in Gefahr kommt. Nirgends ist das Prinzip der Vergeltung aufrechter erhalten, als in Albanien und Montenegro, in Form der Blutrache *Dgiak* der Albanesen und *Krvina* der Montenegriner. Die Schändung eines Mädchens, der Mord eines Individuums verursachen blutige Fehden, welche — zwischen einzelnen Familien beginnend — Gemeinsache der Tribus werden, so dass jeder, der beleidigten Familie auch ferne Stehende das Recht oder vielmehr die Verpflichtung hat, die Ehre seines Stammes zu retten; daher die erste Frage, wenn sich zwei Männer jener Gegenden begegnen, dahin geht, den Stamm, dem jeder angehört, zu erfahren; denn gilt es einen Schimpf zu rächen, so heisst es: dieser oder jener Tribus schuldet uns einen Kopf, und so zahlt oft ein Unschuldiger mit seinem Blute das Vergehen eines Anderen, wird jedoch durch seinen Tod

Rügler's Türkei.

Ursache der Wiederherstellung des Friedens. Häufiger verfolgen sie sich jedoch in der Familie selbst.

Die Blutrache ersetzt in jenen Gegenden die Justiz, und nur mit Mühe verhindern die k. k. österreichischen Gesetze derartige Greuel in den Gegenden Cattaro's. Wird in jenen Gegenden ein Fremder in den Schutz einer Familie genommen, so ist er von ihr der Art überwacht und in seinem weiteren Fortkommen gefördert, dass eine ihm zugefügte Beleidigung oder Verletzung nicht selten Ursache von Feindseligkeiten wird, die sich nur mit Blutvergiessen beenden lässt.

Liegt der Muselmann in der Agonie*), so bemüht sich die Umgebung, durch leichtes Zuwehen von Luft seine Todesqual zu mindern, und durch Anhauchen seinem erlöschenden Leben Kraft zu geben. Man befeuchtet seine Lippen, drückt in Wasser getauchte Baumwolle an die Mundöffnung, um seine Zunge zu benetzen, trocknet ihm den Schweiss von der Stirne, um die letzten Momente weniger peinlich zu machen. Hat er das Zeitliche gesegnet, sind die Augen und der Mund geschlossen, und die Füsse nach Möglichkeit gestreckt, so beginnt nach einer Stunde der vorletzte religiöse Akt, — die Abwaschung; sie wird von den türkischen Priestern an dem entkleideten Cadaver unter Hersagen bestimmter Sprüche vor Allem so bewerkstelligt, wie es vor Verrichtung der fünfmal im Tage zu geschehenden Gebete gebräuchlich ist. Die Vorderarme und Hände werden gereinigt, dann vereint mehrmals über das Antlitz geführt, und hierauf die Füsse gesäubert. Ist diess geschehen, dann beginnt das Waschen der übrigen Körper-

---

*) Der Muselmann ist von der Wiederauferstehung seines Leibes fest überzeugt, und der Koran äussert sich darüber folgendermassen: Weiss der Mensch nicht, dass wir ihn aus dem Staube geschaffen? Der ihn erzeugte, kann ihn auch wieder beleben; wir haben euch aus dem Nichts gezogen, wir können an eure Stelle andere Menschen setzen, und euch durch ungekannte Formen gehen lassen; wir haben euch aus Erde geschaffen, ihr werdet dahin zurückkehren, und wir werden euch daraus ein zweites Mal hervorgehen machen.

theile, und zwar vorerst an der rechten Seite, dann links, hierauf am Rücken, und endlich am Bauche. Man bedient sich hierzu der getrockneten jungen Saftröhren des Dattel- baumes, welche — in Zopfform gewunden — aus Arabien in alle Gegenden zum Verkaufe versendet werden; man nennt sie Lif, und gebraucht sie überhaupt in den Bädern zur bessern Reinigung des Körpers; Seife unterstützt diesen Akt; hierauf benetzt man den Leichnam mit Rosenwasser, oder in Ermangelung dessen mit welch' immer aromatischem Aufgusse; auch ist es Religionssitte, die bei den Gebeten besonders interessirten Theile*), wie Stirne, Nase, Hände, Knie und Füsse mit Kampfer zu bestreichen.

Da der Koran die baldige Beerdigung**) des Verstor- benen anordnet, so werden in kürzester Frist die nöthigen Vorbereitungen und Einladungen an die Freunde des Ver- blichenen gemacht, und in weniger als drei Stunden nach dem Tode begibt sich der Leichenzug zur Grabesstätte. Im Civile besteht keine Todtenbeschau; nur beim erfolgten plötzlichen Absterben wird der Fall der Quarantäne-Inten- danz gemeldet, die einen Arzt zur Untersuchung des Ca- davers beordert. In den Militärspitälern wird die Beerdi- gung nach Gutdünken verschoben; es bemühten sich Viele im Civile, gegen die herkömmliche Sitte anzukämpfen und die Gefahren des frühzeitigen Eingrabens zu schildern, je- doch blieb bis jetzt Alles erfolglos.

Der nackte Leichnam wird mit einem Leintuche be- deckt, das — oben und unten eingerissen — den Hals und die Schenkel umfasst, und im Nacken, so wie an den Knie- kehlen geknüpft wird; hierauf hüllt man den Cadaver in Musselin, der über dem Kopfe und unter der Fussohle zu- sammen gebunden wird*). Die Haare des Weibes werden

---

*) Da der Muselmann hierbei bald steht, bald knieet, und bald sich vorne hinwerfend, mit der Stirne und Nase den Boden berührt.
*) Unter den Türken ist kein Schimpf grösser als der ausgesprochene Wunsch: dieser oder jener möge unbegraben bleiben.
*) Bei den Türken ist daher das Gesicht der Verstorbenen nicht sicht- bar. was Boué pag. 504 behauptet, wohl aber werden die Leichnams

18*

gelös't, und zu beiden Seiten des Hauptes über die Brust gelegt.

Die Regierung dringt strenge auf die gewissenhafte Befolgung der erwähnten Bekleidung der Verstorbenen, selbst in den Militärspitälern, so dass ihr jeder gemeine Mann im Sterbefalle noch die Auslage von 3 fl. 30 kr. C. M. macht. Der Sitte gemäss erheben die Frauen, bevor ein Leichnam aus dem Hause getragen wird, ein durchdringendes Geheul.

Särge gibt man nur den Frauen und Kindern, jedoch stets der einfachsten Art ohne allen Prunk und Schmuck. Männer werden nur bis zum Friedhofe in einem der Moschee gehörigen Sarge getragen, um dort in der angeführten Umhüllung zur Erde bestattet zu werden; in der Strasse erkennt man die männliche Leiche durch die auf den Sarg geheftete rothe Mütze. Die Tragbahre ruht auf den Schultern der Freunde und Bekannte des Verstorbenen, welche fortwährend abwechseln, da der Koran Ablass dem verspricht, der sich willig zu diesem Geschäfte leiht. Vierzig Schritte ein menschliches Cadaver auf den Achseln zu Grabe zu tragen, macht eine schwere Sünde verzeihen. Die Grube wird erst bei der Ankunft am Friedhofe gegraben, und hat nie mehr als 3—4 Fuss Tiefe und $2\frac{1}{2}$ Fuss Breite; ist die Ruhestätte des Verstorbenen mit einigen Bretern ausgekleidet, so senkt man ihn hinein, wendet sein Gesicht nach der Richtung von Mekka, gibt öfters dem Verstorbenen Salz und Brot als Wegzehrung mit, und schliesst die Mutter Erde über ihn. Der gewöhnliche Preis eines Grabes ist nur 1 fl. C. M.

Aeusserliche Trauer ist bei den Türken nicht angeordnet *); zu fasten, sich den Bart wachsen zu lassen, ist die Sitte der Armenier, Wallachen und Slaven (die Neugriechen mitverstanden). Die zartesten Aeusserungen des

der Armenier und Griechen mit entblösstem Antlitze durch die Strassen getragen.

*) In einzelnen Gegenden der Türkei jedoch kehren die Frauen ihre Mäntel)Férèdgé's) um, und tragen violette Schleier.

Gefühls, wie Liebe und Dankbarkeit, lassen sich den Türken
nicht absprechen; er feiert das Andenken der Seinen mit
einer Rührung und Innigkeit, die das vortheilhafteste Licht
auf seine Herzensgaben werfen. Indessen kommen auch
Fälle vor, dass sich der Witwer nach acht Tagen verheirathet, oder den nächsten Tag eine Sklavin ankauft.

Eng mit dem Fatalismus zusammenhängend war die
Errichtung der Friedhöfe in den Städten selbst, oder ganz
nahe an denselben; ihr schädlicher Einfluss ist noch dadurch
vermehrt, dass aus Mangel einer Umzäunung ein Unzahl
vom Hunger gepeinigter Hunde freien Zutritt haben, und
die durch Regengüsse der Oberfläche näher gebrachten Cadaver nicht selten ausgraben. In Constantinopel, Silivria,
Adrianopel, Rodosto, Salonik beschatten üppig vegetirende
Cypressen die irdischen Reste der Muselmänner.

Die Gräber *) der Bemittelten sind mit länglich vier-
eckigen Steinen bedeckt; an der Kopfseite erhebt sich eine,
eine Inschrift tragende Marmorsäule, deren Spitze entweder
zu einer Mütze, wie sie die Männer tragen, ausgehauen ist,
und roth gefärbt wird, oder man gibt ihnen, als Zeichen
der Weiber und Kinder, eine viereckige Form. Die Gräber
der Janitscharen erkennt man jetzt noch durch die ihnen
eigenthümlich gewesenen langen und breiten Turbans; so
haben der geistliche Stand und die Dervische (Bettelmönche)
ihre eigenen Zeichen. Familiengräber bestehen nicht, indessen errichtet der Nachlass hochgestellter Personen oft
grosse, mit vielem Geschmacke ausgestattete Denkmäler.

Jede Moschee bewahrt die Reliquien *) einiger heilig

*) Für jedes Individuum wird ein eigenes Grab vorgerichtet; Mehrere in
   eines zu legen, verbietet der Koran in Friedenszeiten. Leichen zu
   eröffnen oder einzubalsamiren ist streng untersagt; selbst der Kaiser-
   schnitt an einer plötzlich verstorbenen, hochschwangeren Frau ist in
   der Türkei nicht gestattet; Egypten ist in dieser Hinsicht weit voran.
*) Die Gräber der Heiligen liefern die sichersten sympathetischen Mittel,
   besonders bei Wechselfiebern. Die Wärter versäumen es nicht, von
   dem Vertrauen des Volkes Nutzen zu ziehen, und eine grosse Menge
   von Fäden und Leinwandläppchen vorräthig zu halten, welche an-
   geblich aus dem Hemde des Heiligen entnommen wurden.

gesprochenen Individuen auf, worunter einzelne als Gegenstand besonderer Verehrung von Pilgern aus weiter Entfernung jährlich besucht werden. Die Grabmähler der Sultane in Brussa (am Fusse des mysischen Olympes) und in Constantinopel sind sehr reich und geschmackvoll.

Da es nicht Sitte war, die Friedhöfe nach einer gewissen Zeit umzugraben, so gewannen dieselben, so zahlreich sie auch sind, im Laufe der 396 Jahre, während welchen die Türken in Constantinopel leben, allseitig eine grosse Ausdehnung. Dieses Erdreich liegt brach; Niemand wagt es, der Regierung den Antrag zu machen, ein seit vielen Decennien unbenutztes Terrain zum Hausbau oder zur Anlegung eines Feldes zu verkaufen; die Pforte befahl in der jüngsten Zeit die Gräber nach 4 Jahren umzuarbeiten, die Schädlichkeit dieser Anordnung liegt am Tage; wird ein Leichnam noch nicht ganz verfault vorgefunden, so lässt man Gebete verrichten.

Die Friedhöfe sind an den türkischen Feiertagen häufig der Sammelplatz des Volkes, wo sich die Kinder auf den Gräbern ihrer Vorältern lustig herumtummeln, und die Erwachsenen sich des Genusses der frischen Luft, der Pfeife und des Kaffees erfreuen! In den Abendstunden wird dort die Liebe feil geboten.

Climatische Verhältnisse.

Einfluss des Klima's von Constantinopel auf die
Erzeugung von Krankheiten.

Wir haben im Eingange unserer Abhandlung bereits die physische Geographie und die Klimatologie Constantinopels in nähere Betrachtung gezogen; so dass uns noch die Aufgabe bleibt, aus den über Klima und Krankheiten gemachten Beobachtungen jene Schlüsse zu ziehen, welche einen Ueberblick der pathologischen Verhältnisse, wie sie in Constantinopel herrschen, erlauben; wir glauben uns hier um so kürzer fassen zu dürfen, da wir ohnehin bei Beleuchtung der einzelnen Krankheitsformen auch diesen Punkt stets berühren werden, und lästige Wiederholungen vermeiden wollen.

Wir haben Constantinopel mit Ortschaften und Ländern, welche fast in derselben geographischen Länge, jedoch in einer .sehr verschiedenen Breiten liegen, so wie mit solchen, die unter einer nicht sehr entfernten geographischen Breite, wohl aber in einer sehr differenten Länge gelagert sind, verglichen. Diese Stadt macht, so wie in geographischer und politischer Hinsicht, auch mit ihren Krankheiten den Uebergang von der europäischen zur asiatischen Welt.

Die Geistes-Krankheiten scheinen von der türkischen Hauptstadt an nach Norden an Zahl zuzunehmen, und nach Süden sich an Häufigkeit zu mindern; wir sind sehr entfernt, hierbei etwa nur an den Einfluss des Klima's zu glauben, sondern stellen dieses Verhältniss in enge Beziehung zur menschlichen Gesellschaft, zur Richtung ihrer Denkungsweise, zur Art und Weise ihrer Bildung, Beschäftigung und Leidenschaften. Wir kommen hierauf bei Besprechung der Geistes-Anomalien wieder zurück. Wenn sich Apoplexien unter den Orientalen häufig finden, so mag der Grund eher in der Besonderheit ihrer Lebensweise als irgend anderswo zu suchen sein.

Die Beschaffenheit des Klima's mit so manchen anderen Lebensverhältnissen begünstigen in Constantinopel (42° Breite und 26° Länge) unter dem weiblichen Geschlechte die grosse Menge von nervösen Zufällen viel mehr als in nördlichen Gegenden. Allen uns mündlich zugekommenen Berichten nach sind sie in den südlicheren Städten des Orientes sehr weit verbreitet, so in Smyrna (38° Breite und 24° Länge), so in Algier (36° Breite und 1° östlicher Länge), so in Cypern (36° Breite und 31° Länge), so in Aegypten (25 — 30° Breite und 22 — 34° Länge), so auch in Darfur (12—16° Breite und 25—28° Länge). Wir räumen hierbei dem Klima den ersten Platz ein, da sich diese Krankheitsformen unter den Frauen des Orientes in Klassen finden, welche in den nördlicher gelegenen Gegenden nur selten davon ergriffen werden. Wir stützen uns hierbei auf mündliche Aussagen von Aerzten, welche in den genannten Gegenden längere Zeit ansässig gewesen waren, die medizinische Geographie jedoch durch eigene Beiträge nicht bereicherten. Wir müssen mit Bedauern bemerken, dass in allen den über die bezeichneten Orte und Länder zur Öffentlichkeit gebrachten Mittheilungen die Nervenkrankheiten wenig oder gar keine Berücksichtigung fanden, indem sich die Berichte fast nur auf Krankheiten beschränken, welche auf die Mortalität den grössten Einfluss haben, wie die Blattern, Wechselfieber, Dysenterien, oder ihre Aufmerksamkeit den Hautkrankheiten, wie der *Lepra* und *Elephantiasis* zuwenden. Wer jedoch über Nervenkrankheiten schreiben will, darf sich im Oriente nie allein auf Beobachtungen in den Spitälern stützen, da die Frauen nur an sehr wenigen Orten in öffentlichen Anstalten verpflegt und behandelt werden, und der Eintritt in die Familien nur dem durch mehrere Jahre ansässigen Aerzte möglich wird; daher reisende Natuforscher oder Aerzte immer Mangelhaftes leisten werden.

Die Augenkrankheiten sind von Constantinopel nach den südlicheren Gegenden in rascher Zunahme, so dass schon Smyrna hierin einen bedeutenden Unterschied darbietet; die Details ihrer Verbreitung in südlicheren Breitegraden werden wir in dem für die Augenübel bestimmten Kapitel ausführlich geben. Constantinopel reiht sich vermöge der Häufigkeit der Augenleiden, so weit sie von atmosphärischen Veränderungen abhängen, an die Hauptstädte Europa's an.

Die Krankheiten der Luftwege sind in Constantinopel ob des unstäten Temperatur - Verhältnisses zu den häufigsten zu zählen, so dass sich hierin die türkische Hauptstadt an die nördlichen Gegenden anschliesst; wenn gleich der Winter kurz und milder ist als in diesen, so begünstigen doch der rasche Wechsel der Temperatur und die oft in kurzer Zeit aufeinanderfolgenden ganz entgegengesetzten Luftströmungen die Frequenz der katarrhalischen Leiden, welche durch ihre Heftigkeit und Ausdehnung zu den später zu besprechenden Lungenübeln Anlass geben; die *Tuberculose* ist ein sehr verbreitetes Kranksein; die Lungenkrankheiten überhaupt nehmen gegen die südlicheren Gegenden an Zahl und Heftigkeit bedeutend ab, ohne dass man behaupten könnte, die *Tuberculose* mangele an irgend einem Orte gänzlich. Wenn Dr. Mauthner behauptete in den ägyptischen Spitälern keinem Phthisischen begegnet zu haben, so schliesst dieses die Existenz der Tuberculose auf ägyptischem Boden nicht aus, um so weniger, da er sich wahrscheinlich nicht die Mühe nahm, die Kranken genau zu untersuchen, und die Diagnosen in jenem Lande nicht immer die richtigsten sein mögen, denn die meisten Aerzte sind Anhänger Broussais. Pruner, dessen Aussagen wir in dieser Hinsicht für die getreuesten halten, da sein langer Aufenthalt und seine wissenschaftliche Bildung für ihn spricht, setzt das Vorkommen der *Tuberculose* in Aegypten ausser allem Zweifel. Auch in den französischen Besitzungen in Algier ist ihr Bestehen unläugbar erwiesen. In Constantinopel knüpfen sich an die klimatischen Schädlichkeiten noch ganz besonders die der Lebensweise in den Harems, so wie jene, welche sich aus dem Zusammenleben vieler Menschen in ungesunden Räumen und aus dem Betriebe so mancher Handwerke ergeben. Diese Ursachen bedingen auch in den Städten, welche unter einer niederen Breite als Constantinopel liegen, eine grosse Anzahl von Lungenübeln, wie in Madrid ($40\frac{1}{2}^0$ Breite, 6^0 westlicher Länge), in Lissabon (39^0 Breite und 12^0 westlicher Länge). Es ist gewiss interessant, dass sich Nizza eines so grossen Rufes der Heilsamkeit für *Tuberculose* erfreut, und doch liegt es nördlicher als Constantinopel; wie bekannt steht diese Stadt im 44^0 Breite und 5^0 östlicher Länge. Nach den uns vorliegenden Berichten betrifft die günstige Wirkung des Klima's von Nizza ganz besonders nur die vom Norden dahin ziehenden Kranken, denn unter den Eingebornen ist die Phthisis keine gar so grosse Seltenheit; ausserdem scheinen zu Nizza nicht alle Gegenden gleich heilbringend zu sein; man lobt ganz besonders das Var Thal, welches, wie bekannt, jährlich an endemischen Wechselfiebern leidet. Da jedoch die Elevation des Bodens auf die pathologischen Verhältnisse einen vielfach erwiesenen Einfluss übt, da sie den Breitegraden entspricht, und man zwischen den Wendekreisen in kurzer Zeit die verschiedenen Zonen durchwandern kann, wenn man die Höhen ersteigt, so sind wie für alle genannten Orte auch für Constantinopel die Bedingungen zur Erkrankung der Lungen mehr oder weniger günstig, je nachdem der Aufenthalt in höheren oder niederen Regionen statt findet, und von Wechselfiebern seltener oder häufiger heimgesucht wird; die türkische Hauptstadt hat trotz der grossen Frequenz der *Tuberculose* im Allgemeinen doch auch Orte, wo sich der Phthisische mit sichtbarem Vortheile aufhält, besser thut er aber noch, nach Syra, Rhodus oder nach Cypern zu gehen.

Die Herzkrankheiten nehmen von Constantinopel gegen Norden zu, ohne dass wir berechtigt zu sein glauben, gegen Süden eine Abnahme derselben annehmen zu dürfen. Wenn auch P r u n e r ihre Seltenheit für Aegypten berichtet, so werden wir doch Gründe aus seinen eigenen Berichten anführen, welche ihn seines Irrthums zu überweisen im Stande sind. Die Hauptursache ihrer Entstehung für den Orient, ist der Rheumatismus; die moralischen Einflüsse haben noch nicht jene Bedeutung als in Europa, und in dieser Hinsicht bilden sich in civilisirten Ländern eine noch grössere Zahl von Herzkrankheiten aus, als im Oriente; es ist zu bedauern, dass in den meisten Berichten, welche bisher als Basis der medicinischen Geographie dienen mussten, das Verhältniss der Herzleiden entweder gar nicht, oder nur höchst oberflächlich berührt ist.

Das Klima Constantinopels begünstigt, wie jede Seestadt den Rheumatismus, daher sich auch die Eingebornen Winter und Sommer sehr vorsichtig kleiden, eine Sitte, welche von Fremden zu ihrem Nachtheile anfangs zu sehr vernachlässigt wird.

Da die geographische Breite den verschiedenen Krankheiten eine vorherrschende Form aufdrückt, und durch die längere oder kürzere Dauer der Jahreszeiten dieser Krankheitscharakter nur modificirt wird, so ist einzusehen, dass sich bei den Krankheiten in Constantinopel in der Mehrzahl der Monate der biliöse Charakter beobachten lasse; diese Eigenthümlichkeit nimmt gegen Norden ab und gegen Süden zu; sie wird Ursache, dass man dem Darmkanale oft allein die Erzeugung von Symptomen zuschreibt, die in einem anderen Organe entstanden, nur durch ihn maskirt werden. In ihr ist der Grund der häufigen Diagnosen von *Hepatitis, Gastritis* und *Gastro-Enteritis* zu suchen, welche der gebildete Arzt nur in sehr beschränkter Menge nachweisen kann; in ihr liegt der Schlüssel zu den vielen Widersprüchen, welche die Berichte über die Krankheiten des Orientes enthalten müssen, wenn sie von Aerzten abgefasst wurden, deren verschiedene Bildung die an und für sich oft sehr complicirten Krankheitsbilder different auffasste, und sie stellt die Werthlosigkeit aller jener Rapporte dar, welche von Nichtärzten, wie z. B. Naturforschern der Oeffentlichkeit überliefert wurden. Wir glauben, dass es der Wissenschaft sehr wenig Nutzen bringe, wenn ein reisender Geologe medicinische Beobachtungen mittheilt, und doch stützen sich die meisten Kenntnisse, welche die medicinische Geographie über das Innere von Afrika, bis Pruner's Werk erschien, benutzte, ganz vorzüglich auf derlei Berichte.

Wir kamen zwar durch Beobachtungen am Kranken-bette und am Leichentische zur Ueberzeugung, dass die Leber in Constantinopel öfters primär erkranke als in nörd-lichen Gegenden, jedoch mussten wir die Ansichten anderer Aerzte darüber aus gerechten Gründen modificiren, welche wir bei Besprechung der einzelnen Erkrankungen genau auseinandersetzen werden.

Das Klima Constantinopels begünstigt sehr die Ent-wickelung der Hämorrhoiden, welche unter dem Ein-flusse gewisser Schädlichkeiten von Seite der Lebensweise um so zeitlicher zum Ausbruche kommen. Dieses Krank-sein nimmt in den niederen Breitegraden noch zu und spielt in der Volksmedizin überhaupt eine so grosse Rolle, dass man fast alle chronische Krankheiten durch Anomalien des Hämorrhoidalübels erklärt; in den nördlicheren Gegenden ist dieses im Vergleiche zur Gelenkgicht ungleich seltener als im Oriente, und wir glauben auch in der Sitte der Ori-entalen den Hämorrhoidal-Blutfluss durch öfteres Ansetzen von Blutegeln zu unterhalten, einen vorzüglichen Grund der beschränkten Anzahl von Gichtischen unter ihnen finden zu können.

Die Krankheiten der Harn-Werkzeuge, namentlich die Steinbildung sind, zur Häufigkeit derselben in manchen Gegenden Europa's gehalten, in Constantinopel unverhält-nissmässig selten; für Aegypten berichtet Pruner eine grössere Frequenz.

Die Krankheiten der Geschlechtstheile sind bei den Frauen des Orientes häufiger als bei jenen des Occidentes, jedoch möchten wir hierbei nicht so viel das Klima, als manche verderbliche Sitten beschuldigen, worauf wir an meh-reren Orten zurückkommen werden. Das syphilitische Krank-sein ist in Constantinopel so wie im ganzen Oriente in rascher Zunahme, so dass in kurzer Zeit die Frequenz des-selben jener der europäischen Länder gleichstehen dürfte. Dass hierauf weniger das Klima als die Moralität Einfluss habe, bedarf keiner Erwähnung. Die Hautkrankheiten sind

in Constantinopel so wie im ganzen Oriente eben so häufig
wie in Europa, ja die klimatischen Einflüsse begünstigen
die Leprosen in viel grösserer Zahl, als es in nördlicheren
Gegenden der Fall ist. Wir müssen zur Erklärung ihres vorwaltenden Bestehens im Oriente die tellurisch-kosmischen
Verhältnisse zu Hülfe nehmen, da die Lebensweise der Bewohner allein nicht genügen kann. Von Pellagra sahen
wir jedoch keinen Fall, und auch in den noch niederen
Breitegraden ist dieses Kranksein eine ausserordentliche Seltenheit.

Unter den acuten *Exanthemen* sind die Blattern und
Rötheln am verbreitetsten, der Scharlach jedoch ist seltener;
ein gleiches Verhältniss waltet auch gegen Süden ob; in
den höheren Breitegraden steht, wie bekannt, die Kraft der
Blattern in keinem Vergleiche mehr zu jener, mit welcher
sie jetzt noch in den niederen herrschen; der Scharlach ist
unstreitig in den nördlicheren Gegenden heftiger. Als ein
im Oriente sehr häufig vorkommendes *Exanthem* werden wir
das *Erythema papulatum* beschreiben.

Die Wechselfieber, deren geographische Begrenzung wir
bei Besprechung derselben näher anführen werden, sind
schon in der Umgebung von Constantinopel, an der Donau
so wie an mehreren Punkten der europäischen Türkei sehr
verbreitet, steigern jedoch im Innern von Kleinasien, an
der syrischen Küste, und in Afrika ihre Heftigkeit. Bekanntlich sind die *Typosen* auch in Italien, Ungarn und
Siebenbürgen noch sehr hartnäckig, jedoch nehmen sie gegen Norden zu deutlich an Intensität ab; nur modificiren
die verschiedene Elevation und besondere Schädlichkeiten
der Lokalität auch dieses Gesetz, so dass wir auch im
Norden, wie Petersburg, noch sehr bösartige Wechselfieber
finden. Schon Boudin hat in seinem *Essai de Géographie
médicale* die Bemerkung gemacht, dass die geographische
Breite den Typus der sogenannten Sumpffieber modificire;
es ist eine unbestreitbare Thatsache, dass im Süden die
Typosen häufiger als im Norden *Quotidiana* sind, und der
Typus, je mehr man sich den heissen Ländern nähert, ein
emittirender wird, der erst vor der Heilung in einen reinen

intermittirenden übergeht; in Constantinopel konnten wir diese Beobachtung in den Jahren machen, welche sich durch grosse Hitze und besondere Heftigkeit der Wechselfieber auszeichneten; Quartanfieber sind sehr selten. In wie ferne in der türkischen Hauptstadt die Elevation des Bodens auf das Vorkommen und die Form der *Typosen* Einfluss habe, werden wir bei der speciellen Behandlung dieses Gegenstandes noch näher erörtern.

Das typhöse Fieber scheint allerdings der nördlichen Halbkugel mehr anzugehören als der niederen, was Boudin auch behauptet; in Constantinopel hatten wir vor der Organisirung der Spitäler und Kasernen eine viel reichere Gelegenheit hierüber Beobachtungen anzustellen als späterhin; nie jedoch fehlten uns Beispiele davon; wir glauben die Bemerkung gemacht zu haben, dass die höher gelegenen Quartiere Constantinopels und seiner Umgebung vom typhösen Fieber mehr ergriffen werden als die dem Meeresspiegel zunächst gelagerten. Wenn Boudin meint, dass in Griechenland, wo der Typhus häufig bei Ueberfüllung der Wohnungen entsteht, nie das Abdominal-Typhoid vorkomme, so müssen wir ihm nach den hierüber eingezogenen authentischen Nachrichten widersprechen; wie Boudin überhaupt viele nicht haltbare Theorien in seinen Schriften zusammenhäufte, so ging es ihm mit dieser gezwungenen Vertheilung des Typhus und des *Typhoid's* nicht besser; viele Thatsachen sprechen uns für die Identität des Prozesses dieser 2 von ihm getrennten Krankheiten. Das syrische Fieber, von dem Robertson in seinem *Medical-Notes of Syria (Edinburgh med. and surg. Journal* 1843 April *and* Juli) berichtet, ist ein ohne Grund umgetauftes, in seiner wahren Natur nicht erkanntes typhöses Fieber; der Leser wolle die ausführliche Beschreibung desselben nachsehen, und er wird uns volles Recht zu dieser Aussage einräumen. Ein Bericht, wie dieser, kann den ferne stehenden nur irre führen, und macht die wahre Einsicht in die pathologischen Verhältnisse Syriens unmöglich.

Die Cholera jedoch scheint gegen Norden so wie gegen Süden in gleicher Heftigkeit wüthen zu können. Wie es aus unserer Beschreibung ihres Auftretens und Verlaufes in Constantinopel ersichtlich werden wird, hält sie sich an keine bestimmte Lokalität fest; reine so wie unsaubere Quartiere, gut so wie schlecht gelüftete, tief so wie höher gelegene, feuchte so wie trockene waren abwechselnd ergriffen, eine Erfahrung, welche sich in allen Orten der Türkei, wo sie erschien, wiederholte. Auch in Aegypten beobachtete man ein Gleiches. Den einzigen Schutz mag, nebst der zeitlichen Flucht, nur der Aufenthalt in einem wenigstens 350 Meters über dem Meere liegenden Orte bieten, weil sie in keiner Richtung in und um Constantinopel diese Höhe erreichte.

Die Dysenterie, schon in Constantinopel sehr bedeutungsvoll in ihren Folgen, wird es um so mehr, in je niedere Breitegrade man vorrückt; von der Heftigkeit dieses Krankseins im Oriente ist jeder Arzt überrascht, welcher es nur von den nördlichen Gegenden kennt.

Unter den parasitischen Bildungen ist der Krebs in Constantinopel sowohl als auch im übrigen Oriente nicht sehr häufig. Dieses Uebel nimmt unstreitig in seiner Verbreitung in den höheren Breitegraden zu. Wir glauben diese Eigenthümlichkeit nur aus dem Einflusse des Klima's erklären zu können, da parasitische Bildungen anderer Art, besonders die *Fibroide*, sehr häufig sind, und der *Uterus*, als ein zur Krebs-Ablagerung sehr disponirtes Organ, im Oriente vielfach beleidigt wird, ohne dass er in dieser Weise sehr oft erkrankt.

Die Häufigkeit des Krebses in Frankreich suchte man mit den Nachtheilen, welche die Civilisation des Menschen für seine Gesundheit nach sich zieht, in Beziehung zu bringen.

Der Kropf und Cretinismus nehmen gegen Norden zu; im Oriente sind beide äusserst selten; uns kamen nur wenige Orte in der Türkei zur Kenntniss, welche wir auch bei Besprechung dieser Krankheiten näher anführen werden; wo sie sich in der Türkei zeigen, stellt die bedeutende Elevation der Orte das Klima jenem höherer Breitegrade gleich.

Die *Scropheln, Rhachitis* und *Chlorose* sind unter dem

Landvolke des Orientes sehr selten; die Städter leiden hieran stark. Es liegt hiermit der Grund ihrer Entwicklung weniger im Klima als in der Lebensweise. Der *Scorbut* nimmt von Constantinopel nach Norden zu.

Die Thierkrankheiten sind durch die klimatischen Einflüsse eben so modificirt, wie wir diess eben für die Krankheiten der Menschen in gedrängter Kürze darzustellen versuchten; besonders auffallend ist jedoch die Seltenheit der Hundswuth im Oriente. Boudin meint zwar, sie könne in den extremen Breitegraden gar nicht gedeihen, und stützt sich theils auf seinen mehrjährigen Aufenthalt in Algérien, theils aber auf die Aussagen Prosper Alpin's, Volney's und Larrey's für Aegypten, und jener Savary's für die Insel Cypern; es kamen uns jedoch mehrere Fälle von wüthenden Hunden und von derartig erkrankten Menschen in Aegypten zur Kenntniss; auch Pruner bestätigt ihr Vorkommen.

Den Einfluss der elektrischen Verhältnisse, wie er sich am deutlichsten beim plötzlichen Wechsel der Winde kund gibt, werden wir an verschiedenen Orten zur Sprache bringen.

Da die medicinische Geographie der westlichen Halbkugel noch sehr wenig tüchtige Arbeiten aufzuweisen hat, so war uns eine Vergleichung der gleichen Breitegrade an der östlichen Halbkugel mit jener der westlichen nicht möglich; übrigens fällt auch eine von Constantinopel durch den Mittelpunkt des Erdkörpers an den entgegengesetzten Punkt gezogene Linie in den australischen Ocean.

Um dem Leser eine leichtere Einsicht in die pathologischen Verhältnisse Constantinopels zu geben, fügen wir eine Krankheitstabelle bei, wie sie aus den Aufnahmsprotokollen der Militärspitäler vom Jänner 1846 bis Ende Juli 1847 ausgezogen wurde; wir fügten den Rest des Jahres 1847 und jenen von 1848 nicht bei, weil durch das Erscheinen der Cholera der Krankheitsgenius so wesentlich modificirt wurde, dass wir, nach unseren Erfahrungen (vom Oktober 1842 angefangen) mit Recht behaupten können, diese Epoche erlaube keinen richtigen Schluss; wir führen nur die Anzahl

der Krankheiten an, und' ziehen es vor, die Sterblichkeit bei
den einzelnen Krankheitsformen, so weit es uns Interesse
erregend erscheint, zu bemerken.

Da es vor der Hand unmöglich ist, über die Krankheiten des Civils eine Liste zu verfassen, so beschränken
wir uns auf die Militärspitäler; wir erkennen sehr wohl das
Einseitige und Mangelhafte dieser Arbeit, jedoch ist es nicht
in unserer Macht mehr zu leisten; denn in einer Stadt, wo
man die Geburten und die Todesfälle noch nicht genau
kennt, lässt sich selbst approximativ nichts Bestimmtes über
die Erkrankungen anführen. Trotz des schönen, höchst zweckmässig eingerichteten Civilspitales lässt sich aus den Pro-
tokollen desselben kein Schluss auf die Krankheiten des
Civiles machen, da es von der Bevölkerung noch zu wenig
benützt ist, und fast nur sehr sieche Menschen dort Unterkunft suchen. In unserer Tabelle fallen hiermit die *Uterus*-
Leiden weg, so wie auch die Zahl der *Scrophulösen* viel zu
klein ist, um sich einen richtigen Begriff über die Verbreitung dieser Krankheit zu machen, eben so fehlt die *Rhachitis*.
Jeder Arzt kennt übrigens die Schwierigkeit *Pneumonien,
Pleuritis, Pericarditis* und *Peritonitis* genau von *Tuberculose*
zu trennen, d. h. die genuinen von den secundären während
des Lebens genau zu unterscheiden; wir thaten unser Mög-
lichstes, um uns der Wahrheit zu nähern.

Unsere Tabelle hat jedoch andererseits den Vortheil,
das Verhältniss der Krankheiten in einer Klasse Menschen
zu bezeichnen, welche, kräftiger Constitution, vorzüglich
durch den Einfluss des jeweiligen Genius leiden, indem sie
von gleichen Lebensverhältnissen umgeben sind.

In den Militärspitälern sind die Berechnungen der Sterblichkeit immer unsicherer als in Civilspitälern, da man sich
von Zeit zu Zeit durch Invalidisirung oder Beurlaubung
der untauglich gewordenen Mannschaft leichter entledigt,
als diess im Civile möglich ist. Sollten wir die Monate nach
der in ihnen vorkommenden Sterblichkeit anreihen, so stellen
wir sie December, Jänner. März, Februar, April, Mai, November, Juni, October, August, Juli und September. Dieser
letztere stellte sich immer als der günstigste heraus.

Art der Erkrankungen.	Zahl der- selben.	Bemerkungen.
Hirn-*Hyperaemie* . . .	143	
Meningitis	90	
Ohren-Krankheiten . .	41	
Aeussere *Ophthalmien*. .	410	
Innere *Ophthalmien* . .	126	
Catarrh der Luftwege .	3621	
Tuberculose	1142	
Reine *Pneumonien* . . .	1247	
Reine *Pleuresien* . . .	487	
Endocarditis	391	
Reine *Pericarditis* . . .	265	
Insufficienz der *Bicuspi-* *dalis*	153	
Verengerung des linken Ostiums mit und ohne Erkrankung der Klappe.	36	
Insufficienz der *Tricuspi-* *dalis*	2	
Insufficienz der *Aorta-* Klappen	103	
Substantive Herz - *Hy-* *pertrophie*	214	
Peritonitis	986	Wir werfen hier die verschiedenen Ursachen derselben zusammen, da die Trennung derselben im Leben uns oftmals unmöglich scheint.
Catarrh des Darm-Canals	1600	
Dysenterien	632	
Typhöse Fieber	231	
Wechselfieber	837	
Gastricismen	500	
Gastrisch-biliöse Fieber .	674	
Hepatitis	90	
Fibroide im Gekröse . .	10	
Hydrops aus Hypertrophie der Leber und Milz .	171	
Brigt'sches Nierenkranksein	43	
Masern	841	
Blattern	9	

Art der Erkrankungen.	Zahl der- selben.	Bemerkungen.
Scharlach	4	
Andere Hautformen . .	561	
Skropheln . . . . -.	172	
Rheumatismus	562	War *Endocarditis* gleichzeitig gegeben, so wurde diese aufgezeichnet.
Tripper mit und ohne *Orchitis*	294	
Sichtbare Schanker an den Geschlechtstheilen primärer Natur	94	
Sekundäre und tertiäre *Syphilis*-Formen . .	55	
Blasen-Catarrh	36	
Verwundungen	50	
Beinbrüche , ...	17	
Verrenkungen	4	
Eingeklemmte Brüche .	5	
Hydrocele	60	
Scorbut	36	
Geschwüre verschiedener Natur	198	
Erkrankungen in Folge von Strafen	339	
Simulationen	313	

O.

Acclimatisation der Fremden im Oriente.

Wenn man die allgemeine Erfahrung berücksichtigt, dass die Nordländer in Italien schwer gedeihen und die Sterblichkeit unter ihnen unverhältnissmässig grösser ist, so darf es den Leser nicht Wunder nehmen, wenn wir ein Gleiches vom Oriente berichten. Aubert-Roche hat diesen Punkt in den *Annales d'Hygiène publique* vielseitig beleuchtet; da er jedoch von seinem Standpunkte aus Afrika berichtet, so theilen wir unsere Beobachtungen, wie wir sie in Constantinopel machen konnten mit, wodurch der Ueberblick in die pathologischen Verhältnisse der Fremden, welche nach dem Oriente ziehen, ergänzt wird.

Die Ursachen des häufigen Erkrankens der Europäer sind unseres Erachtens zweifach:

1) Fehlt im Oriente fast durchaus jene Aufmerksamkeit der Regierungen auf die öffentliche Gesundheitspflege, deren sich die nördlichen Staaten zu erfreuen haben; die zweckmässigsten Vorschläge scheitern oft an der Trägheit der Verwaltung, häufiger jedoch noch an den eingewurzelten Vorurtheilen des Volks; daher Alles, was zur öffentlichen *Hygiène* gehört (wie die Ueberwachung der Wohnungen, der Reinlichkeit in den Strassen, der Säuberung der Kloaken, der Nahrungsmittel und Getränke, der Badeorte und Bordelle) noch Vieles zu wünschen übrig lässt; der Fremde, geboren und auferzogen unter der wohlthätigen Pflege einer regsamen Gesundheitsbehörde, wird nun, abgesehen von dem Wechsel der atmosphärischen Einflüsse, den er bei seiner Ankunft erfährt, noch Schädlichkeiten ausgesetzt, die ihn seit der Kindheit fremd waren, und die auf ihn, weil er Neu-

ling ist, mit um so grösserer Heftigkeit wirken Wir werden
im Verlaufe unserer Schrift vielmals auf diesen Gegenstand
zurückkommen, und diese ohnehin allgemein als richtig an-
erkannte Beobachtung mehrfach bestätigen.

2) Glauben alle Nordländer, wenn sie den Orient betreten, in ihrer gewohnten Weise fortleben zu können.

Lippich sagte in einem Aufsatze, über das von den
Deutschen, welchen Italien als Kurort angewiesen ist, zu be-
obachtende Verfahren (Zeitschrift der Gesellschaft der Aerzte
3. Band) gewiss sehr richtig, dass jede Acclimatisation auf
dem Gesetze der Fügsamkeit beruhe; fügen wird sich aber
Niemand in neue Verhältnisse, der nicht die alten Neigun-
gen und Gewohnheiten ablegt, daher jeder Acclimatisation
eigentlich eine Deklimatisation vorausgehen muss.

Was die gemüthliche Ruhe, die innere Zufriedenheit
anbelangt, so sei erwähnt, dass sich jeder Europäer, besonders aber jener, der mit einem eitlen, hochtrabenden Wesen
den Orient betritt, dort sehr unglücklich fühlen muss; die
bessere europäische Gesellschaft dieser Länder besteht in
der Mehrzahl aus Diplomaten und Handelsleuten; erstere
wollen Ergebenheit und Huldigungen, letztere räumen nur
dem, der ausgebreitetere commercielle Verbindungen hat,
als sie selbst, den Vorzug ein. Wer, im Gefühle seiner
Verdienste oder mit gewissen Talenten, wie der Musik, der
Poesie oder seinen Kenntnissen imponiren oder sich einen
Kreis von Anhängern und Bewunderern zu bilden glauben
wollte, wird sich sehr täuschen; jedoch selbst der einfache,
anspruchslose Mensch fühlt sich nach seiner Ankunft durch
die Theilnahmlosigkeit, die Eifersucht die ihn umgibt, die
Schwierigkeiten, welche man seinem Emporkommen entgegensetzt, durch die niedrigen Intriguen und Verfolgungen,
denen er nach Erreichung eines höheren Postens ausgesetzt
ist, so bitter ergriffen, dass sich ihm der Entschluss, sobald
als möglich wieder in die Heimath zurückzukehren tief ins
Herz gräbt, den er selbst bei den günstigsten Aussenver-
hältnissen nicht modifizirt. So lebt und stirbt der Nordländer im Oriente, da es nur Wenigen gegönnt ist, ihren
Wunsch zu realisiren.

Die fortwährende gemüthliche Aufregung, unter der der Fremde in den ersten Jahren leidet, bis er sich sein Loos gegründet hat, begünstigt die Entwickelung von Herzkrankheiten, oder auch von Melancholie, welch' letztere nur durch eine schleunige Abreise zu heben ist.

Die häufigsten Veranlassungen zu Erkrankungen geben jedoch die Kleidung, die Wohnungen und die Nahrungsmittel.

Der Fremde glaubt sich der Sitte, welche die Eingebornen sorgfältig pflegen, Sommer und Winter Flanell zu tragen, entschlagen zu können, und gibt hierdurch bei dem raschen Wechsel der Temperatur, bei den kühlen, feuchten Abenden, welche den heissesten Tagen folgen, sehr häufig die Gelegenheit zu Verkühlungen, die bald katarrhalische, bald rheumatische Leiden nach sich ziehen, deren Vernachlässigung oder Wiederholung den Grund zum Siechthum so manchen jungen kräftigen Mannes legten und legen. Bekanntlich tragen die Europäer, welche sich im heissen *Batavia* gesund erhalten wollen, selbst im hohen Sommer, Flanelle; in Constantinopel ist diese Vorsicht besonders jenen zu empfehlen, die durch Geschäfte gezwungen sind, Fahrten auf der See zu unternehmen, wobei sie sehr gut thun, sich entweder durch einen gegen den Wind gehaltenen Schirm vor der Einwirkung desselben zu wahren, oder sich durch einen Ueberrock zu schützen; man sieht sehr wohl ein, dass diese Vorsicht dem am festen Lande Erwachsenen höchst lästig erscheinen müsse, und von ihm darum zu seinem Nachtheile vernachlässigt wird, bis ihn traurige Erfahrungen zwingen, der allgemeinen Sitte zu huldigen.

Da die Wohnungen in den meisten Ortschaften der Türkei aus Holz gezimmert sind, in denselben eine viel grössere Menge Fenster angebracht werden als in Europa, dieselben nie schliessen und nur ausnahmsweise doppelt sind, so leuchtet auch von dieser Seite die Leichtigkeit sich zu verkühlen ein, besonders zur Winterszeit, indem die Bauart der Heizung mit Oefen nach europäischer Weise wegen der Feuergefahr grosse Hindernisse entgegenlegt; daher der Orientale über seine Kleidung einen Pelz anzieht,

er ruht auf seiner Ottomane, und erhöht die Zimmertemperatur durch ein Kohlenfeuer; die Frauen setzen sich um den
Tandur; der Fremdling, ungewohnt an diese Wärmungs-
methoden, nähert sich dem Kohlenfeuer mehr als er soll,
und leidet hierdurch an Hirn-Congestionen, er veranlasst
Frostbeulen und kann sich dennoch nie so erquicken, als
es ihm auf heimathlichem Boden möglich war, bis er durch
den Lauf der Jahre die Einsicht gewinnt, dass er, um den
Winter angenehm zu durchleben, dem Beispiele der Eingebornen folgen müsse; dem Beispiele der Frauen, sich am
Tandur zu erwärmen, soll er jedoch nie folgen, da diess eine
Sitte ist, an welche der Organismus von frühester Kindheit
an nach und nach gewöhnt werden muss, um keine Folgen
für die Gesundheit nach sich zu führen; europäische Frauen
sahen wir dadurch an bedeutenden *Metrorrhagien* leiden.

Der Orientale setzt sich ohne weitere Nachtheile der
Einwirkung der Sonne aus, der Fremde thut sehr übel sich
nicht dagegen zu schützen. Wer von Insolationen frei bleiben
will, soll nie ohne Sonnenschirm in der Sonne gehen, reiten
oder zur See fahren; wir erinnern uns vieler Ausländer,
welche, diese Vorsichtsmassregel bei Seite setzend, in grosser
Lebensgefahr schwebten, der Verfasser selbst wäre im Jahre
1844 bald erlegen.

Es gibt um Constantinopel mehrere Ortschaften, in
welchen die Wechselfieber endemisch herrschen; die meisten
Eingebornen verlassen sie zur Zeit, wo dieselben an Heftigkeit zunehmen; die Wenigen, welche zurückbleiben, hüten
sich vor der Abendluft, und halten die strengste Diät, um
nicht durch gastrische Zufälle die Entwickelung der Wechselfieber zu begünstigen. Fremde glauben nur zu häufig,
diesen auf vieljährige Erfahrungen gestützten Gebräuchen
trotzen zu können, und büssen dann ihren Leichtsinn durch
Typosen, welche bei der Vernachlässigung ihres Zustandes
oftmals bedeutende Anschwellungen der Milz und Leber
zurücklassen, die bei der mindesten Veranlassung Recidiven
verursachen.

Die Nahrungsweise der Türken hat unter allen im
Oriente lebenden Nationen Eingang gefunden, selbst die dort

lebenden Europäer müssen sich derselben mehr oder weniger fügen, da die zu Gebot stehenden Köche theils Griechen, theils Armenier sind; um Wiederholungen zu verhüten, verweisen wir auf den Artikel, welcher die Nahrungsmittel der Orientalen einzeln durchgeht; der Leser wird bei genauer Würdigung derselben einsehen, dass sie dem Gaumen des Nordländers nur wenig zusagen, und auch dem Darmkanale mannichfache Störungen verursachen müssen; besonders ekelhaft ist dem Neuling das Hammelfleisch, was fast durchgehends genossen wird; er leidet hierdurch, so wie durch das weiche Trinkwasser, anfangs immer an Diarrhöe, die, bei der Bedeutsamkeit, welche dieses Kranksein meist im Oriente annimmt, seine Kräfte sehr schwächt, und ihn für anderweitige Einflüsse sehr empfänglich macht; und doch bleibt dem Fremden nichts übrig, als geduldig seine Acclimatisation abzuwarten, da seine Versuche, sich mit heimathlichen Speisen zu ernähren, fast durchaus fehlschlagen, indem nebst den vaterländischen Köchinnen auch das Material mangelt; eine frische gelbe Butter, gutes Rind- oder Kalbfleisch, feine Mehlspeisen wird er mit dem grössten Kostenaufwand sich nie verschaffen können. Das Klügste schien uns, sich an Hühnerbrühe und ihr Fleisch zu halten, da man sie in guter Qualität findet, und die Zubereitung von keinen Schwierigkeiten begleitet ist.

Uebernimmt sich nun der Fremdling mit den einheimischen Speisen, so entwickeln sich gastrische Zufälle, welche unter dem Einflusse des jeweiligen Genius zu den verschiedenartigsten anderweitigen Leiden Veranlassung geben. Darum ist ihm Mässigkeit vor Allem anzuempfehlen. Der Weintrinker glaubt sich im Oriente auf glücklichem Terrain, weil die Weine sehr billig sind; da man sie jedoch durchaus mit Branntwein versetzt, so schaden sie mehr als die europäischen; das im Oriente sich findende Bier ist theils aus England zugeführt, oder nach deutscher Weise gebräut; ersteres ist für den Deutschen zu stark und selbst dem Engländer in dem heissen Klima nicht zuträglich; letzteres lässt viel in seiner Zubereitung zu wünschen übrig, so dass wir die Ueberzeugung gewannen, dass sich Fremde im Oriente mit wenigen Ausnahmen ans Wasser halten sollten; da nun an den Wein- und Biergenuss gewohnte Fremde diess Anfangs nicht wissen oder nicht einsehen wollen, so erkranken sie frühzeitig an den Folgen derselben. Von einer zu Bemessungen in Kleinasien aus Europa verschriebenen Gesellschaft, bestehend aus 6 jungen kräftigen Leuten, unterlagen innerhalb 2 Jahren 4 den Wirkungen geistiger Getränke.

Wir kannten 2 Wiener, welche bei ihrer Ankunft in Constantinopel die Seekrebsen so vorzüglich fanden, dass sie sich durch mehrere Tage nur mit diesen nährten; beide erkrankten, wovon einer unterlag. Dieselbe Vorsicht ist mit den Austern, Mydien, Seefischen und den vorzüglich gedeihenden Melonen zu beobachten; ob ihrer Billigkeit überlassen sich Nculinge häufig dem Uebergenusse derselben, und werden dafür bitter gestraft.

Der von den Eingebornen so übermässig in Gebrauch gezogene Kaffee, so wie das Tabakrauchen (sei es aus einer gewöhnlichen oder der Flaschenpfeife) sollen von Fremden erst nach und nach in ihre Sitten aufgenommen werden; der frühzeitige Missbrauch derselben straft sich durch Krankheiten, welche wir bei ihrer näheren Besprechung hinreichend berührt haben.

Der Umgang mit Freudenmädchen wird bei Vernachlässigung der entsprechenden Vorsichtsmassregeln fast constant durch syphilitische Formen erwiedert, wohl begreiflich, wenn man die Lauheit der Verwaltung in dieser Hinsicht berücksichtigt. Europäer, welche an überwachte Bordelle gewohnt sind, machen diese Erfahrung gewöhnlich vor allen andern.

Bei der grossen Entfernung der Ortschaften wird es für den Fremden sehr nöthig, sich durch Reiten die Ermüdung zu mindern; da nun Viele dieser Kunst wenigstens anfangs nicht mächtig sind, so kommen die meisten Unfälle durch Sturz vom Pferde, Geschleiftwerden etc. unter den Europäern vor. Ein Gleiches lässt sich Bezugs des Badens im Meere beobachten, ungewohnt in der See zu schwimmen und dem grösseren Wellenschlage Widerstand zu leisten, geschehen nicht so selten unter den Fremden Unglücke, um so mehr, da die Regierung vor der Hand noch nicht daran dachte, die freien Badeplätze gesetzlich zu bestimmen und gehörig überwachen zu lassen.

Will der Fremde daher im Oriente gedeihen, so erlerne er möglichst bald die Landessprachen, um die Sitten und Gebräuche der Bewohner, so wie ihre Denkungsweise leichter durchdringen zu können. Hat er ihre Charaktere erfasst, so wird er sich so manche Unannehmlichkeit, so manche bittere Enttäuschung ersparen, und sich überhaupt eine Handlungsweise angewöhnen, welche ihm den sichersten Schutz vor unangenehmen Berührungen gewährt; leider geschieht diese physische und moralische Acclimatisation stets zum Nachtheil der von der Heimath mitgebrachten Prinzipien, da sich der Phlegmatiker und der Egoist im Oriente am glücklichsten fühlt. Ob dem Mangel jedes wissenschaftlichen Strebens wird der Träge ruhig in seinem Stumpfsinn dahinleben können, ohne fürchten zu müssen, von seinen Collegen angestachelt oder überflügelt zu werden.

Pruner setzt (pag. 84) 3 Jahre als den Termin fest, dessen der Fremde bedarf, um dieselbe Widerstandskraft gegen die äusseren Einflüsse zu gewinnen, wie der Eingeborne, er sagt: „Der physiologische Hergang ist in Aegypten für die nordischen Constitutionen eine minder thätige Lungenrespiration, gesteigerte Gallen-, Pigment- und Schweiss-Absonderung, Reizung und Erschlaffung aller Häute, Venosität und endliche Verwässerung des Blutes, Aufregung und Erschlaffung des Nervensystems sind die neben- und nach einander auftretenden physiologischen Vorgänge; — der Semite und der europäische Südländer finden in Aegypten weniger Schwierigkeit als die Individuen germanischer Abkunft. Während in Alexandrien, als zum Becken des Mittelmeeres gehörig, diese Angewöhnungskrise oft unmerklich verläuft, wird sie bereits einen Grad südlicher sehr stürmisch, und unter der afrikanischen Tropensonne in den oberen Nilländern — die Hochlande ausgenommen — gewöhnlich tödtlich." Wir führen die Mittheilung wörtlich an, da sie am besten beweiset, dass der Mensch nur allmählich in südlichere Klimate übersiedeln kann, wenn er sich dort erhalten will.

Am sichersten wird dieser Zweck jedoch durch Kreuzungen mit Eingebornen erreicht, was übrigens auch Pruner (l. c.) bemerkt; daher erklärt sich die grosse Mortalität der Nordländer, welche plötzlich nach Süden auswandern, und die grössere Lebensfähigkeit ihrer dort erzeugten Kinder, während Bewohner der Küsten des Mittelmeeres viel leichter den Wirkungen des Klimawechsels widerstehen. Wäre es möglich, dass die nach Süden Auswandernden sich anfangs in einer Elevation aufhalten könnten, die dem heimathlichen Boden möglichst gleich kommt, und nach und nach erst in die tieferen Regionen hinabzusteigen, so würde so manches Menschenleben nicht geopfert.

Als es sich im Herbste 1848 darum handelte, die von der französischen Republik (wegen Betheiligung an der Juni-Revolution) Verurtheilten zum Theil nach Algier zu schicken, um dort Colonien zu bilden, ward von den französischen Aerzten die Frage der Acclimatisirung der Europäer in diesem Gebiete vielfältig besprochen; die *Union médicale* (30. *Septembre* 1848) enthielt einen Aufsatz von Boudin, in welchem er vor der Hand die Möglichkeit der Acclimatisirung von Europäern in Aegypten geradezu in Zweifel zieht, da bis jetzt die Sterblichkeit derselben grösser gewesen sei als die Zahl der Geburten; er schliesst mit den Worten: *„Donc l'acclimatement est jusqu'ici une hypothèse, rien de plus; donc avant de pousser à la colonisation, avant de sacrifier les finances et les soldats de la France, il faut savoir que l'acclimatement est une réalite."* — In demselben Journale (3. *Octobre* 1848) bringt jedoch der gleichfalls durch seine Schriften gekannte Bonnafont eine ganz entgegengesetzte Meinung hervor, sich auf 11jährige Beobachtungen stützend; er sagt: Algier habe nur durch seinen uncultivirten Boden und die Vernachlässigung der hygienischen Massregeln den Ruf eines ungesunden Klima's; dass die Versuche zur Verbesserung des Gesundheitszustandes an verschiedenen Punkten zu günstigen Zwecken geführt hätten, und mit der Zeit dieses schöne Land in ein sehr gesundes umgewandelt werden könnte, denn die Mortalität nehme in den letzten Jahren bedeutend ab. Was die Wechselfieber anbelangt, so ist dieses ein Uebel, welchem abzuhelfen sein wird, es genügt, dass die Colonisten sich vor der Morgen- und Abendluft hüten, und besonders bei trockener Witterung nicht sehr anstrengend im Freien arbeiten, weil die Miasmen um so weniger schädlich sind, je feuchter die Oberfläche des Bodens ist.

Nach den in Constantinopel von uns eingezogenen Nachrichten lässt das französische Gebiet in Algier die Acclimatisirung der Europäer sehr wohl zu; es sprechen dafür zahlreiche Thatsachen, deren Mittheilung wir Männern verdanken, die dort viele Jahre gelebt haben; jedoch muss die öffentliche Gesundheitspflege im grösseren Masstabe angewendet werden, als es bisher geschehen, und die Colonisten müssen die von uns früher angegebenen allgemeinen Grundsätze festhalten.

Einfluss der Religion auf Erzeugung von Krankheiten.

———

Prof. Lévy stellt in seinem *Traité d'hygiène publique et privée* mit vollem Rechte den Einfluss der Religion auf die Menschen als einen doppelten dar, und zwar wirkt sie sowohl durch das Gepräge, welches sie der geistigen Tendenz aufdrückt, als durch Feststellung gewisser Grundsätze für die Lebensweise; da nun wenige Völker ohne Religion bestehen, keine ohne gewisse spirituelle Prinzipien sich entwickeln, noch weniger aber für die Dauer gedeihen können, so ist es *a priori* einzusehen, dass aus der Verschiedenheit der religiösen Basis jedem Volke in seinem Kindesalter schon mehr oder weniger seine Zukunft prophezeit werden könne; die türkische Nation, festhaltend an den von Mahomed überlieferten Glaubenslehren, wurde durch die Einigkeit des Grundgedankens derselben, durch den Hass, welchen sie dem Säugling schon mit der Muttermilch gegen Andersgesinnte aufnehmen liess, so wie durch die Darstellung der Grösse des Verdienstes, die dem Islam fremd gebliebenen Nationen zu unterjochen, oder noch besser zu vernichten, in der Vorzeit furchtbar, da sie in wilden, vom blinden Fanatismus begeisterten Horden allseitig Tod und Verderben bereitete; diess war die kindliche Epoche dieses Volkes, dem von seinem Propheten die Alleinherrschaft der Welt verheissen wurde; als es sich jedoch auf unabsehbarem Terrain als Sieger niederliess, da zeigten sich die Mängel ihrer Religion, und durch diese geschah es, dass die Nation, welche mit so glänzendem Erfolge die erste Epoche ihres Seins bezeichnete, unfähig wurde die Wünsche seines Propheten zu realisiren, und statt das Erworbene zu erhalten und im Laufe der Zeit noch zu erweitern, wurde sie durch die eingeschlichenen moralischen Gebrechen physisch schwach. Der Grund hiervon liegt zum Theil in seiner Religion; der Hass des Fremden, die strenge Abscheidung des Osmanli selbst von den ihm unterworfenen Völkern, die Scheu, welche er hatte und noch hat, in innigeren Verkehr mit geistig höher stehenden Männern einer anderen Religion zu treten, liessen die türkische Nation für alle Fortschritte der Kunst und Wissenschaft in andern Ländern fremd *); verweichlicht durch das Glück der Waffen, eingeschläfert durch den Uebergenuss von Tabak, Kaffee, Wein und Branntwein, entnervt durch Onanie, Polygamie und Sodomie, erzeugte das Volk nur höchst wenige Menschen, welche es durch Fleiss dahin brachten, sich über die geistige Dunkelheit der Masse zu erheben, und, die es waren, nahmen die Richtung der Poesie oder beschäftigen sich, was gleichbedeutend ist, mit der Auslegung des Korans, und so blieben alle die praktischen Wissenschaften, welche einem bildenden Staate zur Grundlage dienen müssen, die ihn in seiner Entwickelung unterstützen und sein politisches und industrielles Gedeihen begünstigen, vernachlässigt, wir sagen vernachlässigt, weil die Türken in Egypten und Asien die reichsten Quellen zur Pflege und Ausbildung ihres Geistes vorfinden konnten. Die mittlere und allerletzte Epoche der Geschichte dieses Volkes beweiset die von seinen Herrschern gewonnene Einsicht, die Ausbildung des Geistes befördern zu müssen. Die Pforte organisirte sich besser, theils durch eigene Elemente, theils durch Hülfe der Fremden, wie ja die grosse Anzahl der in ihren Diensten stehenden Ausländer beweisen; jeder einzelne Zweig des Militärwesens, die Sprachkunde, die Medizin, die Chirurgie etc. wird von diesen dort gelehrt, bis die Landessöhne selbst im Stande

---

*) Um gerecht zu sein, müssen wir jedoch bemerken, dass wir mit obiger Behauptung das Mittelalter und die darauf folgenden Zeiten meinen, denn es ist nur zu wahr, dass im Mittelalter selbst umgekehrt die christliche Welt in scholastischer Wissenschaft sich abschliessend jeden Fortschritt hemmte, während das mahomedanische Morgen- und Abend-land (Basra, Bagdad, Cordova etc.) griechische, römische, heidnische und christliche Wissenschaften aufnahm und pflegte, auch alle Künste, nur nicht die Bildnerei — zur Blüthe gedeihen liess, den Christen gleichsam als Schule und Muster dienend — (W h e w e l l, Geschichte der indirecten Wissenschaften, I. p. 194).

seinwerden, den Unterricht zu leiten, kurz die Regierung musste das strenge Isolirungssystem nach aussen vernichten, um sich nach innen halten zu können; da jedoch die übrigen Staaten in Wissenschaft und Kunst so rasch vorauseilten, dass die Türkei dieselben nie mehr erreichen kann, so wird diese, kaum je eine bedeutende politische oder scientifische Rolle spielen können. Vergleicht man die Stellung Englands und Frankreichs zu den Völkern Asiens und Afrika's mit jener, welche sich die Türkei gegen dieselben erworben; so kann man nicht umhin, der Aufklärung den alleinigen Einfluss zuzuschreiben; wir sind indessen weit entfernt, diesen nur in der Religion zu suchen, da wir nur zu häufig die traurigen Wirkungen einer einseitigen, i. e. rein spirituellen Richtung beobachten, jedoch sicherlich tragen die katholischen und protestantischen nicht wie der Koran das Hemmniss zur Fortbildung in sich; haben sie diese Wirkung, so liegt die Schuld mehr an den Verkündern der Lehren, nicht aber an ihnen selbst.

Der Fanatismus des Türken ward Ursache von Geisteskrankheiten, welche meist als *Melancholia religiosa* auftraten, wie wir bei der näheren Besprechung derselben noch erwähnen werden. Diese Form von Geistesverwirrung nahm mit der nach und nach unter dem Volke sich verbreitenden Bildung und der Verminderung des Fanatismus an Häufigkeit ab, und wird ob der moralischen Schlaffheit, so wie der geringen psychischen Anstrengungen derzeit noch durch wenige andere ersetzt. Das Erwachen aus dem süssen Traume, einem auserwählten Volke anzugehören, die Bitterkeit des Kontrastes zwischen dem Wachen und der traurigen Wirklichkeit erlahmt die Kräfte des erwachsenen Muselmanns, er schreckt zurück vor dem Ziele, das er erreichen sollte, und an das er nicht mehr gelangen kann; dieses Bewusstsein stört seinen Frieden, wenn er sich mit Fremden in Berührung findet, und darum meidet er ihn jetzt noch, er verfällt in jene Gleichgültigkeit, die ihn an den wichtigsten Weltereignissen ohne Theilnahme lässt, und pflegt nur seinen Körper; diese vorherrschend somatische Tendenz straft sich jedoch durch Fettleibigkeit, durchmE -

physeme, Hirn-Hyperämien und Apoplexien; die geschlecht-
lichen Excesse machen frühzeitig seine Sexualkraft erlöschen, ohne dass man behaupten könnte, dass die Polygamie bei kluger Benützung an und für sich diese Folgen
nach sich ziehe; vielfache syphilitische Affektionen mit der
meist schlechten Behandlung, die Vernachlässigung des
Leidens, die Wuth sich zu berauschen und fortwährend
sich mit Tabakdampf zu umnebeln, sind hierbei nicht minder
in Berücksichtigung zu ziehen; allerdings verbietet der
Koran den Wein, jedoch da vom Branntwein keine Erwähnung geschah, indem er zur Zeit Mahomed's nicht gekannt
war, so glaubt der Türke ohne Bedenken das Recht zu
haben, davon Gebrauch zu machen; der Koran sagt freilich
nicht, dass sich der Muselmann anstecken soll, jedoch deutet
er auf die Freuden des Umganges mit Knaben hin, indem
er selbst im Paradiese, nebst Speise, Trank und schönen
nie alternden Frauen auch die *Gülmen*, i. e. reizende Jüng-
linge zur Bedienung verspricht. Durch diese Hindeutung
auf die sinnlichen Genüsse im Jenseits entbehrt der Islamismus jedes moralischen Werthes und steht dem Christia-
nismus weit nach, jener hat nur den Vortheil die Gläubigen
in ihrem sorgenlosen Hinvegetiren und ihrer künstlich erhaltenen Ignoranz glücklich zu machen, er wirkt jedoch auf
die politische Stellung der Nation schädlicher als dieser,
wie nicht anders möglich, wenn jedes weitere Eingehen in
wichtige Lebensfragen, in wissenschaftliche Forschungen, jede
anhaltige Thätigkeit zur Erreichung einer höheren Ausbildung durch den Fatalismus gelähmt wird, und der gute
Gott immer die Schuld tragen muss, dass sich dieser oder
jener nicht zu einem besseren Lose erschwingen konnte,
wenn auch nur seine Trägheit daran die Schuld trug.

Der Fatalismus setzte sich durch viele Jahre der Errichtung der Quarantänen entgegen, deren wohlthätigen Einfluss auf die Sicherung vor der Pest, wenn nicht alle, doch
viele Aerzte zugeben, der unerschütterliche Glaube an ein
vorgezeichnetes Schicksal, so wie an die eine bei der Geburt jedes Einzelnen festgesetzte Todesart hemmt jetzt noch
die Ausführung so vieler dringend nothwendiger Sanitäts-

Massregeln, welche ganzen Distrikten und Ländereien eine bessere Gesundheit und ein längeres Leben zusichern würden; der einzige Nutzen des Fatalismus möchte der sein, dass Selbstmord, so wie überhaupt Todschlag unter den Orientalen viel seltener sind, als unter den Occidentalen; die Mörder sind selten ächte Osmanli's.

Durch das Gebot einen Monat des Jahres sich vom Sonnenauf- bis Untergang der Speise, des Trankes *), der Pfeife, des Kaffees, so wie der Liebe zu enthalten, entstehen eine Reihe von gastrischen Zufällen derart, dass in keinem Monate die Zuwächse in den Spitälern so zahlreich sind als in diesem — Ramadan genannt, wohl begreiflich, da sich der streng nach der Anordnung Lebende nach Sonnenuntergang dem Uebergenusse in jeder Hinsicht ergibt, um, wenn der Morgen graut, die Entbehrungen mit innerer Genugthuung beginnen zu können.

Die jedem Muselmanne dringend an's Herz gelegte Verpflichtung, in seinem Leben wenigstens einmal nach Mecca zu ziehen, veranlasst eine Zahl von beinahe 80 — 100,000 Menschen aus allen Punkten des Orients in die ihnen heilige Stadt zu ziehen. Wer weiss, wie schlecht die ganze Unternehmung geleitet ist, wie wenig für die frommen Gläubigen in Hinsicht der Nahrung und Unterkunft gesorgt wird, mit welchen Entbehrungen sie kämpfen, und welch' vielfältigen atmosphärischen Schädlichkeiten sie ausgesetzt sind, wird *a priori* schon einsehen müssen, dass bei dieser Gelegenheit Viele der Ungewohnheit solcher Strapazen oder anderen Krankheiten unterliegen, was uns auch jährlich die der Karawane zugetheilten Aerzte erzählen; im Jahre 1846 unterlag fast ein Drittheil der Reisenden durch die Cholera.

Berücksichtigt man überhaupt die religiösen Verpflichtungen des Muselmannes, 5mal des Tages sich Hände und Füsse zu waschen und sein Gebet zu verrichten, nach er-

---

*) Orthodoxe erlauben sich nicht einmal erfrischende Klystiere, und weigern sich in Krankheiten Arznei zu nehmen, sei es von oben oder von unten.

littenem Samenverluste sich in das Bad zu begeben, 1 Monat des Jahres in Fasten und Gebeten zu verleben, nach Mecca zu ziehen, bei jedem Grabe eines Heiligen, deren es in Unzahl an allen Orten und Ecken gibt, zu beten; so bleiben einem orthodoxen Osmanli nur jene Augenblicke übrig, welche er zur Pflege seines Körpers als unumgänglich nothwendig erachtet, und seine Amtsgeschäfte müssen den trägsten Gang gehen, wie seine Selbstbildung ganz bei Seite bleibt.

Der Fatalismus macht den Muselmann seine Krankheiten vernachlässigen, und nur erst spät die ärztliche Hülfe verlangen; er wird jedoch selten die Anordnungen seines Arztes vollführen, sondern im festen Vertrauen, dass nur das über ihn Verhängte geschehen könne, lässt er sich gehen, seinem Triebe dieses oder jenes zu geniessen folgend; er sucht bei seiner religiösen Richtung in den bei Betrachtung der Volks-Medicin noch zu besprechenden Proceduren der *Hodscha's* (türkischen Geistlichen) viel eher sein Heil, als in einer auf genaue Erkenntniss seines Zustandes gestützten wissenschaftlichen Behandlung; diese Resignation begleitet ihn bis zum Tode. Sehr interessant fanden wir Lauvergne über die Agonie, welche er in ihren Gestaltungen bei den verschiedenen Religionen und Ständen, so wie in ihrer Form bei den mannigfaltigen Cha akteren des Menschen beleuchtet; die Grundidee, welche Lauvergne leitete, ist das Hervortreten der wahren Denkungsweise des Sterbenden in dem Ausdrucke seiner Physiognomie, welche von der Maske, hinter welcher er sich während des Lebens verbarg, oft sehr verschieden ist. Lauvergne's Arbeit ist voll schöner Theorien, unter welchen auch die *Cranioscopie* eine vorherrschende Rolle spielt; man sollte glauben, dass der Verfasser auf die acuten Krankheiten gar keine Rücksicht nahm, und nur den Tod durch Marasmus vor Augen hatte. Lauvergne will an einem an der Cholera Sterbenden die ächte Denkungsweise herausfinden! — Der Islamismus ordnet auch noch nach dem Tode seiner Anhänger so manche höchst unzweckmässige Massregeln an, wie die schnelle Beerdigung, das Eingraben der Cadaver in geringer Tiefe, und die

Erlaubniss, die Friedhöfe in Mitte oder wenigstens ganz nahe an den Ortschaften zu errichten; bei der wenigstens in den Provinzen noch allseitig mangelnden Todtenbeschau sind Fälle der Begrabung von Scheintodten nicht zu verhüten, so wie die Ausdünstungen der Friedhöfe nur den schädlichsten Einfluss auf die Lebenden nach sich ziehen müssen.

Die christlichen Völker des Orients hebt der Drang zur Association, der von der Religion angefachte Trieb zur moralischen und geistigen Entwickelung, die von ihr gelehrte strenge Moral und die Einsetzung der Monogamie durch die Ehe, deren Formen übrigens von jener von Seite der Türken eingegangenen wesentlich verschieden ist; durch die Erhebung des Weibes zur Lebensgenossin gewinnt das häusliche Glück eine Festigkeit und Dauer, dessen sich der Türke nie erfreut. — Die christlichen Unterthanen eilen in ihrer Ausbildung, in ihrer höheren geistigen Entwicklung den Türken weit voran, und gewinnen hierdurch ein entschiedenes Uebergewicht um so mehr, da sie bald viel zahlreicher sein werden als die Türken; denn die Poligamie scheint die Vermehrung der türkischen Nation nicht in dem Verhältnisse zu begünstigen als es bei klugem Gebrauche derselben möglich wäre, da nebst der Schwächung des männlichen Zeugungsvermögens selbst bei vorkommenden mehrfachen Schwangerschaften der Egoismus Verfahren einführte, welche die Leibesfrucht in ihrer Entwickelung hemmen und vor der Zeit zur Ausscheidung bringen; diese widernatürliche Handlungsweise findet man zwar auch hin und wieder bei illegitimen Schwangerschaften unter den Griechen und Armeniern, seltener jedoch bei ehelichen Bündnissen, wie unter den Türken.

Dem Fanatismus des Muselmanns steht jener der christlichen Völker des Orientes nicht nach; er wird Ursache von Geisteskrankheiten, und bei den katholischen Armeniern als *Melancholia religiosa*, bei den heretischen Armeniern und den Griechen als Narrheit in Form von anmassenden Ideen.

Der Fatalismus, welcher sich von den Türken auch den Christen des Orients mittheilte, übt jedoch auf sie nicht den nachtheiligen Einfluss wie bei ersteren, weil er sich vielmehr auf das Geschehene, das Erlittene bezieht, nie aber die intellektuelle und physische Thätigkeit des Einzelnen zur Erreichung eines sich gesteckten Zieles lähmt; es herrscht unter ihnen ein lebhaftes Treiben und Mühen, ein Wetteifern sich gegenseitig zu überflügeln, wodurch die Türkei eben jene hohe commercielle Stellung erlangte, der sie sich erfreut.

Die Christen sind jedoch mit glühender Devotion allen Formen ihrer Kirche ergeben, und verrichten daher die Fastengebote mit einer Genauigkeit und Aufopferung, die Staunen erregen. Da nun besonders die heretischen Armenier und die Griechen eine Unzahl von solchen Entbehrungstagen zu begehen haben, so geschieht es, dass sie theils in diesen durch eine unzweckmässige Wahl ihrer Nahrungsmittel, theils aber durch Exzesse in den eben so zahlreichen festlichen Gelegenheiten ihren Darmkanal beleidigen, wodurch Krankheiten der verschiedensten Form zum Ausbruch gelangen.

Der Christ des Orients überlässt sich mehr den Verfügungen des Arztes als der Türke. Der Selbstmord ist unter den Christen selten, jedoch liefern die Griechen viele Diebe und Mörder.

Den Gebrauch, die Todten in kürzester Zeit zu begraben, nahmen die Christen, mit Ausnahme jener europäischen Ursprungs, gleichfalls an; dieser Uebelstand ist jedoch nicht der Religion, sondern vielmehr der von den Türken abgenommenen Sitte zuzuschreiben, den hierüber gemachten Vorstellungen trat die türkische Regierung hemmend entgegen.

Die weiteren Einflüsse der Religion auf die Bildung von Krankheiten werden wir im Verlaufe unserer Schrift noch zu besprechen Gelegenheit haben, da sich die Grenzen zwischen Religions- und bürgerlichen Sitten nicht genau ziehen lassen, am wenigsten bei einem Volke wie das türkische, indem es in seiner Naturform die Mehrzahl derselben aus seinen Glaubenssätzen abzog, und nur so weit modificirte, als es die Zeit und der Drang der Umstände nothwendig erheischten.

Q.

Einfluss der Race auf Erzeugung von Krankheiten.

Die Verbreitung der Krankheiten unter den menschlichen Racen kann zum Theil als Probe benützt werden, in
wie ferne dieselben alle zu einer und derselben Species gehören oder nicht. Wir sagen zum Theil, da sich doch so
viele Krankheiten besonders aus der Klasse der anstecken-
den vom Menschen zum Thiere, so wie von diesem zu jenem
übertragen. Hierüber liegen so vielfältige und allbekannte
Thatsachen vor, dass wir es für überflüssig halten, näher
darauf einzugehen.

Prichard in seiner Naturgeschichte des Menschengeschlechts, so wie Rudolph Wagner als wesentlicher Be-
reicherer dieses Werkes (in der deutschen Ausgabe Leip-
zig 1840), machen ganz besonders auf die Möglichkeit aufmerksam, aus der Art und Weise der Verbreitung der
Krankheiten unter den menschlichen Racen den Beweis
führen zu können, dass diese alle einer Spezies angehören,
ein Satz, den diese verdienstvollen Männer noch durch andere Gründe, worunter wir die dauernde Fortpflanzung der
gebildeten Bastarde in fortlaufender Linie für den wichtigsten halten, zur Evidenz nachweisen. — Interessant und
höchst werthvoll sind in Hinsicht der von der Pathologie
dargebotenen Beweisführungen die vielen Leistungen Schnur-
rer's und Wagner's (Inaugural-Abhandlung über die
weltgeschichtliche Entwickelung der epidemischen und con-
tagiösen Krankheiten, Würzburg 1826).

Von unserem Standpunkte in Constantinopel glauben
wir mit vollem Rechte berichten zu können, dass sich alle
uns vorgekommenen Krankheiten auf sämmtliche von uns
gesehenen Menschenracen verbreiten. Die Race, die klimatischen Verhältnisse, die Nahrung, Kleidung, die Beschäf-

tigung haben hierauf allerdings einen wesentlichen Einfluss; sie modificiren den Charakter derselben, und begünstigen ein häufigeres und selteneres Vorkommen, je nach dem Zusammenwirken bestimmter Einflüsse.

Wir übergehen hier die näheren Betrachtungen über diesen so ungemein interessanten Gegenstand, da die Beleuchtung der einzelnen Krankheitsformen uns Gelegenheit darbieten wird, auf diesen Punkt zurückzukommen; Pruner weicht in dieser Hinsicht mehrfach von uns ab, wir glauben jedoch, dass seine Beobachtungen nicht immer ausser allen Zweifel gesetzt sind, worüber indessen der Leser selbst entscheiden kann. — Wenn wir einzelne Leiden z. B. nicht bei Schwarzen beobachten konnten, wie die granulöse *Ophthalmie*, so ist uns immer der Schluss erlaubt, dass diese Varietät der gewöhnlichen katarrhalischen Form bei ihnen dennoch vorkommen müsse, und es nur uns nicht gegönnt war, dieselbe zu sehen; gesetzt aber die Granulationen der Conjunctiva wurden bei Schwarzen nie gefunden, so könnte dieses nur beweisen, dass diese Volksstämme durch Lokaleinflüsse zur Entwickelung dieses Leidens eben so wenig Fähigkeit besitzen, als sich unter anderen Verhältnissen bei den Gliedern eines Stammes eine Krankheit erhalten kann, von welcher andere Racen derselben Abkunft in der Mehrzahl frei sind, worüber den besten Beweis der Weichselzopf gibt, welcher besonders bei der sarmatischen, nicht eber bei der ganzen slavischen Familie (welche die sarmatischen, russischen, böhmischen und die eigentlich slavonischen Stämme in sich fasst), beobachtet wird; es ist hierbei nach allem Anscheine nicht die Besonderheit der Ráce, sondern vielmehr der Boden und mehrere andere nicht hinreichend ergründete Momente, welche diese fremdartige Erscheinung bedingen.

Viele Krankheiten, deren Vorkommen man einst auf einzelne Menschenstämme beschränkt glaubte, wie die *Elephantiasis Arabum*, haben der Verkehr und die nähere Kenntniss der Hautkrankheiten in einer nicht geahnten Verbreitung nachgewiesen; dasselbe stellte sich Bezugs der *Elephantiasis Graecorum*, des *Yaws*, so wie des *Lupus* heraus, der unter den verschiedensten Namen wie *Lepra simplex*, *Radesyge*, *Scerlievo* etc. nur auf gewisse Strecken und die sie bewohnenden Menschenstämme beschränkt angenommen wurde; die jüngste Zeit mit ihren vielfältigen und fruchtbringenden Forschungen auf allen Gebieten der alten und neuen Welt, verbreitete hierüber Licht, und zeigte den Irrthum, von dem unsere Vorfahren befangen waren. Die Details über diese Hautformen werden wir in dem ihnen gewidmeten Abschnitte geben.

Man weiss schon seit geraumer Zeit, dass sich bei den Hottentoten, um die Wurzel des Steissbeines eine Fettanhäufung *(Steatopyga* *) bilde, wie sie dem *Ovis tartarius* in so hohem Grade eigen ist, jedoch wurde auch unter den Kaffern und unter verschiedenen Stämmen der schwarzen Bevölkerung der Ostküste ein Gleiches beobachtet. Wir selbst haben an einem kurdischen Rekruten im März 1847 einen solchen Fettschwanz gefunden; er wog beiläufig 1½ Pfund und hätte sehr leicht entfernt werden können; jedoch zürnte dieser Sohn der Wildniss gar sehr, als wir ihm den Vorschlag einer Operation machten; wir erfuhren später, dass diese Fettanhäufungen bei Kurden keine so ausserordentliche Erscheinung seien, ja dass man die hiermit bezeichneten für besonders tapfer und für grosse Handlungen fähig halte.

Dass der *Cretinismus* nicht zur Race, sondern nur zum Boden und den sonstigen Lebensverhältnissen in Beziehung stehe, ist eine bekannte Thatsache. Wie wenig übrigens derselbe im Oriente vorkomme, wird an dem geeigneten Orte besprochen werden.

Die Schwarzen werden geisteskrank wie die weissen Menschenstämme. Wir sahen deren mehrere in der Irrenanstalt Constantinopels; nur werden Geisteskrankheiten bei Weissen häufiger beobachtet als bei ersteren, wovon der Grund vorzüglich in dem Standpunkte ihrer geistigen und moralischen Ausbildung und geringern Anzahl zu suchen ist;

---

*) V i r e y (l. c. pag. 83) beschreibt den Fettschwanz der Hottentoten.

je weiter sie in der Erziehung fortschreiten, desto leichter erkrankt ihre Intelligenz.

Meningitis ist bei ihnen selten. Die Häufigkeit der Lungenkrankheiten namentlich der Tuberculose, der Herzleiden, der Dysenterie bei den Schwarzen ist jedem Arzte, dem die Gelegenheit gegeben war, mit diesen Racen zu verkehren, hinreichend bekannt; die Tuberculose nimmt bei ihnen in dem Verhältnisse zu, als sie sich vom heimathlichen Boden entfernen und einem rauhen nördlicheren Klima nähern.

Die Cholera, die Syphilis und die Blattern machen unter den Schwarzen grosse Verheerungen. Wir beobachteten unter den Stämmen mit schwarzer Hautfarbe Wechselfieber so wie Typhus.

Ueber die Besonderheit, welche die Eunuchen Bezugs ihrer Disposition zu Krankheiten darbieten, Folgendes:

a) Die Eunuchen leiden nie an Insolation, jedoch auch bei nicht entmannten Schwarzen ist sie höchst selten, erstere schützt das gemächliche Leben, das sie führen, vor der schädlichen Einwirkung des Sonnenstrahles — Apoplexien sind bei ihnen selten, kommen jedoch vor. —

b) Die Tuberculose der Lungen ist bei den Eunuchen seltener als bei nicht beschnittenen Schwarzen, die günstigen Lebensverhältnisse erklären diese Besonderheit, jedoch leiden sie eben hierdurch häufig an chronischen Lungen-Catarrhen und dem Emphyseme derselben. —

c) Die Eunuchen leiden wie alle Schwarzen sehr oft an *Pityriasis, Ichthyosis, Lichen* und *Ecthyma* — *Alopoecie* ist bei den dunklen Menschenstämmen überhaupt selten, besonders aber bei den entmannten, eben so das Grauwerden der Haare. —

d) Krebs, Gicht sind überhaupt im Oriente selten, also hat ihre geringe Verbreitung unter den Eunuchen nichts Besonderes.

e) Die *Incontinentia urinae* ist nothwendige Folge der Abtragung sämmtlicher äusserer Geschlechtstheile.

Wir finden also in der Stellung des Eunuchen in pathologischer Hinsicht keine Erscheinung, die sich nicht auch bei Nichtbeschnittenen wiederholen würde. Nur begünstigt ihre verweichlichte träge Lebensweise, so wie der Mangel an Begattung eine Reihe von Krankheiten, welche bei den sonstigen in knechtischer Herrschaft lebenden Schwarzen seltener sind, wie die Apoplexie, das Lungen-Emphysem, mit der consekutiven rechtsseitigen Herzerweiterung, Obesität, *Hydrothorax* und *Ascites*. Die Zeit mit ihren Ereignissen verursachte unter den die Türkei bewohnenden Volksstämmen so vielfältige Mischungen, dass sich bei Einzelnen, wie z. B. der türkischen Race der Urtypus fast verwischte, was besonders in der Hauptstadt auffallend ist. Wir deuteten schon anderorts auf die Art und Weise der Kreuzungen, welche die Osmanli's eingegangen sind, hin.

Die Mulatten, grösstentheils von einem türkischen Vater und einer schwarzen Mutter erzeugt, sind im Durchschnitte sehr wohlgebildet, ihre Eltern in physischer Bildung und geistiger Kraft übertreffend; sie vermehren sich rasch sowohl unter sich als mit Individuen schwarzer oder weisser Hautfarbe. Wenn diese Behauptung hin und wieder Ausnahme zu machen scheint, so muss hierbei immer die verderbliche Sitte, die Befruchtung zu hintertreiben oder einen künstlichen Abortus zu bedingen, berücksichtigt werden, denn die grosse Vermehrung der gemischten Menschenracen ist aus allen Punkten der Welt sattsam erwiesen. So lesen wir in Prichard's Naturgeschichte (Wagner's deutsche Ausgabe pag. 185), dass sich die Farbigen, oder die Race, entstanden aus den weissen Kreolen und Negern, in vielen der westindischen Inseln sehr schnell vermehren und zwar vorzüglich durch Familien-Verbindungen unter ihnen selbst. Daraus ist eine besondere Race entstanden, die an vielen Orten so zahlreich ist und so schnell einen festen Fuss gewinnt, dass sie zu der ernstlichen Befürchtung Veranlassung gibt, sie möchte dazu bestimmt sein, endlich der herrschende Stamm im Staate zu werden. — Ein Gleiches beobachtet man mit den *Griquas* oder Bastard-Hottentoten, der Race, entstanden aus den holländischen Kolonisten und den Ureinwohnern Südafrika's; sie bilden an den Grenzen der Kolonisten Niederlassungen eines sich sehr zahlreich vermehrenden Stammes. — Dieselbe Beobachtung wiederholt sich in Südamerika bei den Abkömmlingen aus der Mischung von Spaniern und den Eingebornen. — Der Glaube an eine baldige und reichliche Nachkommenschaft, wenn sich Weisse mit Schwarzen begatten, ist unter dem türkischen Volke so festgewurzelt, dass sich Männer, welche aus ihren mit weissen Frauen eingegangenen Ehen keine Kinder erhalten konnten, schwarze Sklavinnen zu diesem Zwecke beilegen.

Im nördlichen Asien geschehen vielfache Kreuzungen zwischen der tartarischen, mongolischen und tungusischen Race mit den Russen und Chinesen, deren Abkömmlinge ebenfalls über die anderen Nationen des Kontinentes das Uebergewicht erlangten. (P r i c h a r d und W a g n e r l. c. pag. 187.)

P a l l a s berichtet in seinen Memoiren über den Stamm der Mongolen, dass sich die durch Mischung der Russen und Tartaren mit den Mongolen entstandenen Kinder von diesen Racen höchst vortheilhaft auszeichnen; sie sollen nach ihm eine höchst angenehme Gesichtsbildung haben, während jene der reinen Kalmuken oder Mongolen hässlichen und cachectischen Ansehens seien. Dass die Kinder aus der Kreuzung von Celten und Deutschen, diesen und den Slaven durch eine höchst vortheilhafte Gestalt ausgezeichnet sind, kann man am besten in Irland und den slavischen Grenzen Deutschlands sehen.

Die jetzigen Bulgaren, nach der allgemeinen Annahme eines türkisch-slavischen Ursprunges, sind bekanntlich Menschen von vorzüglichen physischen Eigenschaften.

Die manchen, edlen, wahrhaft ästhetisch schönen Physiognomien, welchen man unter den Türken öfters begegnet, sind ganz gewiss auch durch Kreuzungen zu Stande gebracht worden, worunter aller Wahrscheinlichkeit jene mit den Resten altgriechischer Familien die nicht unbedeutendsten gewesen sein mögen. Frauen aus Georgien und Zirkassien modificiren jetzt noch immer die türkische Race zu ihrem Vortheile. Nur verlieren die Ottomanen im Gespräche in der Mehrzahl durch die Trägheit ihres Wesens und die

Einförmigkeit ihrer Gedanken. Hätte der Türke mehr Gewandtheit in den Bewegungen, wüsste er seine körperlichen Vorzüge besser hervortreten zu machen, so wäre diese Nation eine schöne zu nennen. Ein Beweis dafür ist die Truppe, welche beim Vergleiche mit der russischen, Bezugs der physischen Bildung, offenbar den Vorzug verdient.

Durch die Kreuzung des Türken mit Kurden, Albaniern und Arabern gewinnt die Nachkommenschaft, weniger durch jene mit den zu massiv gebauten Armeniern oder den Israeliten zu Stande kommenden.

Es wird aus dem Gegebenen zur Evidenz erwiesen, dass die Abkömmlinge aus den verschiedenen Mischungen der im Oriente einst oder jetzt noch lebenden Racen sich in fortlaufender Linie fruchtbar zeigen, was dem Naturforscher eben so viel sagen will, als alle Menschenstämme sind nur Varietäten einer Spezies, da sich Bastarde der Thiere von verschiedenen Spezies entweder gar nicht fortpflanzen können, oder doch wenigstens bald aussterben.

Aus dem Vorhergehenden wird jedoch auch ersichtlich, wie Unrecht die Aeusserung Einzelner sei, dass Kreuzung der Race *Rhachitis* veranlasse; wir kommen auf diesen Gegenstand an einem anderen Orte zurück.

Die Mulatten verlieren, je mehr sie im Laufe der Generationen dem Mutterstamme unähnlich werden, die früher schon besprochenen pathologischen Eigenthümlichkeiten der Schwarzen; Menschen von dunkler Hautfarbe, welche in Kleinasien oder in Rumelien, überhaupt ferne vom Vaterlande dieser Race geboren wurden, nähern sich, Bezugs ihrer Krankheitsanlagen schon in der ersten Generation den Weissen derart, dass zwischen beiden nur wenig Unterschied mehr gegeben ist, sie zeichnen sich übrigens auch durch grössere Muskelstärke aus, ihre Unterschenkel haben meist kräftige Waden, die den Schwarzen Afrika's fast ganz fehlen.

Der Albanese so wie der Kurde leiden mehr an Heimweh als der eigentlich Osmanli, sie sind listiger wie er, und überflügeln ihn daher bei jeder Gelegenheit; bei Albanesen konnten wir vielfach beobachten, dass sich ihr Darmkanal durch eine vorherrschende Empfindlichkeit auszeichnet; ihre

Hauptkrankheiten sind: Gastralgien, Koliken, Diarrhöen und Dysenterien; bei Pneumonien wird von ihnen der *Tartarus emeticus* weniger gut vertragen, als vom Kurden und dem ächten Türken; wahrscheinlich ist dieses jedoch keine Eigenthümlichkeit der Race, sondern vielmehr Folge des grossen Kummers, von dem sie beim Eintritte in die Truppe befallen werden, so wie auch eine Wirkung der veränderten Nahrung und Lebensweise, weil sich unter den im Civil lebenden Albanesen die gegebene Beobachtung nicht wiederholt; sie gedeihen bei ihren in der Hauptstadt gemachten Unternehmungen sehr gut, jedoch sind sie frei und leben, wie sie es in der Heimath gewohnt waren. Die Sterblichkeit ist in der Truppe unter den Albanesen verhältnissmässig viel stärker als unter den Osmanlis. Wir schenkten diesem Gegenstande durch mehrere Jahre unsere volle Aufmerksamkeit; die Mortalität war unter ersteren, trotz sie die gleiche Behandlung erfuhren wie die übrige Mannschaft, und zu den gleichen Dienstleistungen verwendet wurden wie diese, um 2 Prozent grösser. Auf diese traurige Erfahrung hin beurlaubte man auch diese Gebirgssöhne viel leichter als die übrige Truppe. Es ist in der That sonderbar, die Macht des Kummers auf diesen kräftigen Naturmenschen zu beobachten; er tritt in das Spital, über Mattigkeit, Appetitlosigkeit und einen Druck in der Magengrube klagend, ohne dass sich oft durch die sorgfältigste Untersuchung ein organisches Leiden ermitteln liesse, er liegt durch Wochen in einem fieberlosen Zustande brütend dahin, weder Verlangen nach Nahrung noch Lust zur Conversation ausdrückend; auf wiederholte Fragen nur über Magen- und Nabelschmerz klagend, der nach seiner Aeusserung durch Tag und Nacht fortdauert; so welkt er rapid dahin und geht unaufhaltsam zu Grunde, wenn man ihn nicht der Heimath zusendet. Dem Tode gehen in diesem Falle heitere Delirien mit Singen begleitet voraus. Luftwechsel, der Aufenthalt durch 1—2 Jahre in seinen Bergen stellt ihn wieder her und macht ihn zum Kriegsdienste vollkommen tauglich. Nie sahen wir bei solchen Kranken blutiges Erbrechen oder Diarrhöen aus verkohlten Massen, so dass wir auf Magengeschwüre zu schliessen Grund gehabt hätten; sei es aber, dass auch einfache Erosionen gegeben sind, so war doch der Verfall der Kräfte so rasch, wie er sonst nie bei derlei Zuständen beobachtet wird. — Bei den Albanesen ist auch jene Krankheit, die wir als die *Periostitis alveolaris* aufführen werden, häufiger als bei den übrigen Soldaten; ein längerer Aufenthalt in den Spitälern bedingt bei ihnen frühzeitig einen hydrämischen Zustand, welcher zu Ausschwitzungen in die verschiedenen Höhlen des Körpers Veranlassung gibt; kommt Scorbut vor, so leiden sie die ersten daran; kurz, es erweiset sich aus allen mit ihnen zu machenden Erfahrungen, dass sie noch zu wenig an die Verhältnisse eines geregelten Stadt- oder Kasernenlebens gewöhnt sind, um ohne bedeutenden Schaden der Gesundheit für die Mehrzahl derselben in den Militärstand eingereiht werden zu können.

Die Kurden leiden auch häufig an Heimweh, obwohl seltener als die Albanesen, auch bei ihnen verlangt die Anordnung von kräftigeren Arzeneien besondere Vorsicht, da sich oft auf kleine Dosen *Calomel* oder *Tartarus emeticus*, ungemein nachhaltige Wirkungen äussern, wohl begreiflich, da diesen nomadisch lebenden Völkern nichts fremder ist, als Medicamente salinischer Natur. Auch bei den Kurden ist die Erkrankung eine grössere als bei den ächten Türken, und ihre Sterblichkeit zeigt sich $1\frac{1}{4}$ Prozent stärker als jene der letzteren. Der Kurde und Albanese erreicht in der Heimath ein hohes Alter.

Als sehr gesund, kräftig und ausdauernd zeigen sich die Araber, trockenen hagern Aussehens entwickeln sie doch eine grosse Muskelstärke, und bei kluger, ihrem Ehrgeize schmeichelnder Behandlung einen Eifer für den ihnen zugewiesenen Dienst, der sie weit über die Osmanli stellt; die Spitäler haben mehrere Krankenwärter arabischen Ursprunges, die nichts zu wünschen übrig lassen. — Die Regsamkeit ihres Geistes, der innere Trieb zur Thätigkeit stellt die Araber über die Türken, sie sind in der Masse einer viel höheren Ausbildung fähig, als letztere, und geben sich in ihrem ganzen Wesen und Treiben als einer anderen

Menschenrace angehörig kund. Da sie es nicht lieben, unter türkischer Herrschaft zu stehen, so suchen sie sich durch alle erdenklichen Simulationen der Last des Dienstes zu entziehen, und geben hierdurch eben dem ärztlichen Neuling vielfache Gelegenheit zur Selbsttäuschung; wirkliche Erkrankungen sind bei ihnen viel seltener als bei allen übrigen in der Truppe dienenden Nationen; da sie sich leicht auf fremden Boden acclimatisiren, so ist bei ihnen das Heimweh etwas Ausserordentliches; einfach in ihrer Lebensweise und ungemein genügsam veranlassen sie weniger gastrische Zufälle als die Türken; sie sind jedoch bei herrschenden epidemischen Diarrhöen und Dysenterien (die Hauptkrankheiten ihres heimathlichen Bodens) oftmals leidend; sie erhalten sich jedoch unstreitig unter dem Einflusse chronischer Leiden länger als die Osmanli's, Albanesen, Kurden und Schwarzen. — Die Mortalität derselben ist in der Truppe um 1 Prozent geringer, als jene der Türken. Der eigentliche Türke tröstet sich durch Religionsgründe sehr bald über die Trennung vom Vaterhause, sorgenlos nur auf die Befriedigung seiner Bedürfnisse bedacht, vegetirt der türkische Soldat (*sensu strictiori*) seine Dienstzeit dahin, ohne in seinem Schlafwachen für Ehrgeiz und höhere Bildung empfänglich zu sein; die Ruhe, die Gemächlichkeit liebend, ist er verhältnissmässig empfindlicher für äussere Einflüsse als die übrigen Nationen, daher bei keinem dieser so viele Catarrhe, Pneumonien, Rheumatismen, Diarrhöen und Dysenterien vorkommen als bei ihm; er leidet durch seine häufigen Diätfehler sehr oft an Gastricismen, verzögert durch diese den Lauf vieler Krankheiten und wird selbst Ursache lebensgefährlicher Recidiven.

Der Armenier, nüchtern und arbeitsam seinen Geschäften nachhängend, erkrankt viel seltener als der Türke, durch eigene Schuld, nur leidet die Jugend oft an Folgen der Onanie oder überhaupt der Liebesexcesse, in welcher Hinsicht sie wohl dem Türken gleich stehen möchten. — Die Sodomie wird von den Armeniern weniger häufig als von den Osmanli's getrieben. Es ist jedoch ein Charakterzug des Armeniers sich von den Geschäften zurückzuziehen, sobald es ihm durch Fleiss oder besondere Begünstigung von Seiten des Schicksals gelungen ist, seine Zukunft gedeckt zu sehen; dadurch wird oft Ursache gegeben zur Fettleibigkeit und zu habituellen Hirncongestionen, welchen viele Armenier durch einen apoplektischen Anfall unterliegen. Bei ihnen werden auch Herzkrankheiten in grosser Anzahl beobachtet, deren Grund theils in einer durch Verkühlung zur Entwickelung gekommenen *Endocarditis*, theils auch in vielfachen Gemüthsbewegungen zu suchen ist, denn da die Armenier die Geldangelegenheiten der Türkei leiten, so ruht oft ihr ganzer Wohlstand nur auf dem Bestande eines Ministeriums, sie bilden Parteien mit den Grossen des Reichs. Religionsverfolgung besteht unter der humanen Regierung des Sultan A b d u l - M e d s c h i d keine mehr, so dass diese Seite nicht mehr so zu fürchten ist, wie einst. Der gemeine Armenier leidet durch die vielen Feuersbrünste und Bankerotte sehr viel in gemüthlicher Hinsicht; beide machen oft den betriebsamsten Menschen in kürzester Zeit zum Bettler. — Der Armenier trinkt weniger als der Türke, dem der Uebergenuss geistiger Getränke viele Uebel bereitet. Die Folgen des übermässigen Genusses des Kaffee's und des Tabaks theilen beide.

Die Israeliten des Orients mögen die unreinsten der Welt sein, ihre schlechten Wohnungen, so wie die Vernachlässigung der Hautkultur begünstigen die Skropheln und Hautkrankheiten mehr als bei jeder Nation; die Mädchen sind durchgehends chlorotisch. Die Fruchtbarkeit ist bei ihnen geringer als bei den übrigen Nationen, sie leben genügsam und ohne Excesse.

Der Grieche, an und für sich zarter gebaut als der Armenier, untergräbt in der Mehrzahl frühzeitig seine Gesundheit durch die Excesse der Venus in ihren natürlichen und aussernatürlichen Aensserungen, durch den Missbrauch des Weines, der gebrannten Wässer, des Tabaks und Kaffee's; die Griechen altern darum früher als alle anderen Nationen und erreichen ein weniger hohes Alter als sie. Sollten wir vom Civilstande die Nationen nach ihrer Fähigkeit in die höheren Altersstufen vorzurücken aneinanderreihen, so müss-

ten wir sie nach unseren Erfahrungen so stellen: zuerst
den Araber, dann den Kurden, Albanesen, Armenier, Türken, Griechen, Israëliten, und zuletzt den Schwarzen,
welcher am schwersten in die Länge gedeiht, besonders
der, dem ein häusliches Leben angewiesen ist, während derjenige, welcher im Korps der Feuerlöscher oder als Stall-
knecht dient, sehr gut gedeiht. — Es ist gewiss eine Besonderheit Constantinopels, dass die Männer viel zeitlicher
erliegen als in Europa, derart, dass nur sehr wenigen gegönnt ist, sich noch in ihrem 20. Lebensjahre der Sorgfalt
eines Vaters zu erfreuen, während die Mütter lange leben. —
Wir suchen den Grund in den Beschwerden des öffentlichen
Lebens, in den grossen Distanzen, den Gefahren der See-
fahrten, denen die Hälfte der beschäftigten Männer täglich
ausgesetzt sind, in dem verderblichen Einflusse des raschen
Temperaturwechsels in Constantinopel und in so manchen
verderblichen Sitten. Der Bewohner in den Provinzen erreicht darum auch ein höheres Alter, als jener der Hauptstadt; die verhältnissmässig grössere Sterblichkeit der Männer zu jener der Weiber wiederholt sich auch unter den
Europäern; die Sucht, in kurzer Zeit sich zu bereichern,
nutzt denselben frühzeitig ab, und bereitet ihm einen zeit-
lichern Tod als im Vaterlande. Zieht sich der Europäer
von seinem bewegten Leben plötzlich zurück, um in Ruhe
das Erworbene zu geniessen, so ist es auch bei ihm dieser
rascheren Wechsel in seiner Lebensweise, welcher ihn sehr
kränklich macht; wir beobachteten bei zwei Männern, die
auf ihren Lorbeeren auszuruhen dachten, Magen- und Leber-
krebs. — Die im Oriente lebenden Europäer ergeben sich
fast alle dem Uebergenusse des Tabaks und Kaffee's, weniger dem des Weines; leider sind jedoch unter den europäischen Säufern die Meisten deutscher Abkunft.

Wie selten überhaupt die Geisteskrankheiten unter allen
Nationen des Orientes sind, werden wir in dem denselben
bestimmten Abschnitte näher zu beleuchten Gelegenheit
haben.

Die Frauen aller Nationen des Orientes leben durch
die ihnen angewiesene zurückgezogene Lebensweise mehr

oder weniger in denselben pathologischen Verhältnissen; *Uterus* und Herzleiden mit sekundärer Spinal-Irritation, oder diese primitiv entwickelt, sind ihre häufigsten Krankheiten. Die Gebärmutter leidet durch die Excesse der Venus und durch die Anwendung vieler örtlicher Mittel zur Erreichung von Zwecken, die wir schon besprochen haben. — Die Freiheit des Weibes, selbst des türkischen, nimmt täglich zu; die armenischen beschäftigen sich, den Schleier auch auf der Strasse nicht mehr tragen zu dürfen. Gelingt die Emancipation, so wird diese auf die Gesundheit nur den wohlthätigsten Einfluss haben.

R.

Einfluss der Beschäftigungsweise auf Erzeugung von Krankheiten.

Da wir bei Betrachtung der einzelnen Krankheiten ihre Beziehung zum Klima, so wie ihre Häufigkeit oder Seltenheit in den verschiedenen Ständen würdigen werden, so übergehen wir hier diesen Gegenstand, weil ein kurzer Ueberblick doch nicht die gehörige Einsicht in diese Verhältnisse liefern kann; nur sei erwähnt, dass in der Türkei, wo die Landesindustrie sehr mangelhaft ist, noch keine Beobachtungen vorliegen, in wie fern viele als besonders der Gesundheit nachtheilige Gewerbe ihren schädlichen Einfluss auf die Orientalen kund geben. So gibt es in der Türkei nur wenige Zündpulvermacher, keine Bleiarbeiter, keine Mineralsäure- und Farbenmacher, keine Spiegelmacher, eine einzige Seidenfabrik (seit 1842), sondern diese Stoffe werden grösstentheils aus Europa zugeführt; die Kupferarbeiter, Töpfer und Baumwollenspinner, Gewerbe, die seit längster Zeit in der Türkei betrieben werden, leiden an den allseitig bei ihnen beobachteten Krankheiten.

Da der Tabak von Privaten bebaut und verarbeitet wird, so finden sich in der Türkei keine so grossartigen Fabriken wie in Europa; übrigens wird das Tabakblatt einfach getrocknet und ohne einer Beizung unterworfen zu werden, verschnitten; es beschäftigen sich mit diesem Artikel nur Männer, die ohnedem von Jugend auf an die Wirkung des Rauchens gewohnt sind, daher wir uns nicht erinnern können bei diesen Krankheiten beobachtet zu haben, die nur als Folge der narkotischen Action des Tabakes zu betrachten gewesen waren; es fiel uns jedoch oft das chlorotische Aussehen von jungen Leuten auf, welche in den Tabaksauslagen Constantinopels den Verkauf besorgen. Da sich diese Beobachtung vielseitig wiederholt, und auch M e l i e r

(welcher die Krankheiten der Tabakarbeiter in den französischen Fabriken zum Gegenstande seiner Beobachtungen
machte), ein Gleiches in den *Annales d'Hygiène publique* p.
68 mittheilt, so ist es allerdings wahrscheinlich, dass der
Tabak wie der Kohlen- und Wollstaub zur Chlorose Veranlassung geben könne, nur mag die Wirkung des ersten
durch seine narkotischen Eigenschaften um so intensiver sein.

Der Schnupftabak, welcher im Oriente überhaupt einen
gegen Europa verhältnissmässig geringen Absatz findet,
wird besonders aus England eingeführt, in der Türkei wird
sehr wenig erzeugt.

Ueber Schneider, Schuster und Matrosen könnten wir
nur Bekanntes mittheilen, letztere leiden viel an den Folgen
des Trunkes so wie an den Wechselfiebern, weil alle Häfen
der Türkei, den Constantinopels ausgenommen, aus Nichtbeachtung der Sanitäts-Massregeln die Quelle sehr heftiger
Wechselfieber werden, auch die Donau-Mündungen sind zur
Sommerszeit sehr ungesund, so dass die meisten Seeleute
im Sommer und Herbste dort erkranken. Die Lastträger
und Ladensteher leiden wie überall an *Varices* der Füsse.

Da wir auf das Leben des Militärs im Laufe unserer Abhandlung fortwährend hinweisen werden, so deuten
wir hier nur auf die Unterschiede hin, welche der Truppen-
Körper auf die Krankheitsbildung hat.

Die Artillerie und die Kavallerie haben unverhältnissmässig mehr Darmbrüche, Hämorrhoiden, Beinbrüche und
Luxationen als die übrige Truppe; die Tuberculose ist bei
ihnen um 10% seltener als bei der Infanterie; ob der Art
des Dienstes kommen bei der Artillerie die schwersten Verletzungen vor.

Die Infanterie leidet ob der ausgedehnten Wachposten
häufiger an *Insolationen, Catarrhen, Pneumonien, Rheumatismen, Pleuresien, Endo - Pericarditis, Peritonitis, Diarrhöen*
und *Dyssenterien* als andere Truppen.

Die Monturs-Arbeiter leiden mehr als die im activen
Dienst Befindlichen an *Tuberculose, Periostitis scrophulosa*, an
Ophthalmien, Krätze, *Impetigo, Ecthyma, Psoriasis, Rupia* und
Mastdarmfisteln.

Die in der Gewehrfabrik Arbeitenden erleiden häufig Verletzungen am Auge durch das Eindringen von fremden Körpern.

· Die Pulverfabrik sprang 1728 und 1849 in die Luft, beide Male am 2. Juni, wie begreiflich mit bedeutendem Verluste an Menschenleben.

Da der Uebergang von der Kleidung eines türkischen Bauers zu der des Soldaten mit wesentlichen Veränderungen verbunden ist, so resultiren daraus mehrere Uebelstände, besonders sind diese bei der Kopfbedeckung sehr fühlbar. Wir werden sie bei der Insolation näher würdigen. Die Kleidung des männlichen Civilstandes ist dem Klima und seinen Schädlichkeiten entsprechend. Das Weib ist unläugbar in dieser Hinsicht im Nachtheil, worauf wir bei mehreren Krankheiten hindeuten wollen.

Boudin stellt in seinem Aufsatze über die Sterblichkeit der Armeen (*Annales d'Hygiène publ.* XXXV. p. 241. XXXVI. p. 86) 15 Sätze auf, von denen wir einzelne in nähere Berücksichtigung ziehen wollen. So sagt er im Punkte:

I. Der Verlust, den die Armeen durch Krankheiten erleiden, ist grösser als der durch das Feuer des Feindes; diess kann unter gewissen Verhältnissen wahr, unter andern jedoch nicht wahr sein, da es hierbei auf die Art der Krankheiten und die Eigenthümlichkeit des feindlichen Confliktes ankommt.

II. Eine naturgetreue Beobachtung ist es, wenn Boudin sagt: dass die europäischen Armeen beim Ausmarsche aus dem Vaterlande eine grössere Sterblichkeit erfahren, je mehr sie sich dem Aequator nähern, und dass bei den Negern das Gegentheil statt finde, indem ihre Mortalität im geraden Verhältnisse mit ihrer Entfernung vom Aequator zunimmt.

III. Nicht minder richtig ist nach unseren Erfahrungen Boudin's Bemerkung, dass die Armeen selbst im Vaterlande immer einen grössern Verlust beobachten lassen, als das Civil.

IV. Boudin sagt: in den tropischen Ländern weicht die jährliche Zahl der Todten in verschiedenen Jahren sehr bedeutend ab, so dass die Sterblichkeit in einem Jahre niemals zur Schätzung der Mortalitätsgesetze dienen könne; wir glauben, dass diese Beobachtung nicht nur für die tropischen Gegenden, sondern auch für nördlichere Geltung habe, da Epidemien, ungünstige Dienstverhältnisse und viele andere Einflüsse die Sterblichkeit der Truppen von einem Jahre zum andern wesentlich ändern können.

V. Dass in den ungesundesten tropischen Ländern eine kluge Wahl der Lokalitäten den Gesundheitszustand der Truppen verbessern könne, gilt für den ganzen Erdball.

VI. Dass die Sterblichkeit der Landtruppen überall grösser sei als die der Marine, bestätigt sich in der türkischen Mannschaft nicht.

VII. Boudin kämpft, nach den von uns eingezogenen Nachrichten, mit Recht gegen die Hypothese, als bessere sich der Gesundheitszustand europäischer Soldaten in den Tropen; die eigentliche Acclimatisation der Europäer kann dort nur durch Kreuzungen oder durch allmähliches Vorrücken in jene Gegenden statt finden; wir kommen auf diesen Punkt noch an einem andern Orte zurück.

VIII. Boudin irrt nach unseren Erfahrungen sehr, wenn er den Satz aufstellt: „In allen Ländern, wo man bis jetzt auf den Einfluss des Alters geachtet hat, beobachtete man die geringste Sterblichkeit der Soldaten von 18 — 25 Jahren;" in der türkischen Truppe sind es die zu dieser Altersklasse gehörigen Individuen, welche weniger aushalten, als die bejahrteren. Wäre Boudin's Aeusserung wahr, so müssten die Rekruten ein günstigeres Gesundheitsverhältniss darbieten als es aller Orts der Fall ist.

IX. Richtig sagt Boudin: „Nationalität und Race begünstigen oder neutralisiren den pathogenetischen Einfluss der Klimate, worauf wir ohnedem bei Besprechung des Einflusses der Race auf die Erzeugung von Krankheiten hingedeutet haben. —

S.

Wissenschaftliche und Volks-Medizin.

22*

Die Medizin, Tochter der Zeit, der Beobachtung und des Verstandes, durchlief — einem Individuo gleich — verschiedene Zeitalter, unterlag zahlreichen Entwickelungen, und konnte nur zu einer vollkommenen Ausbildung gelangen, nachdem sie durch eine kindliche Periode gegangen ist.

Wenn die Medizin unter den Egyptiern einst höher stand, als im Abendlande; wenn im Osten der Romulus der Aerzte (wie Sydenham den Hippocrates nennt), Asclepiades der Schöpfer der anatomischen Medizin; Celsus, die an Themison's Systeme (*strictum et laxum*) hängenden Dogmatiker, die Empiriker, die Eklectiker, der Polypharmaceut *Galen*: die Gründer und einzigen Vertreter der Medicin gewesen sind, deren Lehren, besonders der *Galenismus*, noch anfangs des 16. Jahrhunderts in den Schulen des Occidents despotisch herrschten; wenn sich ausser der arabischen Schule in Cordova (8. Jahrhundert), der in Salerno (11. Jahrhundert) und der zu Montpellier (12. Jahrhundert) keine eines Rufes erfreute, so regte sich doch mit dem Ende des Mittelalters in der Generation, deren Repräsentanten es vorbehalten war, die Buchdruckerkunst, die Magnetnadel, die Bewegung der Erde, die Gesetze der Schwere, den Umlauf des Blutes und eine neue physische Welt zu entdecken, welche — Politik und Religion reformirend — auch die medizinische Wissenschaft ihrer Aufmerksamkeit würdigte, ein Beobachtungs- und Forschungsgeist, welcher Bahn brechend, nach vielfachen Verirrungen (Paracelsus und Van Helmont), durch Sydenham,

Baglivi und Boërhave Quelle einer progressiven Richtung wurde, die durch Stahl's Animismus, wenn nicht
verlor, doch gewiss nichts gewann, indessen durch Haller's
Bemühungen in der Physiologie, Bonnet's, Morgagni's
Leistungen in der pathologischen Anatomie, Auenbrug-
ger's Schöpfung der Percussion, Bichat's Verdienst um
die allgemeine Anatomie jene Vorbereitung erhielt, die sie
fähig machte, trotz des dichotomischen System's Brown's,
so wie jener Rasori's und Broussais, Hahnemann's
und Giacomini's, die Reformen der neuesten Epochen
eingehen zu können. (Siehe Bouillaud's *phil. méd.*)

Die Medizin Constantinopels, jeder Originalforschung
entbehrend, folgte mit dem gesammten Oriente den Fortschritten des Abendlandes, in so ferne die hier lebenden
Aerzte mit denselben mehr oder weniger vertraut waren
und sind; da jedoch bis auf die jüngste Zeit die Polizei
der Medicin ohne jede Aufsicht geblieben, Jeder nach Be-
lieben den Arzt und Apotheker machen kann, Aerzte der
verschiedensten Nationen ankommen, ohne sich über ihre
Befähigung weiters ausweisen zu dürfen, ja den Priestern,
so wie dem, zum Curiren besondern Hang fühlenden Weibe,
durch die im Volke tiefgewurzelten Vorurtheile ein grosser
Wirkungskreis offen steht, so ist das hiesige ärztliche Treiben
im Civile ein so buntes Gewirre von Persönlichkeiten und
Ansichten, dass es Jahre bedarf, um einen richtigen Blick
in diese Verhältnisse zu gewinnen, die übrigens viel Ruhe
und Selbstverläugnung erfordern, um sich stets mit der
gehörigen Delikatesse benehmen zu können.

Nachdem unter den in Europa gebildeten, und hier
ansässig gewordenen älteren Aerzten der Brownianismus in
dem ersten Decennium dieses Jahrhunderts noch geübt
wurde, bekehrten sie sich im Verhältnisse zu Broussais's
System, als dessen Ruf in Europa wuchs, und seine Werke
die bestehende Literatur in Schatten setzten. So fasste
dieser Messias der neuen Medicin (wie ihn Bouillaud nennt!)
auf türkischem Boden Fuss, und ist derzeit da noch fester
gestützt, als irgendwo. Die Fieber sind seinen Vertretern
alle symptomatisch, und ihr Ursprung nur in den ersten

Wegen zu suchen, daher auch die *Gastritis, Gastro-Enteritis*, die *Hepatitis* die Hauptrolle unter den hiesigen Diagnosten spielen, und nur hin und wieder durch eine Encephalitis modificirt werden. Seit jenem Umsturze in den Prinzipien floss und fliesst Blut in Strömen, jedoch ist die Population durch den Lauf der Jahre schon derart daran gewöhnt, dass man eine mit 8—9 Aderlässen, und 7—800 Blutigeln zu Ende geführte Behandlung eines acuten Falles für nichts Ausserordentliches hält. Rasori's und Giacomini's Systeme gediehen hier eben so wenig, als die Homöopathie und Hydropathie, da ihre Vertheidiger sich aus Rücksichten zu Broussais bekehrten, die ihnen näher lagen, als die wissenschaftliche Ueberzeugung.

Gleichen Grundsätzen folgte die Unzahl der hier practisirenden Individuen, welche nie einen geregelten medicinischen Curs machten; sie sind theils politische Flüchtlinge (aus Italien und Polen), welche nach vergeblichen Versuchen, andererseits Erwerb zu finden, endlich Zweck in der Ausübung der Medicin erreichten; theils Levantiner meistens gewesene Apotheker oder Dolmetscher und Bediente bei Aerzten. Die sie belehrenden Bücher sind entweder aus der Hand Broussais oder seiner Schüler hervorgegangen; mit dieser Literatur grenzt sich das Wissen streng ab; auf den Rezepten dieser Heilkünstler findet man die sonderbarsten Schreibarten wie *Ipegaguana, Papaver rojades, ex Consilium etc.*, wir lasen folgendes Rezept:

Rad. Valer.

" *Colomb.*

" *Ratan. aa.* — drach. *ʒ̄ȷ̄ȷ̄*

Fiat Decoctum unc. *Vȷ̄ȷ̄ȷ̄*

Col. adde

Pulpae Cassiae

Elect. lenit.

Crem. Tart. aa. drach. *ȷ̄ȷ̄ȷ̄*

Syr. simpl. dr. *IV.*

DS.

Die weiteren Fortschritte der Medicin werden keiner Berücksichtigung würdig gehalten, da im practischen Leben für den Arzt Kenntniss der Landessprache und Sitten viel nothwendiger erscheint, als eine streng wissenschaftliche Bildung. Bei Consultationen, wo sich die heterogensten Ansichten begegnen, wo, ob der Verschiedenheit der Charaktere, Kenntnisse, Leidenschaften und Interessen, selten eine Einheit besteht, ist anspruchsloses Hinstellen der individuellen Meinung mit strenger Schonung der Ansicht der übrigen Aerzte die sicherste Mittelstrasse.

Alle Apotheker und Droguisten üben ärztliche Praxis aus, so dass die Anzahl der unter den hiesigen Bewohnern (800,000) practicirenden Individuen auf 6—7000 angenommen werden kann.

Die Blutentziehungen sind in der Behandlung aller Krankheiten beliebt; die Population bringt selbe oftmals ohne ärztlichen Rath in Anwendung. Es ist nicht zu läugnen, dass der südliche Himmel das Blut leicht zur Wallung bringt, und Blutentziehungen da leichter vertragen werden, als in höheren Breitegraden, so dass alle hier lebenden Aerzte, selbst jene, die nicht B r o u s s a i s Anhänger sind, mit denselben freigebiger werden, als es in den Schulen, wo sie gebildet wurden, gebräuchlich war. Jedoch Alles in Betracht gezogen, wird hier mit Blutentleerungen grosser Unfug getrieben. Jeder Schwangeren wird bis zu ihrer Niederkunft 3—4mal zur Ader gelassen, und zwar an den Venen des Handrückens; bei Amenorrhoë (sei der Grund welch' immer) wird am Fusse Blut entzogen, nachdem schon eine bedeutende Menge Blutegel an und in die Geschlechtstheile verwendet wurde. Im Frühjahr ist es eine stehende Sitte, dass die Menge der hier lebenden Hämorrhoidarier nebst dem innerlichen Gebrauche auflösender Decocte sich Blutegel an den After setzen, und die Blutung dadurch unterhalten lassen, dass sie sich auf einen durchlöcherten Stuhl setzen, unter welchem ein mit heissem Wasser gefülltes Gefäss steht, wodurch die Wasserdämpfe in das Rectum aufsteigen. Kopfschmerz, Ohrensausen, Mückensehen, Druck in Magen werden oft Ursache von profusen Blutentziehungen, so dass die Zufälle der Anämie oft viel gefahrvoller werden, als das Kranksein je zu werden drohte. Ist nun ein bedeutenderes Leiden gegeben, so tritt die Blutarmuth fast durchschnittlich als Complication ein, und veranlasst im günstigsten Falle eine träge Reconvalescenz, häufiger aber Nervenkrankheiten, unter welchen bei Frauen ein Erethismus des Nervensystems mit allen jenen Erscheinungen, welche auf Spinal-Irritationen zurückgeführt werden können, oben ansteht. Das hiesige Weib (welch' immer Nation es sei), ist durch die zurückgezogene Lebensweise, durch den Mangel an hinreichender Thätigkeit und Bewegung an und für sich zu nervösen Zufällen schon sehr geneigt, welche nach übermässiger Schwächung des Blutes mit um so grösserer Gewalt hervortreten.

Bei Icterus scarifizirt man die untere Zungenfläche, die Stirne und die Nase*), oder man rasirt den Scheitel, macht Einschnitte in die Haut, und reibt eine aus Knoblauch und Fett bestehende Salbe ein. Bei der leisesten Zuckung der Neugebornen, bei der *Eclampsie* der Wöchnerinnen wird die Wirbelsäule in grosser Ausdehnung scarificirt; bei Rheumatismen, bei *Prurigo*, Krätze, *Psoriasis* und *Eczem* thut man ein Gleiches, jedoch in einem Ueberflusse, der Mitleiden erregt.

Das beim Schröpfen übliche Verfahren ist in soferne eigenthümlich, dass man an den zur Blutentziehung bestimmten Orten mit einem Rasirmesser oder einer Lancette Einschnitte macht, hierauf ein oben abgesägtes Horn mit seiner geglätteten Basis aufsetzt, und die Luft durch wiederholtes Saugen am engeren Ende verdünnt, und dieses dann mit Wachs schliesst**).

Das Aderlassen geschieht häufiger mit der Lancette, als mit dem Schnepper. Die Art und Weise, die Vene zur Schwellung zu bringen, unterscheidet sich von der in Europa üblichen dadurch, dass das rothe, nur fingerbreite Seidenband befeuchtet um die Extremität geführt wird; be-

---

*) Von den Arabern abstammende Methoden.
**) Dieses Verfahren wurde von Mungo-Park auf seiner Reise im Innern Afrika's zu Ende des vorigen Jahrhunderts gesehen, und in seinem Werke 1799 erwähnt.

gegnen sich die beiden Enden das zweite Mal, so wickelt
man das Eine 3—4mal um das Andere, gibt jenes dann in
Form einer Schlinge zwischen der, ersten Kreistour und die
Haut, und drückt nun den Knoten an die Gliedmassen an.
Ist nach Eröffnung der Vene die an der Peripherie befindliche Blutmenge entfernt, so hat man nur durch Ausziehen
obiger Schlinge den Druck zu mindern, um durch leichtes
Zu- und Aufdrehen der zweiten Kreistour den Ausfluss des
Blutes in gewünschtem Masse zu erhalten. Zum Verband
dient ein Stück Baumwolle, an die Venenwunde aufgedrückt
und mit einem Tuche festgehalten. Ein von Wien zurück-
kehrender Türke erzählte den Seinen, dass es dort keinen
Chirurgen gäbe, der so gut zur Ader lassen könne, wie die
in Constantinopel.

Zum Stillen der Blutung aus Blutegelbissen wird fein
gestossener Caffee oder Zucker, auch *Bolus arm.*, mit Limoniensaft vermischt, in die Wunde gerieben, und diese
dann mit gebrannter Baumwolle bedeckt, obwohl ich mich
auf Fälle erinnere, wo der *Lapis infernalis*, ja selbst Dieffenbach's umschlungene Nath nothwendig wurde.

Da der *Hirudo medicinalis* sehr selten geworden ist, so
kommen nothgedrungen im hiesigen Verkehr folgende Arten vor:

1. *Hirudo bilineatus.* Steht dem *medicinalis* nahe, hat
nur zwei Längsstreifen, der Bauch mit vielen feinen, dunklen
Flecken besetzt.

2. *Hirudo officinalis.* Hat 4—6, auch mehrere braunrothe Längsstreifen; der Bauch olivengrün, auch heller,
aber immer ungefleckt; er ist in der europäischen Türkei
so häufig, als in Ungarn.

3. *Hirudo interruptus.* Hat 6 gelbe oder orangefärbige
schwarz punktirte Längsstreifen, die ununterbrochen erscheinen; der Bauch ist gelb, grünlich und grauröthlich;
er findet sich häufig in Rumelien.

Der Verbrauch der Blutegel ist sehr gross; ihr Preis
ist trotz des Reichthums, welchen die Türkei daran hat, ob
der bedeutenden Consumtion im Lande und der beträcht-

lichen Exportation sehr hoch. Das Stück kostet — je nach der Jahreszeit — 4—12 kr. C. M.

Das Volk ist von dem Glauben eingenommen, dass man bei Kopf-, Hals - und Brustleiden die Blutegel immer an den After, bei Kindern an die Arme setzen müsse, da durch das Ansetzen derselben zunächst der ergriffenen Theile das Blut eher zu- als abgeleitet werde, so wie auch dem Aderlasse in den erwähnten Leiden mehr Wirksamkeit zugeschrieben wird, wenn er am Fusse gemacht wurde.

Einen grossen Missbrauch macht das Volk (keine der hier lebenden Nationen ausgenommen) mit Vesicantien und Fontanellen; wegen den unbedeutendsten Ursachen quält es sich damit durch Monate. Man wählt für letztere mit grosser Vorliebe die äussere Wadenseite, um von dort aus alle üblen Stoffe aus dem Körper zu entfernen. Statt der *Lytha vesicatoria* ist in der Levante die sehr häufige *Mylabris fasciata* in Gebrauch. Vesicantion verbindet man im Sommer mit einem frischen unbehaarten Blatte. Zur Unterhaltung der Eiterung von Fontanellen bedient man sich gewöhnlicher Erbsen, der Kügelchen aus der Wurzel von Viola oder auch solcher, die aus Glas oder Bernstein gemacht sind.

Zum Seton entschliesst man sich schwer; geschieht es, so hat man grosses Vertrauen, die Eiterung durch eine eingelegte silberne oder goldene Kette zu unterhalten.

Die innerlichen in Anwendung stehenden Heilmittel sind höchst unschuldig: *Infusum sem. lini, sem. Cydoniorum, florum Chamomillae, Tiliae, cort. Aurantiorum, Decoctum Graminis, Taraxaci, spec. Althaeae* mit etwas *aqua Lauro-cerasi*, Gummischleim mit einem entsprechenden Syrup versetzt, setzen mit den Blutentziehungen die Heilmethode in der grössten Menge der acuten Fälle zusammen. Stärkere Arzneien werden seltener verschrieben; der Grund hiervon ist ein doppelter. Vor allem ist es unläugbar, dass durch die hiesigen climatischen Verhältnisse der Unterleib häufig eine gewisse Empfindlichkeit an den Tag legt, welche es nicht gestattet, den *Tartarus emeticus*, die *Senna, Calomel* in jener Dose in Gebrauch zu ziehen, wie es in kälteren Regionen ungestraft geschehen kann; jeder Ankömmling leidet hier an Diarrhöe. Ob des raschen Umsturzes der Temperatur zwischen Tag und Nacht ist es Volkssitte, den Unterleib mit einem wollenen Gürtel warm zu halten; in den Spitälern wurden zu jedem Bettbedarf zwei Bauchbinden aufgenommen. Die Dysenterie gestaltet sich hier zu einer Heftigkeit und Hartnäckigkeit, welche überraschend ist; die typhösen Darmgeschwüre geben, ob ihres atonischen Charakters, oftmals zu Darmblutungen Veranlassung; durch Heimweh, Blut-, Eiter-Verlust, Exsudate, Tuberculose herabgekommene Individuen leiden zeitlich an Diarrhöen; dasselbe tritt bei chronisch gewordenen Pneumonien ein, in welchen sich theils durch die angewandte Hilfe, theils durch die Natur des Leidens, wie in den eben erwähnten Krankheiten, eine wässerige Beschaffenheit des Blutes entwickelt. Zu diesen aus der Erfahrung entnommenen Gründen, sich an weniger kräftige Medicamente zu halten, reiht sich noch ein politischer. Da nur wenige Familien einen bestimmten Hausarzt haben, sondern im Falle der Nothwendigkeit bald diesen, bald jenen zu Hülfe rufen, so erfordert es die Umsicht, keine Arznei zu verschreiben, welche Gelegenheit zu üblen Auslegungen geben könnte. Höhere Dosen von *Tart. emet., Calomel, Sublimat* etc. können nur dann gegeben werden, wenn sich zwei Aerzte im sicheren Besitze ihres Kranken wissen, und im Falle einer Consultation einen Mann ihrer Ansicht und Neigung zu Rathe ziehen können. 1 *Scrupel Cali hydrojodicum* in 4 Unzen Wasser setzte uns bei einem Scrophulösen durch die freundliche Auslegung unseres Hintermannes in grosse Verlegenheit. Dr. M a r o t t i wurde zur Zeit Sultan M a h m u d's des Landes verwiesen, weil er bei einem Krebskranken die H e l l m u n d'sche Salbe in Anwendung brachte, und zärtliche Collegen den Tod durch die Wirkung des Arseniks erklärten. Die Vorsicht, sich an wenig kräftige Arzneien zu halten, wird dadurch erleichtert, dass der Arzt — zum schwersten Falle gerufen — denselben nur auf specielle Einladung wieder besucht. Es geschieht daher, dass oft ein und derselbe Kranke im Laufe von 24 Stunden von fünf und mehr Aerzten zu verschiedenen Zeiten besucht wird; jeder gibt seine Meinung, lässt seine Anordnung zurück, und geht weg, die Wahl der Familie lassend, was sie zu thun gesonnen sei.

Die europäischen Familien ausgenommen, wird dem Arzte jede einzelne Visite beim Weggehen gezahlt; nach dem Werthe, welchen man denselben beilegt, wählt man eine bessere oder schlechtere Münzsorte; in türkischen Häusern erhält der Arzt den Lohn seiner Bemühung an dem Ecke eines neuen Schnupftuches oder in einem Beutelchen eingebunden; die niedrigste Visite ist 20 Piaster (11 Piaster = 1 fl. C. M.); bei grossen Distanzen werden dem Arzte 60, 80, 100 Piaster gezahlt, ein höherer Betrag sind seltene Phänomene; ob der grossen Entfernung der verschiedenen Quartiere kann oft der gesuchteste Praktiker vom frühen Morgen bis späten Abend nicht mehr als 5 Visiten machen. Bedenkt man nun die grosse Theuerung in Constantinopel, die so weit gediehen ist, dass eine Familie für ein hölzernes Wohnhaus in dem Franken-Viertel einen jährlichen Zins von 1000 bis 1200 fl. C. M. zahlen muss, dann die hohen Preise aller, selbst der nothwendigsten Victualien, so verliert das in der Ferne geträumte glänzende Loos eines Arztes in der türkischen Hauptstadt seinen Reiz um so mehr, wenn man, wie der Verfasser, vielfach durch die Feuersbrünste gelitten hat.

Unternahm ein Arzt die Cur eines chronischen Kranken, und es wird ihm die Nachricht gebracht, der Kranke sei zu einem seiner Freunde auf das Land gegangen, oder wird er bei seinem Besuche aussergewöhnlich höflich behandelt, und trotz aller Unwahrscheinlichkeit von dem vorzüglichen Erfolge seiner Medicamente versichert, so sind diess für den eingeweihten Praktiker Zeichen, dass der Patient den Arzt nicht ferner wünscht. Das freie ärztliche Wirken findet hiermit hier Hindernisse, welche einen Charakter der hiesigen Verhältnisse bilden; jedoch zieht sich die National-Eigenthümlichkeit unter den Aerzten Constantinopels, wie der rothe Faden der englischen Taue durch ihr ganzes Auftreten und ihre Behandlung; sehr langes Verweilen im Lande verwischt nach und nach den Stolz und die blauen

Pillen des Engländers, die Arroganz und Polypharmacie des Franzosen, die Geschwätzigkeit und den Kermes des Italieners, die unpraktische Pedanterie, die Gutmüthigkeit und das Haschen nach Systematik des Deutschen, Alle bilden sich, wie es der Himmel und die Lebensverhältnisse nothwendig erheischen.

Die französische Schule wurde durch Griechen und Armenier, welche auf Kosten der Regierung ihre Studien in Paris machten, hierher verpflanzt; an der Schule, so wie in den 9 Militärspitälern wird nach den Grundsätzen der Wiener Schule gehandelt. Die in den Anstalten früher herrschenden Broussais'schen Ansichten wurden hierdurch an der Wurzel angegriffen, und sind bereits vergessen. Dem Spitalsarzte steht die Wahl des Medicaments frei, und er ist durch eine sehr reiche Pharmocopöe in seinem Wirken unbeschränkt. Wenn gleich die medicinische Administration der Pforte bis jetzt die praktische Tauglichkeit der hier lebenden Aerzte aus vielen Gründen noch nicht zu überwachen im Stande war, so steht doch die Zeit nicht mehr ferne, dass jeder selbst mit Diplom hier ankommende Arzt erst nach überstandener praktischer Prüfung zur Ausübung der Praxis befugt sein wird.

Die Medizin ist von der Chirurgie hier noch streng getrennt; nur einzelne der hier lebenden, in Europa gebildeten Aerzte besitzen Kenntnisse von beiden. Die einheimischen Chirurgen sind sowohl in ihrer politischen Stellung, als auch in Bezug ihres Wissens weit unter den Aerzten. Nach der ihnen zugewiesenen Dienstleistung trennen sie sich in die eigentlichen Wundärzte (*Tscherach*), jedoch sind sie zur Verübung einer bedeutenden Operation, oder zur Vollführung eines sonstigen, tiefere chirurgische Einsicht erfordernden Herganges nicht tauglich; und in die Blutegelsetzer (*suluctschi*), welchen in den Spitälern die Verpflichtung obliegt, Klystiere, Schröpfköpfe, Blutegel, Vesikantien, Synapismen zu setzen, und überhaupt als Handlanger benutzt werden; der Chirurg steht in dem Spitale unter dem Arzte, welcher hinreichende chirurgische Kenntnisse besitzt. Im Civile werden die Barbiere zu dem Dienste eines *suluctschi*

verwendet; sie alle haben Officinen, die zugleich Kaffeehäuser sind. Einige davon beschäftigen sich auch mit Ausziehen der Zähne; sie sind meist Armenier, auch Israeliten
widmen sich diesem Erwerbszweige.

Mit chirurgischer Sachkenntniss ausgerüstete Männer
müssen in ihrem Wirken grössere Vorsicht an den Tag
legen, als anderswo; denn wenn auch den unglücklichen
Chirurgen in Constantinopel nicht, wie in Albanien, die
Blutrache verfolgt, so gibt doch der ungünstige Ausgang
einer Operation zu vielen unangenehmen, dem Rufe höchst
schädlichen Berührungen Anlass, indem er nur der Unge-
schicklichkeit zugeschrieben wird, daher es besser gethan
ist, jeden kühnen blutigen Versuch als unklug zu unterlassen, und das Messer nur in Fällen in Anwendung zu
bringen, wo aller Wahrscheinlichkeit nach der Erfolg ein
günstiger sein kann. Wer vermag den Eintritt der Luft in
die Venen, eine Phlebitis, eine Pyaemie, einen Tetanus dem
Volke begreiflich zu machen? Das Urtheil desselben ist
kurz; der Kranke — heisst es — unterlag durch die Unkenntniss des Operateurs.

Es fesseln die Bewohner des Orients so zahlreiche, erst
im Laufe der Zeit auszurottende Vorurtheile; sie hängen
an so tief gewurzelten Ansichten über die Entwickelung der
Bildungsfehler und die ursächlichen Verhältnisse von Krankheiten, dass sie sich — hingerissen durch den Fatalismus —
geduldig in das Unvermeidliche fügen, und einen Versuch,
durch chirurgisches Eingreifen den Fortschritten eines Leidens Einhalt zu thun, häufig für sündhaft halten. Es scheint
uns nothwendig, dass ein Volk einen gewissen Grad von
Bildung und Aufklärung über die Vorgänge unseres Lebens
erlangt haben müsse, um selbst beim Chirurgen Abhilfe für
bestehende Missbildungen und anderweitige Leiden zu suchen.

Mit Knochenbrüchen und Verrenkungen beschäftigen
sich im Volke Individuen, die *kiriktschi* und *tschikiktschi* genannt werden. Sie sind oftmals Ursache von Brand durch
zu starken Druck des Verbandes; nichts destoweniger steht
ihr Ruf fest, und kein Unfall kann das Volk in seinem
Glauben an ihre besondere Geschicklichkeit wankend machen.

Der Grund hiervon ist, dass sie jede Erschütterung, Quetschung, Sublaxation für einen schweren Bruch oder nach Bedürfniss für eine Verrenkung erklären, um den Ruhm zu geniessen, das gebrochene oder luxirte Glied nach 12—15 Tagen in den Zustand vollkommener Brauchbarkeit versetzt zu haben. Sie umwickeln die beleidigte Extremität mit Binden, legen darüber Holzschienen an, empfehlen Ruhe und Diät; wirkliche Brüche, wenn sie nicht quer oder longitudinal sind, heilen immer mit Verkürzung. Diese Individuen practicirten bei unserer Ankunft, zur Schande der Spitalsärzte, in den Anstalten; sie sind jedoch seit drei Jahren ihrer Hilfeleistung enthoben.

Gleichen Werth haben die *kasiktschi*, welche sich mit den Eingeweide-Brüchen beschäftigen. Ihre Kunst besteht in der Reduktion beweglicher Hernien und Anlegung eines Bruchbandes, welches ob Mangel des Schenkelriemens und ob der unzweckmässigen Polsterung der Pelote meist den Zweck verfehlt. Bei eingeklemmten Brüchen versuchen sie die Taxis im Bade nach einem Aderlasse durch Aufhängen der Füsse zu erleichtern; erreichen sie ihren Zweck nicht, so ziehen sie sich zurück, den Kranken Gott empfehlend. Nie hörten wir, dass von ihnen ein Bruchschnitt vollführt wurde. Zur Heilung von freien Hernien lobt man sich eine Salbe aus Schildkröten-Eiern.

Die Milzkrankheiten haben eigene Heilkünstler (*talaktschi*); das Volk hält die Milz für ein Krankheitsprodukt. Behauptet Jemand die Milz zu haben, so wird nun entweder eine Hammelsmilz in's linke Hypochondrium gelegt und unter Gebeten durchschnitten, oder mit einem Wunderkraft besitzenden Messer in der Luft über der kranken Stelle ein Kreuzschnitt geführt. Bevor sie diese Procedur beginnen, beklopfen sie mit dem Rücken desselben den Unterleib, und überzeugen sich auf dem Wege der Percussion von der Ausdehnung der Erkrankung; so behaupten sie wenigstens. Wie leicht einzusehen, ziehen sie alle Krankheiten, sowohl der Brust, als des Unterleibs, welche die obere Bauchgegend auftreiben, in ihr Gebiet. Diese *talaktschi* (durchschnittlich Priester) setzen auch *Moxen*, oder brennen einzelne Stellen des Unterleibes mit dem Glüheisen; eine Methode, die auch im nördlichen Afrika gebräuchlich ist*).

Keltschi nennt man diejenigen, welche sich ausschliesslich· mit der Behandlung der Ausschläge am behaarten Theile des Kopfes befassen. Ohne nähere Kenntniss des Unterschiedes zwischen *Favus*, *Impetigo* und *Pityriasis* wird der weisse und rothe Präcipitat in Salbenform, ein Unguent aus Schiesspulver, Lythargirum und Fett, oder ein anderes, aus *Aerugo*, *Cali carb.* und Fett bestehend, im Nichtheilungsfalle die Pechhaube angewandt, wodurch sie zeitweise oder vollkommen ihren Zweck erreichen.

Die türkischen Augenärzte (*keal*) kennen kein anderes Verfahren· als die Depression der Cataracta mit der Nadel nach *Celsus*; die übrigen im Umkreise des Auges, am und im *Bulbus* vorzunehmenden Operationen werden von ihnen nicht geübt. Bei ihren beschränkten Kenntnissen der pathologischen Verhältnisse des Auges kann es nicht Wunder nehmen, dass die Depression auch bei *Lymphstaaren* oder bei *Cataracta viridis* versucht wurde. Die entzündlichen· Leiden des Auges werden von ihnen mit·Blutegeln, Vesikantien und ohne Unterschied mit adstringirenden Mitteln, unter denen die *Tutia praeparata*, das *Sulphas cupri* die grösste Rolle spielen, behandelt; geht es nicht vorwärts, so rathen sie die Assistenz des Priesters an. Bei *Hordeolum* empfehlen sie die Berührung der ergriffenen Stelle mit einem erwärmten Gerstenkorne. T h i r k beschreibt in A m m o n s Journale Bd. VI. die von K e a l's verübte Operation des grauen Staars und ihre Nachbehandlung; er behauptet auch Heilungen von *Entropium*, *Trichiasis*, *Distichiasis* und *Pterygium* mittelst blutigen Heilverfahrens von ihrer Hand bezwecken gesehen zu haben; — wir nie.

Das Volk streut sich bei chronisch entzündlichen Leiden des Auges eine Mischung von *Sepia* und *Realgar* in die Augen, so wie auch der Same von *Cassia absus* (*Semenza di Cisme* genannt) seines *Pericarpium's* durch Aufweichen

---

*) *Capt. G. F. Lyon a narrative of travels in northern Africa Lond. 1821. p. 106.*

in Wasser beraubt, und pulverisirt in Egypten und hier grossen Ruf erlangt hat, ja mit dem Namen *Gösduhumu* (Augensame) von den Türken belegt ist. Das Volk kennt die Wirksamkeit der rothen Augensalbe bei chronischer äusserer *Ophthalmie,* man mischt jedoch auch *Sulphas Zinci, Saccharum Saturni, Alaun* und *Succus Scillae mar.* dazu. — Thirk (l. c.) erwähnt der äusseren Anwendung der frischen Galle des gemeinen Igels bei Hornhautflecken als sehr gelobtes Mittel.

Bei Schwachsichtigkeit und vollkommener Blindheit ist die Sitte der zu Rathe gezogenen Priester, vor dem Auge, während sie Gebete hersagen, Feuer zu schlagen.

Bei Hemeralopie (*Nyctamblyopie*) ist es hier nicht die Hirschleber, sondern jene des Hammels, welcher besondere Heilkräfte zugeschrieben werden.

Die hier lebenden Zahnärzte — *dischtschi* — beschäftigen sich mit dem Ausziehen der Zähne. Sie gebrauchen fast durchgehends die Zange; der Uebergenuss des Tabaks, die häufigen Verkühlungen, denen die Bewohner Constantinopels ob des nie fehlenden, jedoch in seinem Temperaturgrade sehr verschiedenen Windes ausgesetzt sind, geben diesen *Cavadenti* — viel zu schaffen. Vor ihren Buden hängen Kränze von ausgezogenen Zähnen. Künstliche Zähne und ganze Gebisse werden von durchreisenden italienischen und deutschen Zahnärzten angefertigt, jedoch die geringe Neigung des Volkes, dafür Auslagen zu machen, erschwert denselben den Aufenthalt, so dass sich keiner derselben noch bleibend fixiren konnte. Derzeit befindet sich ein Armenier in Constantinopel, welcher in Paris die hierzu erforderliche mechanische Fertigkeit erlernte, so wie ein Berliner und Pariser Zahnarzt.

Steinschneider — *taschtschi* — sind selten, weil das Leiden in der That nicht oft zur Beobachtung kommt. Wir erinnern uns eines einzigen Falls, wo ein solcher einem ihn das erstemal besuchenden Kranken, nachdem er durch die Untersuchung vom Mastdarme aus die Diagnose des Blasensteines festgestellt glaubte, ohne weitere Vorbereitung entkleiden, und an den Rand einer Ottomane von zwei

Dienern festhalten liess. Der linke in das Rectum gebrachte Zeigefinger drückte den Stein an die linke Mittelfleischgegend an, während die rechte Hand mit einem Taschenmesser einen raschen Schnitt zwischen Raphe und dem aufsteigenden Aste des Sitzbeines (etwas senkrechter, als es beim Seitenblasenschnitte gebräuchlich ist) bis an denselben führte, und ihn dann mit einer Kronzange entfernte; es war ein taubeneigrosses, harnsaures Concrement. Hierauf nähte er die Wunde zu, schickte den Kranken zu Wagen in sein eine halbe Stunde entferntes Haus, empfahl ihm sich ruhig zu verhalten, viel Wasser zu trinken und nichts zu essen. Am 31. Tage war die Wunde geheilt, ohne eine Fistel zurückzulassen; jedoch geht es nicht immer so, wir haben dafür Beweise.

Die Beschneider (*sunetschi*) üben die Operation der Circumcision auf die Art und Weise, wie wir sie schon näher besprachen. In Ermangelung der Sicherungspincette (*Kisatsch*) binden sie die abzutragende Vorhautpartie vor der Eichel zusammen, und entfernen sie, wodurch sich auch der in den Provinzen nicht selten vorkommende theilweise Verlust der Glans erklären lässt.

Die Geburtshilfe ward bis vor einigen Jahren von armenischen, griechischen und jüdischen Hebammen, die, jeder tieferen Einsicht entbehrend, nur durch Vorurtheile und Aberglauben geleitet waren, ausgeübt; seitdem jedoch die Pforte eine Hebammenschule unter Mitwirkung der Wiener Hebamme Madame Messani, welche durch ihre Kenntnisse und praktische Gewandtheit der Menschheit unvergessliche Dienste leistet, errichtete, hört man nur wenig mehr von den Gräueln, welche früher an der Tagesordnung gewesen sind.

Die hier practicirenden Geburtshelfer bildeten sich an den Schulen Oesterreichs, Italiens, Frankreichs und Englands; ihr Wirken ist ein höchst schwieriges, da im Volke eine tödtliche Peritonitis oder Motrophlebitis nur der Nichtbefähigung des Accoucheurs zugeschrieben wird.

Von den gebräuchlichen Gräueln hier einige Beispiele:

Eine Schwangere muss von Allem essen, was sie riecht, da im Nichtbefolgungsfalle Abortus entsteht.

Bei Blutabgang in der Schwangerschaft steckt man eine mit gebranntem Kaffeepulver bestreute, vorher geschälte Citrone in die Scheide; innerlich gibt man eine Abkochung von Citronenschalen in Rosenwasser mit Aloëholz und weissem Zucker versetzt. Wenn sich gegen Ende der Schwangerschaft der Uterus senkt, so wird die Gesegnete bei den Schenkeln in die Höhe gezogen, und geschüttelt, um der Gebärmutter in die frühere Lage zu helfen.

Schreit die Kreissende nicht stark genug, so zwingt man sie hierzu durch starkes Zwicken.

Bei schwachen Wehen bindet man aus Mecca hierher gebrachte Erde auf den Rücken, oder klebt auf diesen ein aus *Gummi ammoniacum, Galbanum, Myrrha, Olibanum, Perlmutter, Drachenblut, Tutia praeparata, Minium, Crocus mart. Wachs, Colophonium,* Olivenöl und *Terebinthina* gemachtes Pflaster, oder man gibt innerlich Eigelb mit Branntwein, so auch eine Mischung von *Ruta, Olibanum* und Unschlitt.

Finden sich Schwierigkeiten im Geburtsacte ob mechanischer oder dynamischer Missverhältnisse, so muss die Frau über die Stufen der Stiege springen, oder sie wird, wie früher, jedoch in umgekehrter Richtung, geschüttelt, oder auch in einer Decke geprellt; oder sie setzt sich auf Gefässe, in welchen sich heisse Stroh- oder Heuabkochungen befinden; oder auf einen sehr warmen Ziegel, oder man schlägt auf ihren Bauch, um dem Kinde die rechte Lage zu geben, oder sie muss sich auf zwei Stühle setzen, die man dann plötzlich auseinanderzieht u. s. w. Zur Eröffnung des Muttermundes wird Hasenschmalz mit Honig an denselben gebracht, oder geröstete Zwiebel. Die Gebärende wird meist am Stuhle entbunden, nur bei den Armeniern ist die Sitte, das Kind bei knieender Stellung der Mutter zu entfernen ziemlich verbreitet. Das neugeborne Kind wird mit der Placenta ohne vorhergegangene Trennung der Nabelschnur entfernt, diese mit einem Messer durchschnitten, und erst unterbunden, nachdem das Nabelschnurende an einem Wachslichte abgebrannt wurde. Der Kopf erhält erst durch Drücken seine gehörige Form, und das Kind wird am ganzen Körper mit Salz und Zimmet bestreut. Ist das Kind ohnmächtig, so bratet man vor der Abschneidung der Nabelschnur die Placenta auf einem Kohlenfeuer, um hierdurch das Kind zu beleben. Geht der Mutterkuchen nicht bald ab, so durchsticht man die Nabelschnur, bindet sie an den Schenkel der Mutter, und lässt diese in eine Flasche blasen, oder erregt durch Reizung mit den Fingern Brechen. Auch Fischthran oder Branntwein mit Pfeffer und Schiesspulver werden gegeben.

Um die bei der Geburt interessirten Theile nach derselben in ihre Lage zu bringen, ergreift die Hebamme beide Hände der Wöchnerin, und stosst mit einem ihrer Füsse auf die untere Fläche der in der Beugung befindlichen Oberschenkel der Mutter, sodann übt sie auf diese Weise auch einen Druck auf die äusseren Geschlechtstheile aus. Der Kopf und Unterleib werden mit einer fest anliegenden Serviette umwunden. Hören die Lochien auf blutig zu sein, so geht die Wöchnerin in's Bad, und da macht man im Falle sparsamer Milchabsonderung Cataplasmen aus Bohnen und Zwiebeln über Brust und Rücken; auch innerlich gibt man letztere.

Gegen Muttermäler oder Auswüchse, die natürlich immer durch Versehen erklärt werden, lobt man das Auflegen der frischen Placenta. Wie sehr noch Deutschland an ähnlichen Vorurtheilen leide, entnehmen wir aus 2 Briefen, in welchen die Mütter ihren in Constantinopel befindlichen Töchtern dringend anrathen, bald nach der Geburt einen Thee, in welchen ein Stück Mutterkuchen gelegt wurde, zu trinken, es beseitige die Gefahr aller möglichen Zufälle. Die orientalischen Mütter salzen den Nabelrest ein; sie behaupten, wenn dieses nicht geschehe, rieche das Kind aus dem Munde.

Scheintodten Kindern steckt man den Schnabel eines lebenden Hahnes in den Mastdarm. Die Anstrengungen jenes, sich aus dieser peinlichen Lage zu ziehen, soll den Neugebornen beleben helfen.

Constantinopel besitzt eine grosse Anzahl Apotheken (180), welche ziemlich gut eingerichtet, und von der Regierung seit den letzten Jahren überwacht werden. Von nun an kann Niemand mehr Besitzer einer Pharmacie werden, ohne sich einem Examen unterworfen zu haben.

Der Aberglaube, das Festhalten an den von den Vorältern erhaltenen Traditionen, die Macht der unter dem Volke herrschenden Vorurtheile schaffte und erhält mehrere Heilproceduren, welche für die orientalischen Zustände sehr bezeichnend sind.

Die Furcht vor dem *Cattivo occhio* bestimmt die Türken, den Neugebornen schon frühzeitig Amulette (*Nuska*) an den Kopf und an die Brust zu hängen, welche aus Papier im Dreiecke geschnittene Verse des Korans enthalten, oder letztere werden auf metallene Scheiben eingegraben, und den Kindern als Garantie gegen die bösen Geister, so wie gegen den Neid und die Rachsucht der Feinde, gegen ansteckende Krankheiten auf die Kopfbedeckung gebunden. Dem Knoblauch ist eine besondere antidiabolische Wirkung zugetraut, daher man jedem Kinde ein Zwiebelchen an das Häubchen heftet; manche tragen ein Stück ihrer Nabelschnur als Amulet; auch der Indigo, in einem Flecke blauen Tuches eingenäht, wird zu diesem Zwecke getragen. Man findet wenige Türken, welche sich nicht durch ein an der innern Seite der rothen Mütze geheftetes Amulet von den sogenannten schädlichen Einflüssen sicher zu stellen suchen. Man dehnt diese Vorsichtsmassregel auch auf Pferde und Schiffe aus, ersteren wird ein solches um den Hals geknüpft, letztere tragen ein diesen Zweck erfüllendes Schild am Vorder- oder Seitentheile. Die christlichen Unterthanen der Pforte — durch Jahrhunderte unter diesen Einflüssen lebend — nahmen diese Sitte in ihre Gebräuche auf, so wie sie ihre eigenen den Türken überlieferten. Wenn auch Thiere und Fahrzeuge nicht immer damit behängt werden, so ist doch ein kleines Kreuz oder ein Heiligenbild an der Mütze der Kinder und am Halse der Erwachsenen constant zu finden.

Nach einer Feuersbrunst findet man vor dem Hause,

wo man den Fortschritten derselben Einhalt that, den nächsten Tag einen alten zerfetzten Schuh, ein Bündel Knoblauch, einige Gallusäpfel, ein Stück Schildkröten-Schale, etwas Alaun, grüne Glasperlen aufgehängt, um das Auge der Neider unschädlich zu machen.

Bei vorkommenden Krankheiten ist es daher das erste, ein Amulet mehr an dem Körper der Leidenden anzubringen, ein solches unter sein Kopfkissen zu legen *) und den Priester zu rufen, welcher jedoch nicht nur als Seelsorger, sondern auch als Arzt an die Seite des Patienten tritt. Für Geisteskrankheiten, Convulsionen, Epilepsie, Tetanus, Wechselfieber, Lähmungen, Impotenz, Unfruchtbarkeit, Kopf-, Augen-, Zahnschmerz, Schlaflosigkeit, Erysipel (ohne weitere Unterscheidung der ihnen zu Grunde liegenden Ursachen) sind es bei Türken und Raja's die Priester, welchen besonders das Vermögen zugeschrieben wird, dem Uebel abzuhelfen, weil die Ursache dieser Zustände in dem Einflusse böser Geister gesucht wird. Bei Geisteskrankheiten, Lähmungen, Epilepsie und Tetanus sagt man: „der Teufel hat den Kranken gequetscht." Die Behandlungsweise obiger Leiden besteht im Lesen betreffender Stellen aus dem Koran, oder dem Evangelio, im Anhauchen und Anblasen der Kranken, im Betasten und methodischen Streichen der erkrankten Theile mit der nackten oder mit einer magnetisirten künstlich gearbeiteten Faust (mit zwischen Zeige- und Mittelfinger eingeschlagenem Daumen), im Abreichen von Wasser, mit welchem ein in kleine Stücke geschnittener Zettel Papier, auf dem ein kirchlicher Spruch

---

*) Bekanntlich betrachtet M o s t („die sympathetischen Mittel," Rostock 1842 pag. 79) diese Amulete als wirksame Träger des magnetischen Fluidums, und erklärt sich ihren Vortheil bei Nervenzufällen am grössten, wenn sie aus Metall oder anderen Stoffen (Pergament, Wurzeln, Kräutern) bereitet sind, an denen jedes Fluidum von einem kräftigen und dazu besonders geeigneten Individuo am besten haftet. Der Nutzen dieser Talismane ist unseres Erachtens bei entsprechenden Personen durch Stärkung des Glaubens und Vertrauens kaum in Zweifel zu ziehen.

geschrieben war, vermischt wurde *). Bei Muselmännern
ist der innerliche Genuss des Wassers, mit dem der Zipfel
des Mantels Mahomeds, welcher in Constantinopel jährlich
einmal dem Volke zum Kusse preisgegeben wird, ausge-
waschen wurde, als sehr heilbringend angesehen.

Türkische Priester (*Imam* auch *Hodscha* genannt) sitzen
in ganz Constantinopel auf den Gassen zerstreut, und halten
da ungestört ihre Consultationen, und es ist sonderbar anzusehen, wenn auf öffentlicher Strasse eine verschleierte
Frau vor diesem Aesculap sitzt, und sich von ihm nach
allen Richtungen abtasten lässt. So streng jede Unsittlich-
keit geahndet wird, ist das Auge der hiesigen Bewohner
an diese Scenen schon so gewöhnt, dass nur der Fremde
überrascht anhält. Die armenischen und griechischen Geistlichen üben dieselben Proceduren wie die türkischen, und
es ist gewiss merkwürdig, dass Türken oft zu christlichen
Priestern und die Christen zu den *Imams* ihre Zuflucht
nehmen.

Der *Hodscha* behauptet, jede Nation habe ihre eigenen
Dämone, sie seien verschiedener Form, und gehorchen einem
Oberhaupte; es gebe nach ihrer Rangordnung mehr oder
weniger mächtige, daher auch die Bekämpfung derselben
nicht immer mit gleicher Leichtigkeit zu Stande kommt.
Diese geschieht nach verrichtetem Gebete und nach mehr-
maligem Anrufen derselben sich zu entfernen, theils durch
Verzeichnen eines dämonischen Bildnisses auf ein Stück

---

*) Mende (Masius med. Kalender 1814 pag. 93) erklärt die Wirksam-
keit dieser sympathetischen Curen aus vier Ursachen: 1. Aus der
Beschäftigung der Einbildungskraft und der Anregung einer inten-
siven Willensthätigkeit. 2. Aus dem Nutzen der Beseitigung vieler
schädlicher, in Gebrauch gewesener Arzneien. 3. Aus dem öfters
gleichzeitigen Gebrauche geeigneter Heilmittel; und endlich 4. vereinigt er sich mit Masius dahin, dass die unzuberechnende Wirkung, die aus dem innern Zusammenhange aller Dinge und aus
ihrer, wenn gleich verborgenen Sympathie hervorgeht, im menschlichen Körper oft die grössten und unerwartetsten Veränderungen bedingt. Most (l. c. pag. 68) bezieht die Kraft sympathetischer Heilmittel und Curmethoden auf die Metallelectricität, den Galvanismus,
den Bio-, Thermo- und Mineral-Magnetismus.

Papier, und Umklammern desselben als symbolische Ein-
kerkerung, worauf dasselbe in eine Flasche gegeben, diese
versiegelt und ins Meer geworfen wird; oder es wird dem
Bildnisse unter Hersagen heiliger Sprüche der Kopf abgeschnitten, und hiermit die Krankheit radical geheilt. Im
Falle des Nichtgelingens steht dem *Hodscha* immer ein Aus-
weg offen; entweder sagt er: die Krankheit ist simulirt, da
seiner Meinung gemäss der Patient nach der formellen Entfernung oder Tödtung des bösen Geistes augenblickliche
Erleichterung fühlen muss, selbst wenn er nicht Augenzeuge
war; oder es besteht nebst dem diabolischen Toben gleichzeitig ein anderes Leiden, welches die Austreibung des
Feindes nicht möglich macht, und daher ärztliche Hilfe verlangt. Die Dämone vermögen — so sagt der *Hodscha* — in
ihrem zügellosen Wüthen die gegen sie am Körper hängende Amulete zu zerreissen, ja selbst zu entwenden.

Die bösen Geister werden dem Kranken öfters sichtbar, und in keinem Leiden ist ihre Anschauung so klar,
als in der Epilepsie, deren Theorie folgender Weise gegeben
wird. Der Patient steht imaginär in geheimer Verbindung
mit einem Mädchen, und zwar einer Negerin, liebt und gebraucht sie; ein Dämon — in gleicher Liebe für dasselbe
Wesen entbrannt — überrascht den Nebenbuhler, erfasst ihn
beim Hals, und sucht ihn zu erwürgen, daher die convulsivische Bewegung. Fixirt sich das Kranksein in einem
Mädchen, so steht sie mit einem Neger in einem strafbaren
Bündnisse, und wird im Acte der Verbindung von dem sie
verfolgenden Dämon überrascht, und aus Rache gedrosselt. —
Diese Mährchen hört man mit einem Ernste und einer Zuversicht erzählen, als müsste es nothwendig so sein; allem
Anscheine nach sind diese *Hodscha's* von der Wahrheit ihrer
Behauptung innig durchdrungen, denn sie treten bei einem
epileptischen Anfalle mit grosser Zuversicht an die Seite
des Kranken, hauchen, rufen ihn an, citiren den Dämon,
befehlen ihm sich zurückzuziehen, arretiren, enthaupten ihn,
und legen bei allen diesen Vorgängen eine Würde in der
Handlungsweise an den Tag, die in der That sehenswerth
ist.

Die Macht der Einbildungskraft auf die vom Vorurtheil und Aberglauben befangenen Gemüther ist jedoch so
gross, dass ein solcher *Hodscha* jeden wirklich epileptischen
beliebig zum Anfall bringen kann. Wir sahen diess in
Fällen, wo an Simulation nicht zu denken war, und der
Verlauf des Krankseins das Bestehen eines tiefen Leidens
ausser Zweifel setzte; es hat dieses keinen therapeutischen
Werth, jedoch suchen die *Hodscha's* jede Gelegenheit auf,
um Einheimische und Fremde von der Bedeutsamkeit ihres
Einflusses und dem Gehorsam der im Körper hausenden
Geister zu überzeugen. Der Patient sitzt bei diesem Vorgange mit gekreuzten Füssen vor dem Geisterbeschwörer,
die Fenster werden gut verschlossen, eine *Braisière* — mit
glühenden Kohlen gefüllt — wird ins Zimmer gebracht, und
durch Aufstreuen von Aloëholz die Luft noch drückender
und beängstigender gemacht; dann ruft jener die Geister
an sich zu regen, zu bewegen und ihr Unwesen zu t eiben.
In einer Frist von 10 bis 15 Minuten erblasst der Kranke,
und beginnt zähneknirschend zu zittern, zu wanken, sich
über das Erscheinen eines oder mehrerer Dämone beklagend,
welche — erbosst — ihn anpacken und zu erwürgen suchen,
bis er, im Kampfe gegen die ihn umgebende Gefahr, in
convulsivische Bewegungen verfällt. So oftmals wir Augenzeuge solch' absichtlich hervorgebrachter Anfälle waren,
so wollte es doch niemals gelingen, dem zügellosen Toben
der Geister Schranken zu setzen (wie die *Hodscha's* mich
versicherten, dass sie es vermögen), der Anfall ging — wie
leicht einzusehen — seinen natürlichen Lauf, und war weder
durch Gebete, noch durch Flüche abzukürzen. Diese Heilkünstler behaupten, dass der Epileptische, welcher trotz
vorübergehender Besserung dennoch nicht geheilt wird,
janmisch (gebrannt) sei, was bedeuten soll, dass sich die
Organisation theils ob der zu Grunde liegenden Ursachen,
theils ob der Dauer des Leidens an die Anfälle zu sehr
gewöhnt habe, um eine günstige Umstimmung erfahren zu
können. In solchen Fällen — behaupten sie — kommen die
Geister nicht mehr zur deutlichen Anschauung, und die in-
tellektuellen Fähigkeiten werden im Laufe der Zeit getrübt.

Eine andere nicht minder bemerkenswerthe Thatsache ist die Bezauberung, indem der leichtgläubige, gemeine Mann durch über ihn gesprochene Worte, durch ausgestossene Flüche, durch Aufkleben von Zetteln gewissen Sinnes (an die Hausthür oder an die innere Wand des Zimmers) moralisch so ergriffen werden kann, dass er die Geläufigkeit seiner Sprache, die gute Laune, die Fähigkeit seinem Weibe beizuschlafen, ja diese die Abundanz ihrer Milch zu verlieren im Stande ist, bis durch Gebete, Opfer und Räucherungen der Zauber wieder gelös't wird. Wenn man bedenkt, wie sehr die Leichtigkeit der Sprache nach der Verschiedenheit der Tage, der vorkommenden angenehmen oder unangenehmen Begebenheiten, und der hieraus resultirenden heiteren oder düsteren Gemüthsstimmung wechselt, ferner, wie gross die Macht des moralischen Einflusses auf die Kraft der Geschlechtsorgane ist, wie oft zeitweilige Impotenz aus Angst und Scham entstehen, wie wichtig die Stimmung der Innervat'on auf sämmtliche Secretionen sei, so liegt in der Sache nichts Ausserordentliches.

Ob des grossen Einflusses der Einbildungskraft ist auch der Nutzen dieser *Hodscha's* in manchen Fällen unläugbar. Rein dastehende Wechselfieber heilen sich durch Auflegen der Hände und Behauchen eines Vertrauen einflössenden Priesters, durch das Tragen eines Fadens, der in dem Grabe eines Heiligen gelegen sein soll, so wie so manche Geisteskrankheit (religiöser Wahnsinn), Schlaflosigkeit aus Erethismus, Kopf- und Augenübel aus derselben Ursache, Epilepsie — durch einen heftigen moralischen Einfluss entstanden — unter der hiesigen Population oftmals durch den *Hodscha* erleichtert, ja selbst geheilt werden.

Das Wirken des *Hodscha* dehnt sich auch auf die Heilung der Gelbsucht und des Rothlaufs aus. Im Icterus ist nebst den oben erwähnten örtlichen Blutentziehungen folgende Methode sehr beliebt und gerühmt: Es wird eine messingblecherne, glänzende, mit Wasser gefüllte Schale an die Seite des Kranken gesetzt, und an den Boden des Gefässes 3 — 4 Eisennägel gelegt, der *Hodscha* lies't, haucht, bläs't, betet und verlässt endlich den Patienten mit der

Weisung acht Tage hindurch dreimal des Tages durch eine Stunde den Grund der Messingschale zu fixiren. Da zu solcher Procedur nur ein Icterus aus minder bedeutungsvollen Ursachen (vorübergehende *Hyper*- und *Anaemie* der Leber) tauglich ist, und eben die gefahrvollsten icterösen Färbungen, welche oftmals bei *Typhus*, bei *Phlebitis*, *Pyämie*, *Hepatitis*, Leberabscessen, gelber Leberatrophie, Leberkrebsen, Pneumonie, und. Entfärbung des *Hämatins* vorkommen, von zu heftigen örtlichen und allgemeinen Erscheinungen begleitet sind, um im Bette aufzusitzen, und so durch eine geraume Zeit den Blick an einem Orte festzuhalten; so gewinnt diese Methode an Sicherheit, der sich die ärztliche Behandlung nicht erfreuen kann. Der nach Ablauf einiger Tage sich im Wasser absetzende Rost wird um so eher als der ausgezogene Farbebestandtheil betrachtet, als bis zu jener Zeit auch das Allgemeinbefinden meist besser ist.

Der Rothlauf *Jilantschic* (von *jilan*, die Schlange, wahrscheinlich wegen seines Herumziehens) ist durch den Arzt nicht zu heilen, so behauptet wenigstens das Volk. Der Arzt wird nur in Fällen gerufen, wenn das Erysipel in Brand überging, oder ursprünglich ein symptomatisches, von Gangrän des subcutanen Zellstoffes gewesen war. Nebst dem Auflegen der Hände, dem Anblasen, bindet man einen amerikanischen Thaler, der auf der Kehrseite das Bild einer Schlange trägt, oder die *Nerita natica* (eine Conchylie, die sich im rothen Meere zu Millionen findet, einer in sich geschlungenen Natter gleicht, und zu den Gastropoden und der Klasse der Cyclobranchiaten gehört, auch vom Volke der Rothlaufstein *Jilantschictaschi* genannt wird), auf die betreffende Hautstelle, und lässt sie einige Tage liegen. Das Volk behandelt den Rothlauf auch durch das Aufbinden eines sehr warm gemachten rothen Tuches, was man mehrmals im Tage wiederholt; der Nutzen mag hin und wieder nicht zu läugnen sein, da durch die Steigerung der peripherischen Stase das Weiterkriechen desselben verhindert wird; die Priester kneten auch das Erysipil mit beiden Daumen, was bei der oedematösen Form unstreitig die Heilung befördert. Das rothe Tuch findet auch bei Augenentzündungen im Volke seine Anwendung.

Wer hier gewesen, oder mit Personen aus Constantinopel verkehrt hat, wird vernommen haben, dass da ein Kranksein existire, welches die Aerzte weder zu erkennen, noch zu behandeln im Stande seien; es ist das *Gelentschik*. Um dieses Leiden hat sich in der Meinung des Volkes eine Armenierin, Namens **Maria Dudu**, grosse Verdienste erworben, da sie allein dasselbe richtig zu behandeln verstehe.

Dieses *Gelentschik* ist das Oedem, und ist hiermit durch allmählich entstandene mechanische Hindernisse des Kreislaufes im Herzen und den grossen Gefässen, durch gehinderte Ausscheidung der wässerigen Bestandtheile des Blutes, wie bei chronischen Nierenkrankheiten; durch die Unmöglichkeit die verbrauchten festen Elemente des Blutes zu ersetzen, wie nach Krankheiten des Gekröses, der Gekrösdrüsen, der Leber, der Milz, der Lunge; durch bedeutende Exsudate, Ausscheidungen jeder Art, chronischen Wasserkopf oder durch Phlebitis bedingt.

Der Glaube an die hilfreiche Wirkung der von der Armenierin gereichten Arzenei ist so gross, dass beim Erscheinen eines Oedems entweder die Aerzte entlassen werden, oder dieselbe ohne Mitwissen der Aerzte gerufen wird. Die Ursache ihres bedeutenden Rufes war die Heilung des jetzigen Sultans, welcher als Knabe nach einem Scharlach *Anasarca* bekam, und — von den Aerzten für sehr bedenklich krank erklärt — durch jene Frau wieder hergestellt wurde. Sie ist seit jener Zeit dem ärztlichen Personale des kaiserlichen Palastes einverleibt, und wird fast bei jedem vorkommenden Falle zu Rathe gezogen. Sie bildete in ihrer Familie weibliche Aesculape heran, welche — an allen Punkten der Hauptstadt zerstreut — als *Gelentschictschi* grossen Zulauf haben. Die in den erwähnten Krankheiten gegebene Arznei ist nach den gemachten Untersuchungen aus Orangenwasser, *Ambra grisea*, *Nitrum*, *Graecum album*, Regenwürmern, *Coccinella* und dem Bezoar-Steine zusammengesetzt,

daher sie auch als das rothe Wasser bekannt ist. Diese
Frauen dehnen jedoch — das blinde Vertrauen des Volkes
benutzend — ihr ärztliches Treiben auf die gesammte Medicin aus, so dass es in Constantinopel kein hartnäckiges,
Gefahr drohendes Leiden (was immer für Art es sein mag)
gibt, sei es auch nicht mit Oedem verbunden, ohne dass nicht
ihre Hilfe in Anspruch genommen würde. Sie geben dann —
besonderen Prinzipien folgend — auch Medicamente, welche
in der obigen Composition nicht enthalten sind. Sie unterscheiden das weisse und gelbe *Gelentschik*, je nach der
Hautfarbe des Kranken, und theilen beide in ein acutes und
chronisches ein, das gelbe soll öfter acut, das weisse meistentheils chronisch sein. Als Hauptursache dieses Leidens betrachten sie den Schrecken.

Die Politik dieser Personen ist klug überdacht; finden
sie ein Oedem, das mit Erscheinungen verbunden ist, welche
nach ihrem Blicke einen üblen Ausgang wahrscheinlich
machen, so erklären sie dieses *Gelentschik* für complicirt,
und verlangen die Hilfe eines Arztes, um jenes rein darzustellen; sie deuten jedoch anderweitige, von keinem Oedem
begleitete, aber Hoffnung gebende Leiden als das verborgene *Gelentschik*, welches schnelle Hilfe verlangt, um nicht
in das offene auszubrechen. Sie haben nebst dem uner-
schütterlichen Vertrauen der Population noch den grossen
Vortheil, der Vollziehung ihrer diätetischen Anordnungen
sicher zu sein.

Der Nutzen obigen Wassers, als beruhigendes, diapho-
retisches und diuretisches Mittel ist ausser Zweifel, und es
hat für den hiesigen praktischen Arzt den Vortheil, sich
in verzweifelten Fällen leichter zurückziehen zu können. —
Es wäre unausführbar, dieses Vorurtheil, so wie viele andere, an der Wurzel angreifen zu wollen, was erst bei einer
höhern, die Volksmasse durchdringenden Bildung zu erwarten steht.

Der Hang des Weibes zum Curiren scheint mir nirgends grösser, als hier. Jede einheimische Frau ist ein
lebendiges Buch der sonderbarsten Mittel; die Einen sind

es nur im häuslichen Kreise, oder für ihre nächsten Bekannten; die Anderen dehnen ihre Praxis für Jedermann, der sie durch Geld in's Interesse zieht, aus.

Bei Insolationen lobt sich das Volk Umschläge von *Serum Lactis*, so wie auch den Genuss geronnener Milch und des Knoblauchs (Galen's „*rusticorum Theriaca*"); bei jeder Art Kopfschmerz haben der Indigo und Coccinellen, zu gleichen Theilen mit Limoniensaft vermischt und innerlich genommen, so wie das Aufbinden von mit Meersalz bestreuten Limonienscheiben an die Stirne und Schläfen, Caviar mit Zwiebelsaft gemengt an die Fussohle gebunden, grossen Ruf. Statt kalter Umschläge liebt man sehr das Auflegen der Kohlblätter.

Gegen den Sonnenstich sowohl, als auch gegen die Folgen eines heftigen Schreckens oder einer Erschütterung wird einer aus *Faba Ignatii, Ambra grisea, Moschus*, Perlen und Gummischleim als Hauptagentien bestehenden, in länglich runde Formen gebrachten Composition eine wohlthätige Wirkung zugeschrieben. Man mischt 1—5 gr. mit etwas Wasser, und reicht es dem Kranken. Sonderbar genug hält man sie auch für fähig, alle Gifte zu neutralisiren, daher sie auch mit dem Namen *panschir* (wörtlich Allgift) belegt ist; eine noch grössere Mystification ist es, dass man dem Amazonensteine ähnliche Kräfte zuschreibt. Als Antidotum gegen Gifte überhaupt, besonders aber gegen jenes der Schlangen, kommen die Hörner der *Coluber Cerastes* (gehörnte Natter) in Handel. Sie sehen wie Hahnensporen aus, sind zwei Linien lang, und unterliegen Verfälschungen seit den ältesten Zeiten, wo man auf andere Schlangen Hörner aufsetzte, da diese *Colyber* den *Psyllen* zu ihren Gaukeleien diente; man findet sie auf altem Gemäuer, Obelisken und Bildsäulen abgebildet, und ist im nördlichen Afrika und den sandigen Wüsten Arabiens einheimisch. Man schabt von dem Horne (dem Türken als *Jilanboinuss*, Schlangenhorn bekannt) 1—3 gr. ab, und mischt es mit Wasser. Die orientalischen Bezoarsteine (*harassa* genannt) lobt man sich beim Icterus; sie bilden ein Ingrediens des hier sehr gebräuchlichen, aus *Radix Paeoniae**) , *Radix Valerianae, Fol. Aurantiorum, Fol. Visci quercini* und Goldblättchen bestehenden *pulvis guttata di Riverio,* welches vom Volke bei *Eclampsie* der Kinder sehr gelobt ist. Bei chronischen Nervenkrankheiten jedoch, der Epilepsie ganz besonders, umhüllt man den Kopf des Kranken 'mit einem Tuche, gibt an den Scheitel eine Hand voll Gerste, setzt dann 5 Hühner und 2 Enten nach der Reihe auf denselben und lässt sie die Frucht essen.

Zur Erhaltung der Zähne kaut man im Oriente Mastix. Kindern, welche schwer zahnen, gibt man Hasenhirn zu essen.

Bei Ohrenkrankheiten stehen Visicatore, das Einlegen von aus rothem Präcipitate und Gummischleime, gemachten nagelartigen Körperchen, Leitung von Wasser- oder Malva-Dämpfen mit Hilfe eines Trichters in das äussere Ohr, das Einträufeln von mit Kampfer versetztem Mandelöle in Ruf; auch lobt man dieses, wenn es durch Monate mit getödteten jungen Mäusen digerirt wurde.

Bei *Angina tonsillaris* räth man das Einblasen von *Graecum album;* ist die Eiterung vollendet, so ist der Nutzen unläugbar, da die durch den unangenehmen Geruch entstehenden krampfhaften Contractionen des Rachens einen bestehenden Abscess bald zum Bersten bringen. Um Recidiven zu verhüten, hängt man dem Leidenden metallisches Quecksilber in einem Büchschen um den Hals.

Bei heftigem Husten liebt das Volk Althäasalbe auf die Brust einzureiben und dann *Chamomillen*-Pulver aufzustreuen; ferner das Auflegen von mit *Asa-fötida*-Rauch durchdrungener Baumwolle auf die vordere Brustwand, den Genuss von Salep mit Milch, von Asant in Milch gekocht; von Olibanum in heissem Wasser gelös't, so wie Eselsmilch, Aderlässe, Vesikatore, Amulete werden hierbei nicht ver-

---

*) Die *Radix Paeoniae* war von Galen schon als sympathetisches Mittel gegen Epilepsie empfohlen; sie soll im Juli bei abnehmendem Monde, in der Mittagstunde eines Sonntags gegraben werden. Die Wurzel wird an einem Bändchen am Halse getragen.

nachlässigt. In den christlichen Familien brennt man in Kreuzform gesteckte Blätter von Nadelholz oder Lorbeerblätter vor dem Patienten an, und lässt den Rauch einathmen.

Der Lungensüchtige ist hier zu Lande als höchst contagiös betrachtet; man lässt ihn meist in den Händen von gedungenen Personen verscheiden. Jedermann flieht solche Häuser, bis Jahre vergangen sind, und man bezieht sie erst unter der Bedingung, dass die Wände abgekratzt und neu angeworfen werden.

Gegen Scropheln lobt man das Auflegen des frischen Speckes auf die Geschwülste; man rechtfertigt dieses Mittel durch die Ableitung des Namens Scropheln von *Sus scropha*, welche Idee schon die Griechen hatten, indem sie *Scropha* von σκρόφω (wühlen, die Erde aufreissen) ableiteten. Die Orientalen beunruhigen sich so sehr bei Feststellung der Diagnose auf Scropheln, dass sich die praktischen Aerzte im gegebenen Falle immer anderer Ausdrücke bedienen.

Gegen *Singultus* hat sich das Auflegen einer frischgeköpften Ente *) an die Magengegend viel Vertrauen erworben, so wie dem Genusse von Sperlingblut gegen Keuchhusten eine grosse Wirksamkeit zugeschrieben wird; gegen diesen steht auch mit Schwefel versetzter Wein, das Pulver der wilden Kastanie mit Zucker vermischt, die Einathmung von Asantdämpfen und Klystiere von letzterem in Gebrauch.

Zur Choleraepoche (1847—48) war das Auflegen eines eben enthaupteten schwarzen Huhnes auf die Magengegend sehr gelobt.

Bei Rheumatismen werden Bäder mit dem dort üblichen Kneten, Scarifiziren, Vesicatore, Fontanelle, so wie die

---

*) Bekanntlich macht K l u g e (Versuch einer Darstellung des animalischen Magnetismus als Heilmittel. Berlin 1815, pag. 151) auf die Nützlichkeit des Lebensdunstes frisch aufgeschnittener Thiere bei schmerzhaften Leiden aufmerksam, und sieht darin einen Beweisgrund für das Bestehen einer sensiblen Körpersphäre des Menschen. V. Vogel lobte im Schweriner Abendblatte gegen die Eclampsie eine eben geschlachtete Taube.

Acupunctur gerühmt; letztere hat eine ungemein weite Verbreitung im Oriente, besonders unter der türkischen Nation; man lässt sich silberne Nadeln von bedeutender Dicke mit grosser Seelenruhe in die leidenden Glieder eindrehen. Auch ist folgender Vorgang beliebt: Ein Stück Tabakrohr wird in's Feuer geworfen und im Momente der Entzündung wieder entfernt; ausgekühlt wird es auf die erkrankte Stelle gesetzt, und diese durch mehrmaliges Blasen mittelst des halbverkohlten Tubus erwärmt. Der Orientale schützt sich vor dem oft raschen Umsturze der Temperatur durch fortwährendes Tragen von Flanell, so wie erst von der jungen Türkei die früher auch im Sommer gebräuchlichen Pelze abgelegt wurden. Bei Diarrhöen, Koliken behauptet das Volk: „der Nabel sei hinabgefallen;" es gibt nun Weiber, welche dem Gesunkenen in seine Lage helfen, welches nach Beölung des Unterleibes durch Kneten und Reiben bewerkstelligt wird *).

Man hört oft vom gemeinen Manne die Worte: „ich habe Wasser im Bauche" ohne dass sich das Bestehen eines Ergusses ermitteln liesse, meist wird diese Aeusserung bei chronischen Diarrhöen, welch' immer Natur sie sein mögen, vernommen, wenn nämlich Gurren in den Gedärmen vernommen wird.

Bei Tympanitis (aus welch' immer für Ursache) wird der Unterleib gleichfalls mit Oel gerieben, und mit einem hierzu besondere Kräfte besitzenden Stahllöffel oder der getrockneten Kinnlade eines Hammels im ganzen Umfange beklopft; hierauf ein mit harzigen Dämpfen durchdrungenes Tuch aufgelegt, und Gebete verrichtet.

Bei langwierigen Diarrhöen schneidet man die Mitte aus einer Quitte, füllt sie mit Wachs, und setzt sie einem schwachen Feuer aus; ist sie erkaltet, so geniesst der Kranke davon durch mehrere Tage. Die Heidelbeeren sind dagegen, wie überall, so auch hier im Gebrauche; ferners

---

*) Diese Procedur ist sehr alt. Prosper Alpinus sagt in seiner Medicina Egypt: p. 226. „Digito inter umbilicum posito ipsum pluries circumvertant."

lobt man in solchem Falle den Genuss von gekochter Limonade; das Pulver einer getrockneten Natterhaut mit Zucker
vermengt; die Galläpfel mit der Suppe vermischt und endlich das Opium.

Bei Magenschwäche füllt man eine zum Theil ausge-
höhlte Quitte mit *Nux moschata, Cortex Aurantiorum, Caryo-
phillae* und Zucker, umgibt dieselbe mit Teig, setzt sie der
Hitze des Backofens aus, und geniesst sie. Bei hartnäcki-
gen Coliken räth man Pillen von ausgebranntem Lichtdocht
und Seife; auch legt man ein Hammelsnetz, in einen schlei-
migen Absud getaucht, statt eines anderen Kataplasma auf
den Unterleib.

Der *Le Roi* und Morrison's Pillen finden in allen
chronischen Leiden (Bauchflüsse ausgenommen) ihre Anwendung; es gibt Kaufleute, welche hierdurch bedeutende
Summen gewannen.

Bei Urinverhaltungen werden Umschläge aus Peter-
silie auf die untere Bauchgegend gemacht; man bereitet
jene durch Rösten des in Stücke zerhackten Krautes und
der Wurzel mit Zugabe von Oel. Ist das Leiden nicht
centralen Ursprunges, so ist der Nutzen oftmals überraschend
schnell.

Bei chronischen Hautkrankheiten ist die Zerstörung der
ergriffenen Stelle durch Feuer sehr gerühmt; man nennt
den Vorgang *Alaslamà*. Die hierin erfahrenen Weiber sca-
rificiren die Hautstelle früher, und legen dann einen in Sal-
peter getauchten und getrockneten Leinwandlappen auf dieselbe, zünden ihn an, und verreiben die Asche.

In der Krätze wendet das Volk den Schwefel in Salbenform an; da jedoch die *scabies* schwieriger zu erkennen
als zu behandeln ist, so geschehen vielfältige Missgriffe. Gegen *Favus* lobt man den innerlichen Gebrauch von Wach-
holderharz.

In der Heilung der Syphilis, welche in allen Provinzen
des Reiches in rascher Zunahme begriffen ist, haben auch
die Weiber einen grossen Ruf. Sie bezwecken dieselbe
durch Räucherungen mit Zinnober oder metallischen Quecksilber, welche mit *Sublimat* und dem Wurzelpulver der

24*

Lawsonia inermis (Färbemittel der Nägel) verrieben, und mit etwas Eiweiss zu einer Paste angemacht, auf ein Kohlenfeuer geworfen werden, worüber sich der in einen Mantel gehüllte Kranke setzt. Da sie auch den Kopf den Metalldämpfen aussetzen, so tritt meist in Kürze ein die Heilung hemmender Speichelfluss ein. Mercurialzittern entwickelt sich bald*). Uebrigens kennt das Volk die Wirkung der Balsame so wie der Cubeben bei Tripper, behandelt primäre Geschwüre an den Geschlechtstheilen mit Präcipitat, Kupfervitriol, Bleiweiss, *arm. Bolus*, dem Pulver der *Lawsonia inermis (Henneh)*, und gebraucht bei secundären und tertiären Formen Holztränke und Sublimat. Der gemeine Mann äzt Geschwüre des Gliedes mit Tabaksaft; ein Verfahren, dem wir auch in der österreichischen Truppe mehrmals begegneten.

Eine Sphäre anderen Wirkens für Weiber ist die künstliche Hervorbringung von Abortus. Manche der einheimischen Frauen lieben eine zu zahlreiche Familie, theils aus finanziellen, theils aus cosmetischen Rücksichten nicht, daher sie sowohl Mittel anwenden, die Befruchtung zu hintertreiben, als die geschehene in ihrem weiteren Laufe zu unterbrechen. Den ersten Zweck sucht man durch Einlegen eines in eine Limonade getauchten Schwammes vor der Begattung zu erreichen; zur Realisirung des letzteren bringt man nach vollzogenem Beischlafe eine aus Aloë, *Ruta graveolens* und Gummi angefertigte Paste an den Muttermund; oder man bestreicht diesen mit Tabaksaft; oder man treibt endlich in den ersten Monaten der Schwangerschaft einen Tabak- oder Olivenstengel in den Mutterhals; ja man macht selbst um den sechsten bis siebenten Monat die Punction

---

*) Diese Räucherungen üben ihren verderblichen Einfluss selbst auf die Beduinen der nördlichen arabischen Wüsten (denn im Innern des Südens ist die Krankheit ebenso wenig als das Mittel gekannt) Pruner p. 197. Cumming berichtet über eine bei den Indianern gebräuchliche Behandlungsweise der Syphilis mit Räucherungen, wozu eine pulverisirte Masse aus gleichen Theilen Blei, Zinnober und Quecksilber und 5 Theile Bleiglätte benutzt wird.

der Eihäute. Man bedient sich zu denselben Zwecken innerlich der Aloë, des *Crocus*, concentrirter Limonade; jedoch fast sichere Wirkung schreibt man dem Genusse der Mischung von *Tinctura Hellebori nigri* (dr. VI) mit *Tinctura opii crocata* (dr. II) zu 20 Tropfen *pro die*, oder dem Gebrauche des aus Weingeist, verdünnter Schwefelsäure, Aloë, Myrrhe und *Crocus* zusammengesetzten *Elixirium proprietatis Paracelsi* zu. Auswaschen der Scheide mit einem *Infuso Sabinae* und Einstreuen eines aus *Sabina* und *Helleborus* zusammengesetzten Pulvers; Reizung des Muttermundes mit einem Federbarte; Einreiben von *Sabina*- und Aloë-Pulver in denselben werden auch beobachtet.

Im Oriente hört man vielseitig noch die naive Behauptung der Möglichkeit einer Schwängerung durch den Aufenthalt in einem Bade, in welchem früher ein Mann verweilte, wie man Tripper etc. durch Schreck plötzlich entstanden vorgibt.

Im Gegensatze werden unfruchtbare Frauen, wenn sie durch Talismane, Hauchen und Lesen der Priester, ihren Wunsch Mutter zu werden, nicht erreichen konnten, von Weibern in der untern Bauchgegend und an den Lenden sanft geknetet, mit Oel eingerieben, erweichende Einspritzungen in den Uterus gemacht, in mit aromatischen Substanzen versetzte Bäder gebracht, Tampon's (mit Zwiebel, Viola und in Weingeist gelöstem Mastix gefüllt) oder Pessarien (deren Hauptbestandtheile Nelken, Zimmt, Ambra, Bezoar und Moschus sind) in die Scheide gelegt.

Wie leicht zu begreifen, sind durch diese Manövers die traurigsten Folgen bedingt; daher auch chronische Metritis zu den Tageserscheinungen gehört.

Da im Oriente ein bedeutender *Embonpoint* zu den Vorzügen eines Weibes gehört, so suchen diese auf allen Wegen dieses Ziel zu erreichen. Körperliche Ruhe, viel vegetabilische Nahrung, ein gewisses Phlegma begünstigen denselben allgemein; jedoch der häufige Gebrauch warmer Bäder, Hühnerbrühe mit der indischen Pockenwurzel (*Smilax China*) abgekocht, so wie der Genuss des *kuskusu* (eine Art Grütze aus Weizen) sind als sichere Mittel zur Realisirung ihrer Wünsche gekannt.

Als *Aphrodisiacum* für geschwächte Männer bedient man sich in den Harems eines aus Cannabis, Nelken, Moschus, Ambra, Cocusnuss, Perlen und Honig gemachten Electuariums, oder auch der Canthariden; der Kampfer dient verschmähten Weibern als Mittel, um sich an dem unbeständigen Manne zu rächen. Der Glaube an die Fähigkeit dieses Arzneikörpers, die Geschlechtskraft zu schwächen, ist unter dem Volke weiter verbreitet, als es die Pharmacologen neuester Zeit zugeben. Man bedient sich der Canthariden als Antidotum; diese werden als forcirte Cur oftmals bei Blennorrhöen der Harnröhre in Gebrauch gezogen.

Bei Ohnmachten, Convulsionen hält man den Kranken gebrannte Baumwolle vor die Nase; man füllt auch eine ihres Kernes beraubte Dattel mit Mastixpulver, bratet sie, und lässt den Rauch derselben einathmen.

Zur Pestzeit war es stets Sitte für Jedermann, viel Caviar zu geniessen; auch den Erkrankten gab man solchen; das Volk schreibt ihm die Macht zu, die Krankenzahl zu mindern, und im Falle des Ausbruches das Leiden milder verlaufen zu machen.

Unter der griechischen Nation beschmiert man den Körper schwerer Kranken mit dem Moraste eines für besonders wunderkräftig gehaltenen Wassers der Kirche zu *Palikli**).

Das Volk kennt den Werth der Diät, hat jedoch in chronischen Krankheiten selten die Beständigkeit, selbe durch längere Zeit einzuhalten. Eine Besonderheit des Ori-

---

*) Von Palik, der Fisch. Die Sage geht, dass ein betrogener Ehemann eben in dem Momente, als er Fische dieses Wassers auf den Rost legt, über die Fehltritte seiner Frau benachrichtigt wird; er aber ruft ungeduldig aus: „eher springen diese Fische zur Erde, als ich solchem Geschwätze Glauben schenken darf!" Sieh da! einer krümmte sich und warf sich zur Erde. Man baute um dieses Wasser eine Kirche, die der Wallfahrtsort frommgläubiger Griechen ist, dieser Fisch soll eine Meerösche, *Mugil Cephalus*, gewesen sein. Sein Rücken ist schwarz, die andern Theile silberglänzend; er schnellt sich, indem er den Schwanz in den Mund nimmt.

entes ist es, dass — der Meinung des Volkes nach — ein acutes Leiden sich unter dem Einflusse einer Fleischbrühe (sei sie auch noch so leicht) nothwendig verschlimmern müsse; der Uebergang des Reiswassers zum Bouillon darf nicht unmittelbar, sondern nur durch Mittelglieder, welche Schildkröten, Frösche, Fische bilden, gemacht werden, diesen zur Seite steht *Sago, Arrow-Root*, Reismehl, mit Wasser oder Milch gekocht.

In Kurdistan ist das stehende Volksmittel in allen acuten Leiden (Bauchflüsse ausgenommen) mit Knoblauch versetzte saure Milch.

Wir schliessen diesem Ueberblicke der Volksmittel eine Reihe von Vorurtheilen an, welche in Verbindung mit den bisher in diesem Abschnitte gemachten Mittheilungen den Geist zu schildern vermögen, der im Volke des Orientes herrscht, hierin sind sämmtliche Nationalitäten eingeschlossen, der Türke, die Raja's, so wie die levantinischen Franken.

1) Wenn eine Braut, nachdem der Tag der Vermählung festgesetzt wurde, etwas nähet, so verliert der Bräutigam seine Geschlechtskraft. Um dem Uebel zu steuern muss die gemachte Arbeit wieder getrennt werden.

2) Ein gleiches Leiden befällt den jungen Ehemann, wenn er nach der Einsegnung des Paares seinen Rock zumacht oder in seinem Schnupftuche einen Knoten trägt.

3) Die Bänder der Unterhosen der jungen Eheleute müssen mit einem Zweige eines Weinstockes eingezogen werden, im Gegentheile bleibt die Ehe kinderlos.

4) Die junge Frau muss in der ersten Woche nach der Vermählung ein grünes Kopftuch tragen, wenn nicht, wird sie bei der ersten Entbindung an nervösen Zufällen leiden.

5) Der junge Ehemann muss bei der Rückkehr von der Kirche oder der Moschee seinen Mund mit einem Schnupftuche gut verschliessen, im Unterlassungsfalle wird er von einem gefahrvollen Catarrh befallen.

6) Kommt der Bräutigam in das Haus der Braut, um sie zur Kirche zu führen, so muss letztere mit lauter Stimme weinen, so dass von ihm ihr Klagen vernommen werde,

bevor er sie selbst noch sieht, wenn nicht, so wirft ihr Stillschweigen einen Makel auf ihren moralischen Charakter.

7) Trinkt eine säugende Mutter kaltes Wasser, so wird ihr Kind von der Diarrhöe befallen. Das Mittel dagegen ist folgendes: Werfe eine Nadel in ein Glas laues Wasser, entferne sie nach einer Stunde, lasse die Mutter davon trinken, benetze mit dem Wasser die Stirne des Kindes in Form eines Kreuzes, bei Türken in Form eines Sternes, gebe der Kirche oder der Moschee ein Geschenk und Alles wird sich zum Guten wenden.

8) Wird der Topf, in dem man das Wasser, mit welchem ein Kind gewaschen werden soll, erhitzt, nicht zugedeckt, so leidet dasselbe bald an den Augen.

9) Arbeitet eine Frau Sonntags oder bei den Türken Freitags, so wird sie von der Nachtblindheit befallen.

10) Kinderwäsche soll nie dem Mondlichte ausgesetzt werden, sonst erkranken dieselben an der Diarrhöe.

11) Wird ein Kind auf einige Minuten allein im Bette gelassen, so muss zur Sicherheit ein Besen zur Seite des Kopfes gelegt werden.

12) Man lasse nie ein Kind auf Asche uriniren. Ist diess geschehen, so reibe man die Stirne desselben mit Asche in Form eines Kreuzes, im Unterlassungsfalle leidet dasselbe an Epilepsie, dann ist eine Einreibung von Indigo in derselben Art, wie von der Asche erwähnt wurde, das bewährteste Mittel; sollte dieses nicht genügen, so muss dem Kinde ein anderer Name beigelegt werden.

13) Sonntags (oder Freitags bei Türken) soll nie ein Kind gebadet werden, sonst wird es von Aphthen befallen; ihr Mittel ist eine Mischung von Schwefelwasser oder Einreiben von *Amylum*.

14) Gegen Mundgeschwüre der Erwachsenen hat sich die örtliche Anwendung des Ofenröhren-Niederschlages am meisten bewährt.

15) Nahmen Kinder oder Erwachsene während der Fastenzeit (oder im Ramasan, was dasselbe bedeutet bei den Türken) ein Bad, so werden sie von *Vitiligo* (*Leucasmus*) befallen.

16) Um der Bildung der Sommerflecken vorzubeugen, bindet man sich Anfangs März einen Seidenfaden um jeden Arm.

17) Wer einen Dreifuss auf das Feuer stellt, ohne auf demselben etwas zu kochen, wird am jüngsten Gerichte denselben roth geglüht um den Hals tragen müssen.

18) Ein leeres Kinderbett zu wiegen ist eine schwere Sünde; ebenso wenn man dasselbe nicht zudeckt.

19) Gegen die Scropheln hat sich folgendes Mittel bewährt: Man gehe mit einem Seidenfaden in die Kirche, mache bei jedem Evangelium einen Knopf und binde ihn dann um einen Arm des Kindes.

20) Nach einem heftigen Schrecken muss Jedermann jung oder alt ein kleiner Aderlass gemacht werden; man bestimme ihn zu uriniren, und lege einen vom Hofraume der Kirche oder der Moschee genommenen Sandkorn ins Wasser, wovon er trinken muss.

21) Bei heftigem Kopfschmerz lasse sich der Patient an einem Sonntag (bei Türken an einem Freitage) rasiren und bleibe dann durch drei Wochen unrasirt; das Leiden wird schwinden. Was man mit den Frauen zu thun habe, ist nicht ermittelt.

22) 3 Stunden vor Sonnen-Untergang soll man nicht mehr Mastix kauen, im Gegentheile leidet man an Mundgeschwüren.

23) Wöchnerinnen sollen sich nie im Spiegel sehen, sonst werden sie schielend; nach Sonnenuntergang ist diess für Jedermann sündhaft.

24) Es ist Sünde mit nacktem Kopfe zu schlafen.

25) Nimmt man Essig aus einem Behälter, wenn die Sonne im Steigen oder untergegangen ist, so verdirbt er; ist es jedoch von dringender Nothwendigkeit, so werfe man in das Gefäss etwas Kohle.

26) Trägt ein Kind auf seiner Mütze Goldmünzen, so müssen sie mit Sonnenuntergang entfernt werden, die Unterlassung hat schwere Folgen für die Gesundheit desselben.

27) Sonntags oder Freitags darf nie ein Haus gewaschen werden.

28) Lässt man die Thüren eines Abortes offen, so erheben sich in Kürze alle Gläubigen, um gegen den Unbedachtsamen Klage zu führen.

29) Legt man ein Kind mit Strümpfen zu Bett, so entwickeln sich Scropheln.

30) Zwiebelschalen ins Feuer zu werfen ist sündhaft.

31) Wer die Kruste eines Geschwüres ins Feuer wirft, verschlimmert sein Uebel.

32) Wer von dem Hause eines Verstorbenen gerade zu einer Wöchnerin geht, bringt ihr den Tod; man ruhe sich früher aus, und urinire, wenn möglich.

In Krankheiten zeichnen sich Christen und Türken durch seltene Ergebung in das über sie verhängte Geschick und durch überraschende Gleichgiltigkeit über die nächste Zukunft aus; sie sterben auch mit einer Resignation, die staunend ist.

T.

Die Spitäler Constantinopels und das Medicinal-Wesen der Türkei.

Constantinopel hat 10 von der türkischen Regierung erhaltene Spitäler *), wovon 1 für das Civil, 4 für die Garde-Truppen, 2 für die der Linie, 2 für jene der Artillerie, 1 für die Marine bestimmt sind; ausserdem haben Oesterreich, England, Frankreich, Sardinien, so wie die Griechen und Armenier ihre National-Hospitäler; in jenen werden auch fremde Nationalitäten gegen Erlag von täglich 50 kr. C. M. aufgenommen; eine philanthropische Gesellschaft errichtete ein Asyl für kranke Handwerker; unbemittelte Europäer werden in den betreffenden Spitälern unentgeltlich verpflegt; die Deutschen der Hauptstadt haben aus eigenen Mitteln ein Spital errichtet, welchem sie den Namen das Evangelische beigelegt haben.

Die Pforte erhält eine Irren-Anstalt und ein Haus für Leprose; die israelitische Nation hat kein Spital, sondern nur ein Asyl für Geisteskranke**).

---

*) Wir danken Quitzmann für das uns in seinen deutschen Briefen über den Orient (Stuttgart 1848) gespendete Lob, jedoch enthält sein Buch viele Unrichtigkeiten, so sagt er pag. 409 : Constantinopel soll in Skutari und Topehané an 200 Spitäler haben — soll ! Der Verfasser war doch selbst an Ort und Stelle; allerdings hatte einst jede Moschee einige Krankenzimmer, jedoch sind sie schon seit geraumer Zeit geschlossen; nach Quitzmann (pag. 420) hätte Constantinopel nur 1 Militärspital. Eines gleichen Irrthums macht sich Quitzmann Bezugs der Irrenanstalten schuldig, da er, wie es einst war, 9 anführt; zur Zeit, als er in Constantinopel war, bestand nur eine. Es ist betrübend, wenn Reisende, um so mehr jene, die schreiben, sich nicht genau um die Verhältnisse bekümmern, und so den Wissbegierigen irre führen.

**) Eine Gebäranstalt, ein Findelhaus, Blinden- und Taubstummen-Institut fehlen bis jetzt in Constantinopel; die Taubstummen werden als Bediente in den Rathssälen benützt.

Die erwähnten von der Pforte erhaltenen Spitäler sind permanent, die Militärspitäler wurden in so grosser Menge errichtet, um bei der enormen Ausdehnung der Hauptstadt dem kranken Soldaten möglichst bald die nöthige Hilfe angedeihen lassen zu können.

Von den Spitälern für die Garde-Truppen fasst das Central-Hospital zu *Haidar Pascha* einen Bettenraum für 1000 Kranke.

jenes zu *Gulchané*	250	„
„ „ *Culeli*	250	„
„ „ *Therapia*	100	„

Von den Spitälern für die Linientruppen fasst das Central-Hospital zu *Maltépé* einen Bettenraum für . 1000 Kranke.

jenes zu *Eski-Serail*	250	„
das Central-Hospital der Artillerie fasst . .	300	„
jenes zu *Böjük Liman*	100	„
Das Marine-Spital	600	„

Der üble Zustand der Spitäler motivirte die Sendung österreichischer Aerzte im Jahre 1842. In Folge der gemachten Vorschläge wurden, bis zum Jahre 1849, 6 neue Spitäler erbaut, wovon 5 ganz aus Stein, das 6te zur Hälfte aus Holz aufgeführt wurde. Die früher bestandenen Spitäler zu *Eski Serail* und *Maltépé* unterzog man einer vollkommenen Reparatur, mit welcher auch so manche Verbesserung in der inneren Einrichtung verbunden werden konnte. Die Erbauung eines neuen Marine-Spitales nach dem Modelle der übrigen neu errichteten ist beschlossen; und wird in der nächsten Zukunft ausgeführt werden.

Die bei unserer Ankunft bestandenen 4 Gardespitäler wurden ob ihrer Unzweckmässigkeit und Baufälligkeit nach der Erbauung neuer verlassen. Die Sultanin Mutter liess im Jahre 1847 ein Civilspital für kranke Muselmänner errichten; es fasst 700 Betten, es sollen auch türkische Frauen darin aufgenommen werden, jedoch zeigte sich noch keine; die innere Einrichtung geschah nach dem Vorbilde der Militärspitäler, so dass alle Bezugs dieser zu machenden Mittheilungen in Hinsicht des Personales, Bettbedarfs, Kost etc. auch auf das Civilhospital ihre Anwendung haben.

Während unseres Aufenthaltes wurde es 4mal nöthig Filialspitäler zu errichten, welche jedoch nach mehrmonatlichem Bestande mit der Abnahme der Krankenanzahl wieder aufgehoben wurden; da man hierzu nach Bedürfniss bald dieses, bald jenes Lokale benutzte, so übergehen wir die Aufzählung derselben als unwesentlich.

Da in den Kasernen kein Patient länger als 24 Stunden geduldet wird, so sind in denselben keine Krankensäle errichtet, wohl aber werden die Reconvalescenten nach ihrem Austritte aus dem Spitale nach Nothwendigkeit 10—20 Tage vom Dienste frei gehalten und Bezugs ihrer Diät möglichst überwacht.

Die Militärspitäler Constantinopels sind Instruktions-Anstalten für die Zöglinge der medicinischen Schule, da Jeder nach seiner Graduirung durch mehrere Monate an der Seite eines herangebildeten Arztes Dienste thun muss, und erst nach hinreichender Befähigung als Bataillons-, Regiments- und Spitalsarzt eingetheilt wird.

Die höchst günstige Lage Constantinopels, die weite Ausdehnung der Stadt erlaubte allen Spitälern eine sehr günstige Stellung zu geben, sie sind alle von gesunder, reiner Luft umweht, liegen (das zu *Eski-Serail* ausgenommen) von allen Seiten frei, und bieten den Kranken die schönsten Ansichten theils der Stadt und des Marmormeeres, theils des Bosphors dar; sie haben einen Ueberfluss an Wasser, und sind so vertheilt, dass kein Kranker in das ihm zugewiesene Spital einen längeren Weg als eine halbe Stunde zu machen hat; der Transport wird zu Pferd, zu Wagen, zu Wasser, nur bei sehr leichten Kranken zu Fuss bewerkstelligt.

Sämmtliche Spitäler sind so gebaut und die Kranken-Vertheilung der Art überwacht, dass auf jeden Patienten 20 Kubik-Meter Luft kommen, welches Mass selbst für die äusseren Krankheiten beibehalten wurde; eine dritte Bettreihe in den Sälen wird nie geduldet, sondern lieber ein Filialspital errichtet, als sich den Folgen der Kranken-Ueberfüllung auszusetzen; zwischen den Bettreihen bleiben 2³/₄ Meter, zwischen den einzelnen Betten 1²/₃ Meter freier

Raum, die Betten sind alle aus Eisen, jedes für einen Kranken bestimmt, und so geräumig, dass er bequem der Ruhe
pflegen kann; die der Augenkrankheiten sind mit grünen
Vorhängen versehen; jedes Spital hat eine entsprechende
Anzahl von spanischen Wänden, um, bei einem Sterbefalle,
der Umgebung den unangenehmen Eindruck zu ersparen.

Nach den im obersten Kriegsrathe hierüber gepflogenen
Unterhandlungen wurde für jeden Kranken folgender Bettbedarf angewiesen, und ist stets vorräthig zu halten:

1 aus Heu angefertigte, geheftete Matratze, jedes Jahr
auszutauschen,

1 aus Kuhhaar „ „ „ jedes Jahr
zu waschen;

darüber liegt noch eine aus 6 Pfd. Wolle gemachte Matratze, welche jährlich gereinigt wird; auch der wohlhabenste Türke hat ein solches Bett, da das Rosshaar nicht
beliebt ist; dem Umtausche der Matratzen ist jedoch keine
Grenze gesetzt; bei unwillkürlichen Stuhl- und Urin-Entleerungen werden sie oft täglich 2mal gewechselt, obwohl
man die Beschmutzung durch Unterlegung eines langen und
breiten Stückes Wachsleinwand möglichst zu verhüthen
sucht, neben schweren Kranken bleibt ein Bett leer, um sie
nach Bedürfniss augenblicklich in ein reines Lager bringen
zu können.

1 Kopfpolster aus Kuhhaar, } sie sind jährlich zu reinigen, doch
1 „ „ 6 Pf. Wolle, } kann dieses so oft geschehen, als
es der Arzt befiehlt.

Der Kranke wird im Sommer mit einer, im Winter mit zwei
aus 4 Pfd. Wolle angefertigten Decken versehen; sie sind
jährlich zu reinigen.

3 Matratzentücher
2 Deckenüberzüge
4 Polsterüberzüge   aus Baumwolle, werden nach 2
3 Hemden   Jahren gegen Rückgabe der alten
3 Gattien   aus dem Montur-Depot geliefert.
3 Handtücher

2 Paar Strümpfe für 1 Jahr.
1 Paar Pantoffel für 6 Monate.
2 Schlafröcke für 1 Jahr.

1 Winter-Mantel aus dunkelgrauem Tuche für 5 Jahre.
3 Schlafhauben für 1½ Jahre.
2 Leibgürtel für 1½ Jahre.
1 Fächer für 2 Jahre.
1 Spucknapf
1 Wasserbecher } aus Kupfer, welches das Jahr 3mal'
1 Suppenschale } verzinnt wird.
1 Teller
1 Löffel aus Holz für 3 Jahre.

Die Bettnummern sind aus Messing angefertigt und hängen an einer Leiste des Nachtkästchens, wovon jeder Kranke sein besonderes hat; die Diät wird durch ein anderes ebenfalls aus Messing gemachtes Zeichen angedeutet; jeder Patient hat seinen Urintopf aus Steingut, für 10 Kranke ist zur Beobachtung des Urines ein Uringlas vorräthig, deren jedoch im Nothfalle noch mehrere verabfolgt werden. Für 6 Kranke ist ein eiserner Nachttopf und 1 kupferne, jedoch verzinnte, mit einem Lederkranze bedeckte Leibschüssel, 1 Kamm und ein Messer zur Beschneidung der Nägel angewiesen; Zahnbürstchen werden nach Nothwendigkeit ausgefolgt. 5 Kranke haben 1 Wärter; zur Zeit der Cholera wurden jedoch auf 10 Patienten 5 Wärter gehalten.

Kein Krankensaal fasst mehr als 35 Patienten, was die Ueberwachung ungemein erleichtert. Jedes Spital hat jedoch mehrere kleine Zimmer von 3 bis 10 Betten, theils für Offiziere oder besondere Fälle, wie Geisteskranke, Lepröse, Arrestanten etc. bestimmt.

Die Krankenzimmer haben dem Boden zunächst kleine Fensterchen zur Lüftung, so wie auch an den Fenstern Windräder angebracht sind.

Die Fenster sind doppelt und so hoch, dass der ihnen zunächst liegende Kranke dadurch nicht leiden kann.

Räucherungen sind für gewöhnlich nicht gebräuchlich, man sucht durch die strengste Reinlichkeit, durch die Beseitigung beschmutzter Bettwäsche etc., durch fleissige Lüftung der Zimmer und Abtritte die Luft rein zu erhalten; gelingt es trotzdem nicht, wie in manchen Fällen (*Gangrän* der Lunge, *Sphacel* äusserer Theile, grosser Menge von Dysenterien), so nimmt man zu Essig Zuflucht, indem man den Tag über ein Gefäss mit diesem über einem leichten Kohlenfeuer stehen lässt. Die Retiraden werden täglich 2mal gereinigt; bei Südwinden, welche in jedem Spitale durch Verhinderung des Luft-Abzuges Ursache von üblem Geruche werden, bedient man sich auch der Essig-Räucherungen, bei herrschender Ruhr des Chlors.

Die Erwärmung der Zimmer geschieht in den aus Stein gebauten Spitälern durch gegossene eiserne Oefen, in den nur halb steinernen Anstalten durch gut ausgeglühte Kohlen, wie sie durchgehends im Oriente in Gebrauch stehen. Dieselben werden im Hofraume des Morgens und Abends erhitzt, und dann nach Bedürfniss vertheilt; die Türken haben hierin einen sicheren Takt, nie erinnern wir uns eines Unglückes; die Kohlen werden mit Asche bedeckt, eine Spalte Limonie darauf gelegt, was den unangenehmen Geruch verhindert, auch gibt man einen eisernen Nagel hinein, um die Entwickelung des Kohlenoxydgases zu verhüten. Man bedient sich hierzu eiserner oder kupferner auf 4 Metallfüssen stehender Gefässe, wovon jedes zu 16 Pfd. Kohlen fasst. In jedem Zimmer hängt ein Thermometer, welcher auf 14° Réaumur Wärme gehalten wird, nur in dem Krätzzimmer wird sie auf 20° gesteigert. Es gibt keinen bestimmten Tag, wo die Heizung beginnt, sondern diess hängt von dem Ausspruche des Arztes ab.

Die Beleuchtung der Zimmer, Gänge und Retiraden geschieht durch Lampen; jedes Zimmer hat nach Bedürfniss 1 — 3 derselben; eben so die Corridore und Abtritte; sie brennen bis Sonnenaufgang; für die Stunde sind 2 Drachmen Oel berechnet. Jedes Zimmer, so wie das Inspektionspersonale fasst im Sommer 1, im Winter 2 Kerzen.

Den Kranken wird nach Bedürfniss Wasser oder Fleischsuppe, Hammelfleisch gesotten oder gebraten, Gemüse leichter Art, Hühner, Hammelfüsse, Pillaw (mit Fleischsuppe consistent gekochter Reis), Milch, *Mahalevi* (Reismehl mit Milch), *Arrow-Root* mit Wasser gekocht, saure Milch, gekochtes Obst (Kirschen oder Zwetschken), Eier, Limonien,

so wie gutes weisses Brod, den Rekonvalescenten schwär-
zeres in folgender Form verabreicht:

Bei leerer Diät 3mal des Tags Wassersuppe.

Bei der ¼ Portion Morgens und Nachmittags 4 Uhr
Fleischsuppe mit Reis und jedesmal 33 Drachmen Brod.

Bei der ½ ausser der Suppe und jedesmaligen 50 Drach.
Brodes Nachmittags 60 Drachmen Fleisch, nach der Anordnung entweder gesotten oder gebraten.

Bei ¾ Portion ausser der Suppe und jedesmaligen
100 Dr. weissen Brodes Nachmittags 100 Dr. Fleisch. Statt
diesem wird auch ½ Huhn verordnet.

Bei der ganzen Portion bleibt alles im Gleichen, nur
ist das Brod schwärzer.

Die übrigen oben angegebenen Nahrungsmittel sind als
Extraportionen anzusehen. Die des Morgens ordinirte Diät
wird denselben Tag noch ausgefolgt.

Diese Diät-Ordnung brachten wir erst nach 3jährigem
Aufenthalte zu Stande; ihr gingen 2 andere voraus, welche
wir als Uebergänge zu dieser in Vorschlag brachten, indem
sich die Regierung bei unserer Ankunft nicht hierzu entschliessen wollte. Da diese Diät-Ordnung als Basis der
ökonomischen Verwaltung dienen muss, so sind bei Fest-
setzung derselben natürlich die Elemente nach dem Gewichte
und der Qualität festgesetzt, deren Aufzählung für den
Leser zu ermüdend wäre.

Die saure Milch mag in einer Spitalsdiät wohl sonderbar erscheinen, jedoch hat sie einen doppelten Zweck, theils
den letzten Wunsch eines Kurden oder Albanesen (für sie
eine grosse Leckerspeise) zu erfüllen, theils ist sie im Sommer ein Erfrischungsmittel für jene Kranke, welche hierdurch keinen Nachtheil erfahren können.

Die Beigabe des Limoniensaftes zur Suppe ist unter
den Orientalen eine stehende Sitte.

Es wird aus kupfernen Kesseln gekocht, welche jeden
dritten Monat verzinnt werden; wir erinnern uns keines
Unfalles.

Der Soldat hat von der Regierung nebst seiner Löhnung 1 Ration Lebensmittel, welche sich bei den Chargen

25*

vervielfachen; jeder Militär (Gemeiner oder Offizier), lässt bei seinem Eintritte in's Spital 1 Ration zurück. Da jedoch die Extraportionen hiervon nicht bestritten werden können, so zahlt die Regierung die dafür gemachten Auslagen darauf; die Löhnung oder Gage bleiben unangetastet.

Jedes Spital hat einen vollkommenen Instrumenten-Kasten, so wie jedem Chirurgen ein Taschen-Etui gegeben wird, für dessen gute Erhaltung er jedoch verantwortlich ist. Jedes Krankenzimmer hat sein Mensurglas und sein Lavoir, jede Abtheilung einen Schröpfapparat. Die von der Medicamenten-Regie ausgegebene Charpie wird vor ihrer Anwendung gewaschen, sortirt und gebleicht, wodurch sie vollkommen dem Zwecke entsprechend ist.

Die Bandagen sind halb Leinen halb Baumwolle; wir brachten es im Jahre 1845 dahin, vollkommene Leinenbinden einzuführen, jedoch wollte man sie ob zu grosser Kostspieligkeit nicht länger beibehalten. Bekanntlich ist die Wäsche des bemitteltsten Orientalen aus Baumwolle, oder aus dieser und Seide; Leinwand liebt man nicht.

Die nöthigen Apparate für Beinbrüche werden nach Angabe des Arztes aus dem Spitalsfonde angeschafft.

Die Medicamente werden für sämmtliche Spitäler der Türkei von Seiten der Regie in Constantinopel angeschafft und versandt. Die Verrechnung derselben geschieht in der Hauptstadt monatlich, von den Provinzen aus vierteljährig.

Von der Regie werden auch die Bruchbänder für die Armen gefasst; sie federn und sind mit einer stellbaren Pelotte versehen.

Da die Regierung ihre Blutegel-Teiche verpachtete, so wurde die Einrichtung getroffen, dass die Contrahenten nebst dem Pachtzinse auch die erforderliche Menge Blutegel in Natura an die Regie abliefern, eine äusserst schlechte Spekulation, da die Anstalten durch die mannigfaltigsten Umtriebe und Missbräuche, welche sich hierbei einschleichen, oftmals an guten Blutegeln Mangel leiden. Die hierüber gemachten Vorstellungen blieben jedoch fruchtlos; der Grund ist übrigens leicht einzusehen, da diese Neuerung den Gewinn der zur Controlle aufgestellten Personen schmälern würde; im Nothfalle kauft sich daher jedes Spital die erforderliche Menge Blutegel und verrechnet sie an die Regierung.

Jedes Spital hat sein eigenes Bad, welches so eingerichtet ist, wie wir überhaupt über die türkischen Bäder berichteten.

Jede Anstalt hat einen Garten, in welchem zur Sommerszeit Zelte aufgeschlagen werden, um bei dem dermaligen Mangel hinreichenden Schattens (sie bestehen erst seit 4 Jahren) den Kranken vor dem Sonnenstich zu bewahren; jedoch werden die Reconvaleszenten unter Aufsicht auch in die nächste Umgebung frei gelassen.

Das Tabakrauchen in den Krankenzimmern wird streng geahnt; den Patienten, welche den Saal verlassen dürfen, sind hierzu eigene Lokale angewiesen. Das Einschleppen von Esswaaren von aussen, so wie der Verkauf derselben von Seite der Wärter an die Kranken wird nach Möglichkeit verhindert.

Frauen können nie ein Krankenzimmer betreten; den Freunden ist der Eintritt nur Freitags nach vorläufiger Erlaubniss gestattet.

Uebelgesinnte Kranke so wie Simulanten werden nie gepeinigt, sondern nur mit Diät durch 1—2 Tage bestraft, und sodann zur weiteren Correction mit einer Bemerkung an ihren Truppenkörper übergeben.

Alle neuangekommenen Patienten werden in ein Zimmer gebracht, wo sie, gereinigt und mit frischer Wäsche versehen, vorerst vom Inspektionsarzte zu untersuchen sind, welcher sie nach Besonderheit des Falles den betreffenden Abtheilungen zuweiset; dort werden sie auch von den Spitalsschreibern in das Protokoll aufgenommen. Ihr Geld oder sonstige Dinge von Werth, wie die Rangsdekorationen, müssen gegen Empfangschein abgegeben, und unter die Obhut des Spitalskommandanten gebracht werden.

Bei vorkommenden schweren Verletzungen (absichtlich oder zufällig, von der Hand des Soldaten selbst oder von einem andern verübt) wird das Commando benachrichtigt,

um den weitern Rapport an die Militärbehörden machen
zu können.

Die Reconvaleszenten können jeden Tag entlassen werden, sie müssen jedoch von allen Abtheilungen dem ersten
Arzte des Spitals vorgeführt und angenommen worden sein.
Nach Rückgabe ihrer deponirten Effekten wird ihnen die
mitgebrachte Montur ausgefolgt, und sie selbst durch eigens
bestimmte Unteroffiziere der Spitalswache an ihren Truppenkörper übergeben; da jeder Patient im Spitale die Hemden der Anstalt und nicht die ihm vom Regimente gegebenen trägt, so wird die mitgebrachte Wäsche der Krätz-
kranken wiederholt gewaschen, jedoch nicht geräuchert, die
Räucherung der Montur konnten wir nicht durchführen.

Des Jahres 4mal wird sowohl in den Kasernen als in
den Spitälern die zeitlich oder vollkommen zum Dienste untauglich gewordene Mannschaft verzeichnet, einer Kommission
vorgestellt, worauf im Zeitraum von 14 Tagen die Kranken
auf Kosten der Regierung mit den bestmöglichen Bequemlichkeiten in ihre Heimath befördert werden. Nach der Art
der Erkrankung geschieht es, dass mancher Soldat aus der
regulären Truppe entfernt wird, jedoch noch die Verpflichtung hat, die vorgeschriebenen 7 Dienstjahre in der Land-
wehr durchzumachen; die Mehrzahl jedoch wird von beiden
freigesprochen. Der Urlaub ist immer auf ein Jahr festgesetzt; nach Ablauf dieser Frist hat sich der Mann bei
dem ihm zunächst liegenden Militär-Commando zu melden,
wo durch ärztliche Untersuchung bestimmt wird, ob er ein-
zurücken oder noch länger auf Urlaub zu verbleiben habe;
auch auf seiner Rückreise zum Regimente macht ihn die
Regierung die Reise so bequem als möglich.

Invalidenhäuser hat die Türkei keine. Jene, welche
durch eine im Dienste sich zugezogene Krankheit unfähig
wurden, sich fernerhin den Lebensunterhalt zu erwerben,
bewilligt die Pforte eine Pension, welche nach Massgabe
der Umstände für den Gemeinen 5 — 7 Gulden Conv. Mze.,
für den Unter-Offizier zwischen 7—10 Gulden C. M. den
Monat schwankt. Für die Offiziere ist noch kein System
festgesetzt, es gibt Generäle mit 100 Gulden Conv. Mze.,

während Oberste öfters 150 Gulden C. M. erhalten; Freunde gelten hierbei mehr als Verdienst.

Kranke, für welche der Gebrauch der Schwefelbäder Brussa vortheilhaft ist, werden auf Kosten der Regierung dort verpflegt, jedoch da man trotz vielfach von unserer Seite gemachten Vorschläge noch kein Spital organisiren wollte, so sind die Vortheile, welche diese Mineralbäder bringen, nicht der Art, wie sie sich unter einer strengen Oberaufsicht und kluger Anleitung herausstellen müssten.

Nähert sich ein Kranker dem Tode, so wird der Geistliche benachrichtigt, welcher ihm zur Seite stehend und Luft zuwehend Gebete hersagt; hat er testamentarische Verfügungen zu machen, so werden diese in Gegenwart des Offiziers der Wache und des Geistlichen zu Papier gebracht, gesiegelt und dem Spitals-Commando übergeben.

Die nach dem Tode üblichen Gebräuche haben wir im Allgemeinen schon mitgetheilt.

Die Krankenpflege ist in den Garnisonsspitälern der Hauptstadt und der Provinzen nur graduirten Doctoren (theils aus Europa, theils aus der medicinischen Schule zu Galata-Serai entnommen) anvertraut. Den europäischen Aerzten wird nie ein Rang zugewiesen. Die türkischen geprüften Aerzte stehen jedoch Bezugs ihres Ranges und der Bezahlung besser als irgendwo, ein bleibendes Denkmal unseres verdienstvollen Kollegen Dr. Bernard, welcher es durch sein Ansehen bei der ersten Graduirung von Doctoren an der medicinischen Schule dahin brachte, durch einen grossherrlichen Firman diese wichtige Frage auf eine glänzende Weise zur Entscheidung zu führen.

Die Zöglinge werden nach gemachten Prüfungen den Spitälern in Constantinopel zur Dienstleistung zugewiesen; nach hinreichenden Beweisen praktischer Tauglichkeit werden sie Chefs einer Abtheilung oder Bataillonsärzte, mit welcher Stellung der Rang eines zweiten Majors und der Gehalt von monatlichen 70 fl. C. M. verbunden ist; ohne bestimmte Rangordnung avanciren sie nach ihrer Brauchbarkeit als Chefs einer Abtheilung zum Major erster Klasse, oder sie werden in dieser Eigenschaft als Regimentsärzte mit monatlichen 100 fl. C. M. eingetheilt; solchen Aerzten wird auch die Leitung kleinerer Spitäler (wie in Constantinopel, *Böjük-Liman* und *Therapia*) übergeben; die bevorzugten werden im Laufe der Zeit zu Obristlieutenants mit dem Gehalte von 120 fl. C. M. promovirt und ihnen die Führung grösserer Spitäler (wie in Constantinopel, *Eski-Serail, Gulchané, Topchané, Culeli* und das Marine-Hospital) anvertraut. Jedem General-Commando, deren in der Türkei 6 (in Constantinopel 2, das der Garde, und jenes der Linientruppen, ferners in *Monastir, Alep, Siwas* und *Irac*) bestehen, ist ein Stabsarzt mit dem Obrist-Charakter und einem monatlichen Bezuge von 180 fl. C. M. zugetheilt; jeder mit Rang versehene Arzt trägt an seiner Brust eine Decoration, welche nach der Menge und dem Werthe der Diamanten verschieden sind, die des Obristen steigt auf 900 fl. C. M. Nach dem Tode oder im Falle seiner Entlassung werden diese Rangszeichen an die Regierung zurückgegeben. Die Form der Dekoration ist von der militärischen durch die symbolische Andeutung des ärztlichen Standes verschieden, jedoch werden ihnen die dem betreffenden Range zugewiesenen Militärehren auf das strengste erwiesen.

Alle Aerzte stehen unter dem Medicinal-Chef, welcher zugleich auch erster Arzt des grossherrlichen Serails ist. Er nimmt den Rang eines Feldmarschall-Lieutenants ein, und bezieht den fixen Gehalt von 1200 fl. C. M. monatlich, jedoch lässt sich seine Einnahme durch die Vielfältigkeit des Neben-Einkommens, besonders der Geschenke, auf das doppelte annehmen. Die Macht dieses Chefs ist gross, jedoch sein Posten auch sehr schwer durch längere Zeit zu behaupten, da er doch mehr oder weniger Anhänger des gleichzeitigen Ministeriums sein muss, wodurch es geschieht, dass er beim Sturze desselben meist mit gewechselt wird, obwohl ihm die sichere Hoffnung bleibt, bei den oftmaligen ministeriellen Veränderungen bald wieder den verlorenen Posten einzunehmen.

Eine in der That sonderbare Thatsache ist es, dass diesem Medicinal-Chef die Quarantaine-Angelegenheiten nicht untergeordnet sind, diese werden von dem Sanitäts-

Conseil allein geleitet; der Grund ist, dass bei der Gründung der Quarantainen der damalige Protomedicus (ein Feind
des Fortschrittes) der Realisirung dieser Anstalten grosse
Hindernisse in den Weg legte, daher sich sämmtliche Mitglieder des Sanitäts-Rathes vereinigten und von der Pforte
eine unabhängige Stellung verlangten, welche man ihm bewilligte; wie sehr durch diese Trennung der Dienst im Allgemeinen leidet und die sonderbarsten Collisionen zwischen
den Quarantaine- und sonstigen Aerzten entstehen, bedürfen
wir nicht näher auseinanderzusetzen. Diess ist eine der
vielen Sonderbarkeiten, welche man in allen Zweigen der
türkischen Verwaltung begegnet, und denen man ganz vorzüglich den Grund zuschreiben muss, dass das Land trotz
seines edelgesinnten Souverain's nicht schneller das Werk
des Fortschrittes durchläuft, als es geschehen könnte.

Die Türkei zählt (die Quarantaine-Aerzte abgerechnet)
wenig ärztliche Civilposten; die Impfung wird meist von
Militärärzten, welche zu diesem Zwecke gewisse Distrikte
bereisen, vollführt; zur Rekrutirung werden von Constantinopel aus taugliche Individuen in die Sammelplätze der
Rekruten abgeschickt; ihnen wird eine in türkischer und
französischer Sprache gedruckte Vorschrift mitgegeben, welche
sie bei der Wahl der Individuen leiten soll; diese überwachen übrigens noch ein geistlicher und militärischer Vorgesetzter. Nach vorläufiger Untersuchung und Aushebung
der tauglichen Männer entscheidet das Loos, und wir sahen
es mit wahrer Genugthuung, dass dieser von uns im Jahre
1842 gemachte Vorschlag endlich doch nach vielfältigen
Hindernissen 1845 zur Ausführung gebracht wurde; denn
die strenge Durchführung der zu diesem Zwecke gegebenen
Vorschriften hatte nebst der Organisirung der Spitäler auf
die Mortalität einen sehr günstigen Einfluss. Vor unserer
Ankunft war die Wahl der Rekruten nur allein der Willkür der Gouverneure überlassen, welche sich jedoch häufig,
ihr eigenes Interesse jenem der Regierung vorziehend, bei
dieser Gelegenheit zu bereichern suchten, daher wir mehrmals unter den Rekruten über die Hälfte zum Dienste untaugliche Individuen vorfanden. Da auch der Transport

der Conscribirten mit vieler Umsicht und Fürsorge geschieht, so ereignen sich nun auch die Fälle nicht mehr, dass die junge Mannschaft auf ihrer Reise aus Mangel an hinreichender Kleidung durch Diarrhöen und Dysenterien zahlreiche Opfer verlieren.

In der türkischen Truppe dienen jedoch auch Individuen als Aerzte, welche sich nicht in dem Besitze eines Diplomes befinden, die jedoch durch den Lauf der Zeit zu einigen praktischen Kenntnissen gelangten, die Regierung hat deren schon viele entlassen, und es ist ihr fester Wille sich derselben im Verhältnisse des Nachwuchses regelmässig gebildeter Aerzte vollkommen zu entledigen. Aus Europa in Constantinopel Dienst suchende Patron's und Magister's der Chirurgie, so wie die französischen Officiers *de santé* nimmt man, wenn ihre Diplome keine Zweifel gegen die Aechtheit erheben lassen, vor der Hand in Dienst, weiset ihnen jedoch meist den Posten als Bataillonsarzt. zu, und nur wenigen wird es fernerhin gelingen den Platz eines Regimentsarztes zu erlangen; in einer so wie in der anderen Stellung sind sie mit 100 Gulden C. M. den Monat bezahlt. So anziehend diese Bezahlung auch scheinen mag, so verliert sie bei näherer Würdigung der Verhältnisse, in welchen sie leben müssen, doch allen Werth; ohne Rang dastehend, der Willkür und Laune jedes Offiziers preisgegeben, wird eine solche Lage dem fühlenden Menschen im Laufe der Zeit unerträglich, und gerne würde Jeder von ihnen nach einer Reihe von unangenehmen Erfahrungen die bescheidenste Stelle in seiner Heimath diesem seinem glänzend scheinenden Loose vorziehen, jedoch die traurige Nothwendigkeit zwingt sie zu dulden um ihr Leben zu fristen; mit der Zeit schwindet ihr Ehrgeiz, der heilige Funke zur Weiterbildung erlöscht sie werden ruhiger und begnügen sich mit der Befriedigung ihrer körperlichen Bedürfnisse; nur zu häufig ergeben sie sich dem Laster des Trunkes; so leben und sterben sie alltäglich, wenn sie sich willig und ergeben dem Wunsche ihrer Vorgesetzten fügen; handelt jedoch so ein Unglücklicher, denn jeder europäische in den Provinzen dienende Arzt ist es im strengsten Sinne, als

selbstständig denkender Mann, der dem Wohle des Dienstes selbst die Gunst seines Obern aufopfert, so fällt er in
Kürze als Opfer ihrer Rache, und steht nach Jahren von
Weib und Kind umgeben, brodlos, zu weit in der Wissenschaft und dem menschlichen Verkehre zurück um die Rückkehr in die Heimath versuchen zu können, und zu wenig
gewandt, um sich eine Clientele zu erwerben; da sitzen sie
nun durch Monate in Constantinopel eine günstige Gelegenheit abwartend, dass man sich ihrer, im Falle dringender Nothwendigkeit mehrerer Aerzte, wieder bediene; gelingt es, so sind sie bei den fortwährenden Veränderungen
früher oder später wieder der Entlassung ohne weitere Berücksichtigung auf geleistete Dienste ausgesetzt. Es ist
leicht einzusehen, dass es unter solchen Verhältnissen schwer
möglich wird von der an und für sich guten Gage etwas
zu erübrigen, weil die Ersparnisse bald wieder verzehrt
werden.

Die Stellung des europäischen Arztes in der Hauptstadt ist eine ungleich bessere, da ihnen der Medicinal-
Chef hinreichenden Schutz gibt, und es doch leichter ist
diesen zufrieden zu stellen als den vielfachen Anforderungen
in einem isolirt stehenden Regimente Genüge zu leisten.
Nichts desto weniger wird der europäische ohne Regierungs-
Contract dienende Arzt auch in Constantinopel plötzlich
ohne weiteres Verschulden aus seinem Truppen-Körper entfernt, und warum? weil ein Türke zu placiren ist, oder ein
anderer Europäer in Folge hoher Empfehlungen angestellt
werden m ss; die in den Spitälern dienenden europäischen
Aerzte entliess man öfters, weil eben der Krankenstand sehr
klein war, und die türkischen doch nicht brodlos gemacht
werden konnten, oder weil ihr Protektor (ein Kriegsminister
oder ein anderer Gross-Würdenträger) seines Amtes ent-
setzt wurde, und somit der Medicinal-Chef sich jeder Rücksicht für solche Individuen entledigt glaubte. Jedes Versprechen, das man fremden Aerzten für eine gewisse Dauer
von Jahren gibt, was nicht schriftlich aufgesetzt und von
Seite der Gesandtschaften mit der Regierung verhandelt
und beiderseitig unterzeichnet wurde, gibt keine Sicherheit

und wird von den Türken umgangen; davon könnten wir vielfache Beispiele aufführen. Der monatliche Gehalt der europäischen Aerzte, wenn sie in einem Spitale dienen, ist nach dem ihnen dort angewiesenen Wirkungskreise verschieden; er ist nie unter 100 fl. C. M. und steigt bis auf 250 fl. C. M., welche der erste Arzt im Centralgarde-Spital bezieht; es dienen derzeit nur mehr 6 Europäer in den Spitälern Constantinopels und 5 in den Garnisonsspitälern der Provinzial-General-Commanden; die Regierung hat jedoch die Absicht sie in nicht ferner Zeit durch Zöglinge der inländischen Schule zu ersetzen. Die gute Bezahlung, deren sich der europäische Arzt in türkischen Spitälern während seiner Dienstleistung erfreut, verliert jedoch gleichfalls allen Werth, wenn man an die möglichen Wechselfälle denkt, so zwar, dass die Entlassung für ihn um so bitterer wird, da er sich während seines activen Dienstes zu sehr mit dem Spitale beschäftigen musste, um noch Zeit zu erübrigen, eine erworbene Clientel zu erhalten, oder sich eine solche zu machen.

Die in den 9 Spitälern Constantinopels und in den 5 Garnisons-Hauptspitälern der Provinzen angestellten Aerzte gehören zum Spitalstande, und werden hiermit beim Wechsel der Garnison nicht geändert; die Regiments- und Bataillonsärzte werden in diesen Orten nur selten zum Spitaldienste verhalten, wohl aber liegt es diesen ob, die Regimentsspitäler zu gründen und zu leiten.

Die europäischen Aerzte haben keine Uniform; ihr Anzug ist dem jedes türkischen Civilisten gleich, nur heften sich Einige die messingene Platte, welche das Militär als Abzeichen vom Civilstande am Knoten der Seidenquaste der rothen Mütze trägt, an die Kopfbedeckung, jedoch sind sie hierzu nicht verhalten. Der türkische Militär-Arzt aus der neueren Schule kleidet sich seinem Range gemäss, die Uniform ist jener des Militärs gleich, jene, welche aus der älteren Schule, vor der Ankunft Dr. Bernard's, entlassen wurden, geniessen kein Ansehen, haben keinen Rang und dienen als Bataillonsärzte, oder nehmen in den Spitälern subalterne Stellungen ein; sie haben nur dann die Aussicht auf eine bessere Zukunft, wenn sie sich wiederholt den Anforderungen der Schule unterziehen wollen, wozu jedoch die Meisten zu träg und zu alt geworden sind.

Bei vorkommenden Vernachlässigungen des Dienstes werden die Aerzte ernstlich ermahnt; bessern sie sich nicht, so werden sie entlassen. — Die Bestechlichkeit bei Assentirungen und Superarbitrirungen kommt höchst selten vor, im Betretungsfalle wird der Schuldige für immer entfernt.

Jedem Bataillon sind 2 Chirurgen beigegeben; hierzu bildet man an der Schule jene Zöglinge, welche sich nicht befähigt zeigen, die vorgeschriebenen Doktoratsstudien durchzumachen; sie haben keinen Rang und beziehen monatlich 40 Gulden C. M.; der Brauchbarste unter ihnen führt im Falle, dass das Regiment concentrirt ist, über die Andern die Aufsicht; er ist ihr unmittelbarer Vorgesetzter und bezieht 60 Gulden C. M. Sämmtliche jedoch sind dem Regimentsarzte untergeordnet. Die Chirurgen sind durchschnittlich Türken.

In den oben genannten Garnisonshauptspitälern sind je nach dem Stande mehr oder weniger derlei Chirurgen zugetheilt; sie verrichten die Dienste des Unter-Chirurgen anderer Länder, ebenso bildet man in den Spitälern derlei Individuen heran, indem sie durch wenigstens 3 Jahre einer Abtheilung einverleibt werden; ihre Bezahlung ist monatliche 10 Gulden C. M.

Die meisten Apotheker (Griechen und Armenier) der türkischen Spitäler sind Individuen, welche in den Civil-Apotheken praktizirten und dann Dienste nahmen, ohne sich einer Prüfung unterworfen zu haben. Jedem Regimente sind bei der Concentrirung 2, bei isolirter Stellung der Bataillone jedem derselben 1, also im Ganzen 4 zugetheilt; bei dem Mangel an hinreichend gebildeten Aerzten zieht es die Regierung vor, nur bei Isolirung der Bataillone jedem derselben einen wahren Arzt zu geben; ist daher das Regiment an einem Punkte vereinigt, so ist ihre Zahl derzeit noch nicht vollständig zu machen. Die Nothwendigkeit der Apotheker in den Regimentern stellt sich aus der Nichtbefähigung der Unter-Aerzte heraus die ärztliche Verordnung in italienischer, französischer oder lateinischer Sprache auf die Ordinationszettel verzeichnen oder Medicamente zusammensetzen zu können. Den Garnisons-Spitälern wird aus demselben Grunde eine grössere Anzahl derselben, als es in den europäischen Anstalten gebräuchlich ist, zugetheilt, da sie der ärztlichen Visite folgen müssen, um die Medicamententabelle zu verfassen. Nach der Beendigung eines Kranken-Zimmers geht diese in die Apotheke, um dort zeitlich expedirt werden zu können. Der brauchbarste Apotheker führt die Aufsicht über die Uebrigen, und hat zugleich die Verpflichtung, die Contabilität zu führen, die Rapporte zu verfassen, die nöthigen Medicamenten-Eingaben und die Fassung derselben zu besorgen, weil für alle diese dienstlichen Vorgänge die italienische Sprache eingeführt ist, zu deren Kenntniss sich nur wenige Türken erheben. Der Ober-Apotheker ist so wie seine Untergebenen ohne Rang; ersterer bezieht den Gehalt von 50 Gulden C. M. den Monat, letzterer 40 Gulden C. M. Es treten jährlich geprüfte Apotheker aus der medicinischen Schüle aus, die durch ihre Kenntnisse den an sie gestellten Forderungen vollkommen entsprechen, so zwar, dass mit der Zeit diese grosse Schattenseite des ärztlichen Dienstes in einen befriedigenden Zustand treten wird.

Die Chirurgen und Apotheker tragen sich jedem Türken des Civilstandes gleich, nur heften sie auch die messingene Platte auf die rothe Mütze. Die Krankenwärter der Regiments- und Garnisons-Spitäler werden aus dem Civilstande genommen, sie sind meist ausgediente Soldaten, jedoch melden sich auch andere Personen, die eben dazu Beruf fühlen; von Raja's werden meist Armenier, und nur ausnahmsweise Griechen zu dieser Dienstleistung benützt. Jeder, welcher in das Krankenwärter-Corps tritt, hat die Verpflichtung, 2 Jahre zu dienen; er wird vollkommen verpflegt und gekleidet; monatlich bezieht er 7 Gulden C. M., 10 derselben sind einem Oberwärter zur Aufsicht übergeben, welche aus den länger als 2 Jahre dienenden Individuen gewählt werden; sie beziehen nebst der vollkommenen Verpflegung und Kleidung 8 Gulden C. M. Bei vorkom-

menden Vernachlässigungen des Dienstes, rohem Benehmen
gegen die Kranken, Veruntreuungen werden sie militärisch
bestraft. Das Wärter-Personale trägt im Winter dunkel-
braune Hosen und eine Tuchjacke gleicher Farbe mit einer
hellbraunen Einfassung am Kragen; überdiess wird ihnen
ein grauer Mantel (dem der Soldaten gleich) ausgefolgt, im
Sommer beziehen sie 2 Paar Hosen und 2 Jacken aus Se-
geltuch. Diese Montur wird jährlich erneuert; Schuhe erhalten sie des Jahres 2 Paare. Der Ober-Wärter hat am
Kragen eine breitere Einfassung. 40 Wärter mit ihren 4
Ober-Wärtern stehen unter einem Ober-Aufseher, welcher
15 Gulden C. M. monatlich erhält, er macht dieselbe Fassung an Kleidung, nur ist das Tuch dunkelblau und die
Kragen-Einkerbung roth. Beläuft sich die Zahl der Wärter in einem Spitale nicht auf 40, so führt der älteste Ober-
Wärter die Aufsicht.

Der Kranken-Dienst gewinnt ungemein durch dieses
Corps, und in dieser Hinsicht stehen mehrere europäische
Staaten der Türkei nach, denn wenn je 3 Monate ein neues
Wärter-Personale in das Spital kommt, so ist der Kranke
unbedingt zu bedauern.

Zu diesem Wärter-Personale gehören auch alle jene
Individuen, welche zu verschiedenen Dienstleistungen ausser
den Krankenzimmern benöthigt werden, wie die Köche, die
Schneider, Flickschuster, Wäscher, Bedienten des höhern
Spital-Personals, und die Individuen, welche die Reinhal-
tung des Bades, des Hofraumes, der Retiraden, das Holz-,
Kohlen- und Lebensmittel-Magazin, so wie die Apotheke
und die Todten-Kammer erheischen.

Ueber dieses gesammte Personale steht in den Spitälern ein ausgedienter Offizier; er bezieht seine Pension und
hat nebstbei die Zulage von 25 Gulden C. M.

Jedes Spital hat nach Bedürfniss 1 oder 2 Barbiere,
sie tragen sich wie die Ober-Wärter, beziehen jedoch monatlich 10 Gulden C. M.

Die Besorgung der Viktualien liegt einem Oekonomen
über, er bezieht 40 Gulden C. M.

Die Schreib-Geschäfte besorgt ein Personale von 2 — 4

Individuen, wovon der erste mit 60 Gulden C. M. monatlich gezahlt ist; die ihm Untergeordneten beziehen einen
verhältnissmässig geringern Gehalt.

. Grössere Spitäler haben 2, kleinere 1 Geistlichen; sie
sind mit 40 Gulden C. M. bezahlt.

Die Oberleitung jedes einzelnen Spitals ist entweder
einem ersten Major, einem Obrist-Lieutenant oder einem
Obristen übergeben, welche selbst Aerzte sich allerdings
mit vollem Rechte in die ärztlichen Angelegenheiten mischen
können; die meisten führen aus Interesse für die Sache eine
Abtheilung.

. Befindet sich in einem Regimente ein europäischer Arzt,
so wird bei Errichtung eines Spitals die ökonomische Leitung von einem zugetheilten Offiziere besorgt.

In den Garnisons- und Regiments-Spitälern sucht die
Regierung stets ein so . zahlreiches ärztliches Personale zu
erhalten, dass der Arzt nicht mehr als 100 Kranke auf seiner Abtheilung habe; im entgegengesetzten Falle sucht man
schnelle Abhilfe zu treffen.

Sämmtliche Dienstleistungen in den Spitälern wurden
in einem von uns 1844 abgefassten Reglement genau beleuchtet und vom Hofkriegsrathe sanctionirt, demselben ist
auch eine Instruktion für die Regimentsärzte beigegeben;
wir theilten beide 1845 im Jänner-Hefte der k. k. österr.
Wochenschrift auszugsweise mit.

Die Spitäler geben einen täglichen Rapport über den
Krankenstand, über die Zahl des Dienstpersonals und über
die verbrauchten Victualien an das General-Commando, einen
monatlichen über dieselben Punkte an dieses und an den
Medicinal-Chef.

Von Seite der Apotheke wird Ende Monats die Contabilität und die Liste über die weiteren Bedürfnisse an beide
Behörden eingereicht; die Medicamenten-Regie beeilt sich,
dieselben schnell zu versenden; in den Provinzial-General-
Commanden bestehen Filial-Medicamenten-Depots.

Die Victualien werden à conto gefasst und dann verrechnet, zur Beurtheilung derselben ruft man alle Aerzte
des Spitals zusammen.

Nöthige Spitals-Reparaturen werden von Seite der Lokal-Direktion angezeigt, worauf das General - Commando in Folge einer nochmals geschehenen Untersuchung das Nöthige einleitet.

Ausserordentliche Ausgaben, wie für Blutegel, Limonien, Arrow-Root, Milch, Eier, Hühner etc. werden Ende jedes Monats verrechnet, und vom General-Commando gezahlt.

Das Verlangen um neue Bettfournituren, Montur der Wärter oder sonstige Bedürfnisse, wie Seife, Besen, Holz, Kohlen etc. muss wenigstens 3 Monate vor Ablauf der festgesetzten Frist geschehen, da der Dienstgang unendlich träg ist.

Nach dieser kurzen Darstellung der Spitalsverhältnisse, deren Verbesserung der Zweck unserer Sendung war, bemerken wir noch, dass es uns nicht gelingen konnte, ein Central-Comité für die Spitäler zu Stande zu bringen, wahrscheinlich weil dieses die Macht des Medicinal - Chefs geschmälert haben würde, jedoch der Dienst hätte viel gewonnen, wir mussten ob dieses warm vertheidigten Vorschlages so manche bittere Stunde erleben.

Bei der geschilderten Einrichtung wird es aber auch ersichtlich, dass der Staat viel mehr Ausgaben macht, als es in Europa der Fall ist; jedoch musste der Anfang möglichst vollkommen sein, da die Zeit, Geldnoth und andere Ursachen ohnehin die Unkosten schmälern werden. Wir berechneten, dass ein Kranker der Pforte täglich 17 kr. Conv. Mze. kostet, jedoch vergesse man nicht, dass der Soldat beim Eintritte in's Spital seine Löhnung fortbezieht, während diese in Europa dem Spitals - Fonde zu Gunsten fällt. —

Sobald sämmtliche Regimenter mit hinreichend gebildeten Aerzten besetzt sein werden, fallen die fixen Anstellungen in den Garnisonsspitälern weg; nur der Spital-Commandant und der Ober - Apotheker werden beizubehalten sein, das ärztliche Personale für die Spitäler wird dann aus den Truppenkörpern zur Dienstleistung zugetheilt und mit der Garnison gewechselt; auch steht zu erwarten, dass dem Soldaten mit dem Eintritte in's Spital die Löhnung nicht m ausgezahlt werden wird, indem man sie zur Bestreitung der Unkosten benützen will. Ohnehin war diese Massregel bei der Regulirung der Truppe nur genommen, um dem Volke Vertrauen und Muth einzuflössen. Gehen diese beiden Vorschläge, wie wir sie 1846 schon machten, in Erfüllung, so wird die Ausgabe für die Spitäler eine viel geringere sein.

Die Medicinal-Referenten bei den General-Commanden haben Sitz und Stimme bei den Verhandlungen derselben, sie bringen hierbei sämmtliche in das Medicinalfach ihres Bezirkes schlagenden Angelegenheiten zur Sprache, und schicken ihre Rapporte mittelst des Hofkriegsrathes an das Medicinal-Ministerium ein; der Protomedicus, hiervon in Kenntniss gesetzt, entscheidet entweder für sich oder trägt den Gegenstand im Ministerrathe vor.

Durch diese Verkettungen ist auch für die Zukunft die Gründung und Aufrechthaltung einer gerichtlichen Medicin und medicinischen Polizei möglich, die Stellung, welche die türkischen Aerzte jetzt schon einnehmen, wird mit ihrer grösseren Anzahl die sicherste Garantie bilden, dass das Geschehene nicht zerstört werde, und wenn auch langsam doch sicheren Schrittes der wohlthätige Strahl einer über sämmtliche Provinzen sich verbreitenden rationellen Medicin den eingewurzelten Missbräuchen entgegenarbeite, und in zweifelhaften Fällen statt der Willkür des Richters ein sinniges auf Einsicht basirtes ärztliche Urtheil der Entscheidung zu Grunde liege.

Die gerichtliche Medizin wird stets hinkend sein, da sich noch der Leichenöffnung Hindernisse entgegensetzen, welche erst dann zu beseitigen sind, wenn der Türke aufhört Türke zu sein. Für die medicinische Schule erwirkte der Medicinalchef Abdulhac Efendi einen Firman, welcher ihm die Sklavenleichen zuführet; wodurch es möglich wurde den Schülern praktische Vorlesungen in der Anatomie zu geben.

Sämmtliche Civilärzte der Provinz, die nicht zum Quarantänedicnste gehören, sind gleichfalls den Medicinal-Referenten der General-Commanden untergeordnet; ihre Zahl ist jedoch, wie schon erwähnt, noch sehr gering, wird aber in der Zukunft bedeutend zunehmen.

Es drängt sich uns die Frage auf, ob die Türkei je dahin gelangen werde, ihre Bildungsanstalten überhaupt, besonders aber die medicinische Schule den Eingebornen zu überlassen, was eben so viel heissen will, als : „Sind die im Lande gebildeten Aerzte fähig sich selbst fortzubilden?" Wir antworten negativ, und stützen uns auf vielfältige Erfahrung, dass die besten Schüler, sobald sie ins praktische Leben treten, mit wenigen Ausnahmen den Fehlern, an welchen die Nation im Allgemeinen leidet, Schlaffheit, Mangel an wissenschaftlichem Interesse, Trägheit und gewisse materielle Tendenzen in der kürzesten Frist anheimfallen.

Die Pforte that das Möglichste zur Errichtung der Spitäler; sie können sich von Seite der den Kranken gebotenen Bequemlichkeit mit den Anstalten Europa's messen; das Uebelste in denselben ist der Arzt selbst, welcher trotz der sorgsamen Erziehung, die ihm die Schule zu geben sich bemüht, sich nur zu zeitlich einem Schlendrian hingibt, welcher durch nichts in seiner Zunahme zu beschränken ist; es ist nicht zu läugnen, dass die Ursache hiervon darin liegt, dass das Verdienst nur höchst selten berücksichtigt wird, dass man die Liebe zur Wissenschaft durch keinerlei Mittel zu erhalten, zu nähren, zu steigern sich bemüht, wie es durch Concurse, wissenschaftliche Rapporte, Preisfragen etc. möglich wäre; der Mangel der pathologischen Sektionen benimmt ihnen die Gelegenheit sich über diagnostische Zweifel zu belehren, und so verkümmern nach und nach die schönsten Talente; im Getriebe des prosaischen Spitallebens vergessen sie das Gelernte, und ersetzen es durch Beobachtungen, denen das Gepräge der treuen Auffassung der Natur fehlt.

Die im Eingange unserer Mittheilungen über die Spitäler erwähnten europäischen Heilanstalten sind einfach, jedoch sehr zweckmässig eingerichtet; ihr Krankenstand beläuft sich selten über 30, meist Matrosen und Handwerker; die Leitung derselben ist dem jeweiligen Legationsarzte übergeben; die zahlfähigen Kranken derselben Nation werden für 40 kr. C. M. täglich verpflegt; im französischen Spitale walten die grauen Schwestern! —

Das griechische und armenische Spital sind geräumige Gebäude; es melden sich nur unbemittelte Personen; sie erhalten sich so wie die Irrenanstalt der Israeliten aus milden Beiträgen, deren Verwendung einem National - Ausschusse übergeben ist, dasselbe gilt von dem europäischen Siechenhause; nur steuern hierzu Personen verschiedener Nationen bei; jährlich wird von den Mitgliedern eine Kommission gewählt, welche die Verwaltung dieser Wohlthätigkeitsanstalt überwacht; jährlich übernimmt auch ein anderer Arzt die ärztliche Besorgung und ein Apotheker die Lieferung der Arzeneien unentgeltlich.

U.

Das Quarantäne-Wesen der Türkei.

Im Anhange fügen wir einige Bemerkungen über das Quarantäne-Wesen der Türkei bei. Ganz Europa ist dem Geiste des Sultans Mahmud verpflichtet, der — erhaben über sein Volk und dessen Ansichten — den Grundstein zu einem Werke legte, welches unter der milden, menschenfreundlichen und allseitig Aufklärung verbreitenden Regierung des jetzigen Sultans Abdul-Medschid vollendet wurde. Es wäre für den Leser ermüdend, die vielfältigen Hindernisse aufzuzählen, welche sich gegen die Errichtung der Quarantänen von Seiten des Volkes sowohl, als selbst von der mehrerer zur Verwaltung gehöriger Individuen erhoben, jedoch auf sicherer Basis gestützt, wirkte die Central-Administration unermüdet seit neun Jahren, und hat jetzt die reich lohnende Genugthuung, sich von allen Mächten Europa's mit dem vollsten Vertrauen beschenkt zu sehen, da die in der letzten Epoche von den Nachbarstaaten sanctionirten Reductionen der Quarantänezeit nur auf die sichere Ueberzeugung hin gemacht wurden, dass bei so bestehenden Sanitäts - Massregeln der Verkehr ohne Gefahr erleichtert werden könne.

Die Organisation der türkischen Quarantänen begann Anfangs 1838; die ersten Grundrisse zu einem geregelten Quarantäne-Wesen verdankt die Türkei dem Dr. Minas*),

---

*) Vor Dr. Minas unterlegte zwar Bulard de Méru der Pforte einen Vorschlag, da dieser jedoch nicht genehmigt wurde, so gab er seine Entlassung; immerhin haben ihm aber seine verdienstvollen Studien über die Pest einen dauernden Namen in der Literatur gesichert.

welcher in oben erwähntem Jahre auf Verlangen der Pforte von der k. k. österr. Regierung zu diesem Zwecke hieher gesandt wurde. Die zwei ersten Jahre verflossen in Berathungen, die übrigens vielfältige Umstände, verletzte Interessen, Eifersucht etc. verhinderten, dem werdenden Institute eine sichere Basis zu geben; in jener Epoche blieben aber auch die Meinungen über die Resultate dieser Schöpfung sehr getheilt. Trotz der grossen Schwierigkeiten gelang es doch durch kräftige Unterstützung der Regierung der entstehenden Sanitäts-Verwaltung nach und nach eine bessere Form zu geben, und dem Dienstgange einige Regelmässigkeit aufzuprägen, worauf die Bildung eines Sanitäts-Conseils den grössten Einfluss ausübte.

Obwohl zu jener Zeit die Pest nicht über sämmtliche Provinzen der Türkei verbreitet war, so stand doch zu fürchten, dass der überall zerstreute Keim, früher oder später in günstige Verhältnisse gebracht, die Pest allseitig zum Ausbruch bringen könnte. Die Aufgabe war daher: sich vorerst gegen Egypten, was fast allgemein als das Vaterland der Pest betrachtet wird, sicher zu stellen, und die Provinzen, die Districte, die Städte, ja selbst die kleinsten Orte gegen einander zu schützen. Das Sanitäts-Conseil besetzte sowohl das Küstenland, als auch das Innere des Reiches mit einer Menge von kleinen Sanitäts-Verwaltungen, welche das ganze türkische Gebiet in Form eines Netzes umschlossen, und so vorbereitet sah es den Ereignissen zu. Die seit 1840 erzielten Resultate haben den Erwartungen vollkommen entsprochen. Der Gesundheitszustand der Türkei ist Bezugs des Pestkrankseins der befriedigendste; denn seit vier Jahren wurde in der ganzen Ausdehnung des Reiches kein Pestfall angezeigt, was vor der Errichtung der Quarantänen nie der Fall gewesen ist.

Die Pest verschwand vom türkischen Boden nur nach und nach, und zwar im Verhältnisse als die Quarantänen ihren Wirkungskreis ausdehnten, sich befestigten, und hiermit auch mit grösserem Nachdruck handeln konnten. So war im Jahre 1840 die Pest in den Städten von *Silistria*, von *Schumla*, *Varna* und *Philippopoli*, dann in den Dörfern von *Enis* (nahe bei Sparta liegend), von *Tschuria* bei *Philippopoli*, von *Totracan* bei *Rustschuk*, in der Umgebung von *Samsun*, und in einem Theile der Provinz *Erzerum* zu bekämpfen.

Im Jahre 1841 wurden die Fortschritte der Pest in *Itguelme* (bei den Dardanellen), in *Asa* (ein Dorf nahe bei *Trabesund*), so wie in der Provinz *Erzerum* und *Syrien* glücklicherweise unmöglich gemacht; 1842 waren' die Quarantänen in *Syrien*, jene der Provinz *Erzerum*, so wie die von *Aintab* in alleiniger Thätigkeit; 1843 triumphirten dieselben in *Charki-Karahissar* (in Asien) und im Districte der Provinz *Erzerum*. Die graduelle Ausrottung eines Uebels, welches das Land durch so lange Zeit mit so grosser Hartnäckigkeit verwüstete, die Unterdrückung desselben in den Lazarethen der Türkei, das Aufhalten einer sich entwickelnden' Epidemie eben im Momente, da sie die grössten Verheerungen unter dem Volke anrichten wollte, und endlich der höchst beruhigende Zustand der Gesundheits-Verhältnisse des Reiches sind vom Sanitätsrathe als unleugbare Gründe der Wirksamkeit der Quarantänen angesehen.

Die Ruhe Constantinopels wurde seit der Gründung 'der Quarantänen durch die Pest nicht mehr gestört; denn, wenn auch mehrmals Pestlärm entstand, so konnte doch das Sanitäts-Conseil das Publikum immer vollkommen beruhigen, und demselben nachweisen, dass theils übertriebene Furchtsamkeit, theils Böswilligkeit hiervon die Schuld trugen. So z. B. starb ein Hirt in *Buiuk-Liman* (ein Dorf am Eingange des Bosphors vom schwarzen Meere aus gelegen) die ersten Tage des Februar 1841. Um den Grund der rege gewordenen Furcht, es sei ein Pestfall, zu untersuchen, begab sich ein Arzt der Central-Verwaltung dahin, beschaute den Leichnam, fand jedoch kein sicheres Pestzeichen; indessen hielt es dieselbe für klug, zu handeln, als wäre es ein solcher, und nahm alle Massregeln, um die Bewohner der Hauptstadt aus ihrer Angst zu reissen. Im Juli desselben Jahres kam folgender Fall vor: Ein türkisches Handelsschiff war von Alexandria kommend, in den Hafen von Constantinopel eingelaufen, und hatte mehrere Pestkranke unter

der Equipage, welche unter die Aufsicht des Lazarethes in
Kuleli (am asiatischen Ufer des Bosphors) gesetzt wurden.
Ein griechischer Geistlicher, der seine Contumaz in demselben Locale, wo obige Kranke sich befanden, machte,
wurde wegen Umständen, deren Grund nichts zur Sache
thut, vor dem festgesetzten Termine entlassen, und bei seinem Eintritte in die Stadt als inficirt erkannt. Die Verwaltung, hierüber benachrichtigt, überzeugte sich von der
Pestnatur des Falles, und nahm die strengsten Vorkehrun-
gen, um den Fortschritten des Uebels Einhalt zu thun.
Die Bemühungen waren auch bestens belohnt, da dieses
bedeutungsvolle Ereigniss keine weiteren Folgen hatte*).

Seit jener Epoche kam kein Pestfall in Constantinopel
vor**). Die Spitalsärzte, die Practiker der Stadt, so wie
die zur Untersuchung der Leichname aufgestellten Individuen (*experts*) begegneten dem Uebel nicht mehr.

Als man sich in der Türkei mit der Errichtung der
Quarantänen beschäftigte, verlangten die fremden Mächte,
dass die Verwaltung unter Controlle gesetzt werden möge,
um die Privat- und öffentlichen Interessen um so leichter
sichern zu können; die Pforte ihrerseits sah den Vortheil
ein, indem die fremden Höfe durch ihren Schutz nur wohl-
thätig und befördernd auf das Gedeihen des Ganzen ein-
wirken können, und genehmigte diese Forderung.

---

*) Da wir uns nicht berufen fühlen, über die Contagiösität oder Nicht-
Contagiösität der Pest abzuurtheilen, so geben wir diese Daten wörtlich, wie sie vom Sanitätsrathe Dr. Marchand im Jahre 1846 veröffentlicht wurden.

**) Den 4. Juli 1848 verbreitete sich zur Bestürzung der Bewohner das
Gerücht, die Pest sei an 2 Individuen ausgebrochen, sonderbar genug
unterstützten dasselbe ein alter zur Pestzeit vielfach gesuchter Arzt
und ein Geistlicher, welchem man auch noch von jener Epoche her
einen praktischen Blick zutraute, die Aerzte des Quarantäne-Conseils
(die Doctoren Mac-Carthy, Marchand, Léwal und Bertho-
letti) begaben sich zu den Kranken, und konnten das Publikum
vollkommen beruhigen, da man fieberlose Achselbubonen für Pest
erklärte, der Irrthum war um so mehr zu entschuldigen, da obiger
Arzt an Marasmus leidet, und der Geistliche Reconvalescent von
einem apoplektischen Anfalle war.

Jede Gesandtschaft bestimmte einen ihrer Beamten, um im Conseil Platz zu nehmen, und zum Vortheile der Institution zu wirken. Diese diplomatischen Delegirten wurden von der Pforte mit dem Titel: „Mitglied des oberen Sanitäts-Conseils" belegt, und ihnen das Recht eingeräumt, sich über die Sanitäts-Angelegenheiten freimüthig zu äussern.

Der Tod Sultan Mahmud's wirkte zwar hemmend auf den Lauf der Verhandlungen ein, jedoch nahmen selbe bald ihren früheren Gang, und unter dem Ministerio Reschid Pascha und Fethi Achmet Pascha kam der Sanitätsrath so zu Stande, wie er heutzutage noch besteht.

Die Rechte und Attribute dieses Sanitätsrathes sind: Quarantänen zu errichten und aufzuheben, wo er es für nöthig hält; die Beamten der Provincial-Sanitäts-Verwaltung zu ernennen, und nach Bedürfniss ihres Dienstes zu entheben; Reglements abzufassen, welche es für nöthig erachtet, um die Pest zu bekämpfen oder ihre Einschleppung zu verhindern; Alles streng aufrecht zu erhalten, was die Regierung zu Gunsten der Quarantänen bewilligte, und endlich zeitgemässe Verbesserungen im Dienste vorzuschlagen.

Mit der Expedition der Dienstgeschäfte ist die General-Intendanz beauftragt, und — wie begreiflich — sind die Glieder dieses Büreau's auch dem Sanitäts-Conseil einverleibt. —

Die Pflichten der General-Intendanz sind: Die Ausführung aller Entscheidungen und Reglements des Sanitäts-Conseils; die Ueberwachung der Conduite und Thätigkeit aller Angestellten; ferners dem obersten Rathe alle Dienstereignisse zu melden; Verbesserungen vorzuschlagen, kurz, sich überhaupt mit den Details der Verwaltung zu beschäftigen. —

Die in den Provinzen zerstreuten Lokal-Verwaltungen sind derzeit noch nicht dauernd festgesetzt, da im Verhältnisse, als die Pforte in Kurdistan mehr und mehr Einfluss gewinnt, auch das Quarantäne-Wesen dahin ausgedehnt wird; im Oktober 1849 war ihre Zahl 64.

Jedes dieser *Offices* ist aus einem türkischen Direktor und einem europäischen Arzte zusammengesetzt; sie sind in ihrem Wirken nach der Grösse des Districts und nach der Beschaffenheit der Ereignisse durch mehr oder weniger Untergeordnete unterstützt. Jedes *Office* hat noch eine Art Angestellter, welche den Namen *Préposés sanitaires* haben, deren Zahl nach der Lage und Ausdehnung derselben wechselt: ihr Zweck ist, die Wachsamkeit weiter ausdehnen zu können.

Der Direktor und der Arzt eines *Office* hängen vom Sanitäts-Conseile ab, und sind in lebhafter Correspondenz mit der Intendanz.

In den sehr entfernten Provinzen wurde der Dienst in so ferne modificirt, dass man dort selbst eine Art Centralisation errichtete; in *Erzerum* und *Beiruth*, den Residenzen der General-Gouverneure beider Provinzen, wurde ein Ober-Direktor und ein Arzt aufgestellt, welcher den Titel Quarantäne-Inspektor führt; sie sind beauftragt, die Interessen der Provinz zu überwachen. Die Inspectoren stehen in Correspondenz mit den Angestellten jedes *Office*, und bereisen nach Bedürfniss jedes derselben; sie stehen in fortwährendem Verkehr mit der Intendanz, und controlliren durch ihre Berichte die Beobachtungen ihrer Untergebenen; haben letztere gegen erstere zu klagen, so steht ihnen der Weg, sich unmittelbar an das Sanitäts-Conseil zu wenden, offen. Die genannten Ober-Direktoren haben Bezugs der ihnen anvertrauten Provinz dieselben Pflichten zu erfüllen.

Zu einer Zeit war die Zahl der *Offices* viel grösser als jetzt, ja selbst im Innern der europäischen Türkei bestanden deren. — Das Aufhören der Pest, der mehrjährige Bestand eines befriedigenden Gesundheitszustandes bewog das Conseil, die Anzahl derselben zu vermindern, und sie auf die oben erwähnten festzusetzen.

Vor der Errichtung der türkischen Quarantänen war in Europa in Hinsicht der Contumaz-Zeit keine Gleichheit gegeben; die Sanitäts-Administrationen der Nachbarstaaten suchten eine die andere an Härte und Strenge zu übertreffen; seitdem jedoch die Pforte so grosse Opfer brachte, um sich selbst und durch sie ganz Europa die Ruhe zu sichern, haben die Verhältnisse sich bedeutend geändert.

Das Quarantäne-Wesen macht der Pforte eine jährliche Ausgabe von 800,000 Franken.

Weiter in diesen Gegenstand einzugehen halten wir für unzweckmässig, da die k. k. österreichische Regierung im Jahre 1849 eine Commission (aus den Professoren S i g - m u n d , D l a u h y und dem Dr. B r e u n i n g) beauftragte, das türkische Quarantäne-Wesen zu prüfen, um auf ihren Bericht gewisse Modificationen in den k. k. Erblanden eintreten zu lassen; den genannten Gliedern der Commission war es bei ihrer speciellen Kenntniss des Gegenstandes und dem Eifer, welchen sie bei ihrer mühsamen Mission an den Tag legten, möglich, den Werth der türkischen Institute besser zu erfassen, als wir es im Stande gewesen sind.

Die Streitfrage der jüngsten Zeit war, ob die Ausfuhr Aegyptens, so lange dort der Gesundheits-Zustand als befriedigend gemeldet wird, in den übrigen Häfen der Türkei den bis jetzt bestehenden Quarantäne-Gesetzen unterworfen werden soll oder nicht, man sah die Nothwendigkeit der Herabsetzung der Contumaz sehr wohl ein, da England und Frankreich es gethan; zur Schlichtung dieser Angelegenheit begab sich im Sommer 1849 eine Commission von Constantinopel nach Aegypten, um die Einrichtung der dortigen Sanitäts-Anstalten zu prüfen, die Resultate sind günstig, und so fallen die Hemmnisse des Verkehrs zwischen Aegypten und den übrigen türkischen Provinzen weg. — Nach den Mittheilungen Dr. W a r t h b i c h l e r's (Delegirten der k. k. Internunziatur im Quarantäns-Conseile) kann man hoffen, dass auf diesen Bericht hin die Ausfuhr Aegyptens in den türkischen Häfen entweder ganz frei einlaufen werde, oder nur einer sehr geringen Quarantäne-Zeit unterworfen sein wird.

Lightning Source UK Ltd.
Milton Keynes UK
UKHW010635110119
335238UK00007B/507/P